临床科研设计

Chinical Research Design

主　编　季聪华　李秋爽

副主编　刘　姗　吴　丽

主　审　郭　清

科学出版社

北　京

内 容 简 介

　　本书共分为 11 章，从临床研究的一般理论扩展到各类研究设计的概述、基本原理、分类、设计与实施、统计分析、报告规范等方面。内容主要包括临床研究的一般理论（绪论、临床科研设计的核心要素）、临床研究的各类设计方法（随机对照试验、非随机对照试验、队列研究、病例对照研究、描述性研究、真实世界研究），根据疾病发生发展过程出现的临床研究设计方法，如病因与危险因素研究、诊断性研究、预防研究设计、治疗性研究设计、预后研究设计，其他相关的临床科研设计内容，如量表的研制方法、系统综述与 Meta 分析、临床研究中的数据管理、临床研究的伦理学考虑等。本书能够为广大临床医师和相关科研工作者提供有益借鉴。

图书在版编目（CIP）数据

　　临床科研设计 / 季聪华，李秋爽主编；刘姗，吴丽副主编. —北京：科学出版社，2022.6
　　ISBN 978-7-03-072546-2

　　Ⅰ.①临…　Ⅱ.①季…②李…③刘…④吴…　Ⅲ.①临床医学－科学研究　Ⅳ.①R4

　　中国版本图书馆CIP数据核字（2022）第099384号

责任编辑：郭　颖 / 责任校对：郭瑞芝
责任印制：赵　博 / 封面设计：龙　岩

科学出版社 出版

北京东黄城根北街 16 号
邮政编码：100717
http://www.sciencep.com

天津文林印务有限公司 印刷

科学出版社发行　各地新华书店经销

*

2022 年 6 月第 一 版　开本：720×1000　1/16
2022 年 6 月第一次印刷　印张：17
字数：388 000

定价：128.00 元
（如有印装质量问题，我社负责调换）

☆☆☆ 编 委 会

☆☆☆ 前　言

临床科研设计是临床研究方法学的主要内容，"有用但难学"几乎成了所有临床研究人员共同的心声。大家对研究设计印象最深的是随机、对照、盲法等原则，对于一名临床科研人员来讲，搞懂"怎么用"远比"为什么要这么用"来得重要。基于以上考虑，本书从临床研究的一般理论扩展到各类研究设计、研究实施和数据分析等方面，并逐一作系统性介绍。

全书共 11 章，包括绪论、临床研究的科学性设计、临床研究的统计分析、临床研究的数据管理等总论篇四章，试验性临床研究设计、观察性临床研究设计等科研设计原理篇两章，诊断研究设计、病因与预后研究设计、疾病防治研究设计、真实世界研究、系统评价与 Meta 分析等应用篇五章，涵盖了临床研究方法学的最主要部分。

本书的特色包括：一是在满足共性临床科研设计方法的基础上，有意识的结合了中医药临床研究设计的内容；二是在每一章节设计了案例思考题，与实际的科研场景相结合，帮助加深章节内容的理解；三是不过多讲述临床内容，聚焦科研方法学实操内容。本书特别适用于专业型临床各专业硕士研究生的科研方法学教学用书，也适用于作为临床医护人员的临床科研参考用书。

参加本书编写的人员都是正在从事临床研究设计方法学的专业技术人员，本书的内容是基于浙江中医药大学研究生临床科研设计课程自编资料、浙江省中医药重点学科临床评价方法学团队的科研成果，全体编写团队在日常教学、培训或自身科研活动中积累的材料或讲义，基本涵盖了临床研究人员常用的方法。全书部分参考了有关书籍和期刊，谨表由衷的感谢和敬意！

临床研究的方法学仍处于不断发展和成熟中，仍有许多理论和实践问题有待进一步研究和探索。书中难免有错漏、疏忽之处，希望广大读者批评指正，以便我们在今后修订中予以更正和完善。

季聪华　李秋爽

于杭州

目 录

☆ ☆ ☆

☆ ☆ ☆ ☆

第1章
绪 论

临床科研设计是对临床研究项目进行科学的设计，使之实施后能获得可靠的结论，回答来自临床的科学问题或应用问题。通俗来讲，设计一个临床研究，就是以临床数据为主线讲述一个破绽尽可能小的"故事"，以此来证明被提出的研究假设。讲述"故事"的过程是临床研究的基本程序，这个"故事"的主角是临床研究的专业三要素，要做到"破绽小"则需要在研究过程中体现科学性原则、尽量减少研究的偏倚，以临床数据为主线则要求数据来源真实可靠、数据分析方法正确，临床研究以人为研究对象则要求将医学伦理学的考虑放在特别重要的位置。

第一节 临床研究概述

一、临床研究的概念与特点

临床研究是以人（尤其是病人）为研究对象，通过研究阐明疾病的病因、诊断、预防、治疗、自然病程及其预后等方面的重要问题，从而认识疾病的本质，并进行有效的防治，达到保障人类健康和促进医学科学进步的目的。临床研究具有如下特点：

1. 作为研究对象的人具有社会性，个体差异大，研究条件不易控制，造成偏倚的情况较多。研究对象的个体化差异表现在一般人口学特征、基础疾病、目标疾病严重程度、依从性、社会支持等众多方面，对研究的实施和效应的分析带来复杂性。

2. 涉及人的研究，还会涉及医德与伦理学问题。面向人的研究，应首先考虑对人最大程度的保护。比如在方案设计时，明知有害的因素不能人为施加于研究对象，研究项目的开展要得到病人的知情同意，同时为潜在的风险做好医疗应对。临床研究开始前应获得伦理委员会的批准同意。

3. 临床研究的内容广泛，涉及的学科众多，所以需要多学科知识的参与。

☆ ☆ ☆ ☆

临床科学问题和应用问题的回答，创新成果的取得，越来越多的需要多学科知识的综合应用。与基础研究相比，研究设计更多样，资料收集更全面，统计分析方法更复杂，涉及的学科知识更丰富，质量管理的要求也更高。比如对于多中心临床研究，信息技术已经广泛应用到临床研究的全过程管理中。

二、临床研究的基本程序

临床研究的基本程序包括选题、设计、试验（或观察）、资料整理分析、临床总结五个基本步骤。临床研究的五个基本程序，环环相扣，缺一不可。选题即提出临床科研假说，确定需要研究的内容和研究目的，后面四个步骤则是证明科研假说的过程。其中设计和数据整理分析两个步骤前后呼应，有什么样的设计，就会对应什么样的数据分析；我们需要做什么样的数据分析，则必须要提前做好相应的设计，才能产生相应的可分析的数据。

1. 选题 是临床研究的起点，也是关系到临床研究成败和成果大小的关键性问题。临床研究选题的基本过程包括，首先提出临床问题、形成科研假说，然后围绕临床问题进行文献检索和评价，通过对选题创新性、科学性、实用性和可行性原则的综合权衡，最终确立临床研究的选题。临床研究选题的基本原则包括：

（1）创新性原则：临床研究选题的创新性原则是指被提出的研究选题前人没有研究过或者仅仅是部分被研究过；同主题的研究过去有学者研究过，但所采用的研究方法与现在不同，现在采用了不同的研究方案，如原来是队列研究的，现在用随机对照试验，原来是用动物实验回答机制问题，现在用临床研究来回答应用问题；本次研究增加了新的研究指标，或者采用了更为高级的统计学方法，获得新的发现等。临床研究的选题是否有具有创新性可通过文献检索来获悉。

（2）科学性原则：临床研究选题的科学性原则是指被提出的研究选题必须符合科学发展规律，科研假设具有科学的理论基础或实践依据，针对科研选题有合适的研究方法进行科学的研究设计，研究结果的解释具有科学逻辑性。科学性原则是先进性和创新性的前提，在临床研究选题过程中体现科学性原则就是尊重医学发展的客观规律，尊重病人的生命健康，提高临床研究的效率，减少失败的机会。研究选题有一定的前期工作基础则有助于对研究选题科学性的判断。

（3）实用性原则：临床科研选题的实用性原则是指该选题是本学科、本专业迫切需要解决的问题，符合研究者本人或本学科今后的主流研究方向，研究的开展能解决或回答本专业实际的医学问题,创新的方法今后有推广应用的前景。研究选题应尽量围绕发病率高、致残率高及影响病人寿命和生存质量明显的疾病进行，这样才更有利于攻克疑难病症，更好地为人类健康服务，满足社会的需要。选择切实影响临床工作中病因、诊断、治疗和康复的医疗问题,具有明确的研究价值,研究结果能够直接指导临床实践,提高临床诊治效果。临床选题的实用性原则本质上是要求临床研究选题应以临床问题为导向,而不是为了研究而研究。

(4)可行性原则:临床研究选题的可行性原则是指研究者有能力和有条件开展研究,有足够支撑研究开展的研究资源(如病人数量、实验条件等),设置的研究周期既能符合医学专业的一般规律,同时又在研究者可控的范围之内。研究者具备研究方案实施所需的时间、人力、物力、财力及其他相关信息和技术支持等的条件。在制订研究方案时,应根据研究目标合理规范设计研究方案,并对研究方案进行可行性分析和论证,以确保临床研究能顺利开展,按照计划完成研究任务。

2.设计 即围绕所选定的临床问题设计可以回答该临床问题的研究方案。设计的内容包括科研目标和科研假设的设计,纳入合适的研究对象,选择合适的研究因素,选择合理的效应指标,以及根据实际情况选择试验性研究或者观察性研究。设计阶段的关键点在于如何用科学的方法来回答科研假说,同时又能确保研究的开展具有可操作性。设计的主要内容包括临床专业内容设计、解决偏倚问题的科学性原则设计、医学伦理学的设计和数据处理、质量保证、统计方法的设计。

(1)研究目标和理论假设的设计:选题确立以后要设计具体的研究目标和研究假设,对具体回答临床问题进行细化。通过文献检索,在查阅研究领域的学术进展、前人的研究工作基础上,同时收集相关的研究参数,比如其他同类研究中,与本研究所用到的对照组干预措施相关的疗效资料等,为样本量估算做准备。

(2)设计方案的选择:根据研究目标、研究假设和备选研究方案实施的可行性,选择合适的研究设计方案。常见的研究设计方案有:随机对照试验、非随机对照试验、队列研究、病例对照研究、横断面研究、纵向研究、生态学研究等。每一种研究设计方案都有论证强度和可行性方面的差异。选择研究设计方案时,应在实施可行的前提条件下,尽可能选择具有较高论证强度的设计方案。

(3)研究对象的设计:根据研究目标,按照一定诊断标准确定临床研究的目标人群,在此基础上设计相应的纳入标准和排除标准,以进一步确定合格的研究对象样本,以确保研究对象的可靠性和同质性。纳入研究的对象范围不宜过大,范围过大则会出现个体差异大和同质性差的问题;但研究对象范围过小,则不容易收集到足够多的样本量,影响临床研究的进度。因此,研究对象诊断标准、纳入标准和排除标准的设计应做好权衡,在确定之前最好事先做一个临床预实验来评估一下可行性。

☆ ☆ ☆ ☆

（4）合适样本量的估算：研究对象的数量是研究设计的重点之一。在一项临床研究中，如果样本量太少，则不能得出有统计学的意义的结果；如果样本量太多，则研究资金、工作量、病人来源、研究周期、伦理学等方面都可能存在问题。为了使临床研究的样本量恰到好处，则可以通过样本量估算的方法来确定最佳的样本量。样本量估算的依据通常包括：①具有研究指标的总体均数μ或总体率π的估计值；②第Ⅰ类错误的概率；③第Ⅱ类错误的概率；④总体标准差σ；⑤容许误差或检验的差值δ。其中Ⅰ类和Ⅱ类错误的概率通常是固定的，而其他指标则与具体的每一项研究内容直接相关，可以通过文献查询、临床经验值和预实验来获得。

（5）观察指标和观察期限的设计：观察指标和观察期限的设计是指根据临床研究目标设计用于评价临床效应的指标，并制订这些指标如何进行测量、测量的间隔周期等细节。观察指标及观察期限的设计，必须结合统计分析计划，进行周密考虑，如果在统计分析阶段发现少收集了某些指标或特定的指标某个时间点的测量值，再想补充这些指标往往就很困难了。

（6）资料分析方法的设计：资料分析方法的设计是指根据临床资料特征选择正确的资料分析方法。这个阶段其实就是统计分析计划阶段。在设计这一部分内容的时候，要基于前面几个部分内容的设计，源于前面部分的设计所产生的数据进行统计分析。资料分析方法的设计通常包括研究人群的划分、临床一般资料的描述，基于研究假设的统计学检验，以及多因素分析方法的应用。

（7）质量保证措施的设计：由于临床研究的复杂性，在研究的全过程均有可能存在造成研究结果偏离真实值的情况，需要针对可能发生的各种偏倚和混杂因素提前设计好预防和应对措施，使获得的临床研究数据能得到足够的质量保证。质量保证措施的设计包括：准确可靠的数据测量方法保证数据能准确测量，科学的数据记录和流转机制保证数据能准确记录，研究方案中对选择偏倚、测量偏倚和混杂偏倚有相应的控制方法。

3. 试验（或观察）　是指根据设计的试验性研究或观察性研究开展相应的试验和观察工作。这是围绕研究方案具体实施临床研究的过程，即针对合适的研究对象，施加或者观察相关的研究因素，收集相关的研究资料。根据研究设计的类型，可采用前瞻性或者回顾性的方式进行研究资料的收集。试验和观察开展前，应提前设计好相关的资料收集表格（如调查表、病例报告表等），明确各类数据的取值范围和记录精度，严格遵循临床的实际情况，采集完整的研究数据。在此阶段对各种临床状态进行测量。测量是指使用科学的方法和技术来发现和度量发生在环境中和人体中的某些效应。测量的内容包含了研究对象特征、研究因素和效应指标等各个方面。测量的方法包括仪器设备、调查表、量表、体格检查等，必须注意在测量过程中使用敏感的、准确的测量方法和技术，

☆ ☆ ☆ ☆

这对获得真实可靠的资料至关重要。为保证测量的标准化，在同一项临床研究中，对相同指标要采用统一标准的测量方法，对于由研究者主观完成的测量指标，需要对不同研究者进行统一培训，以保证测量方法的一致性。

4.资料整理分析 资料整理是对收集到的临床研究资料进行核查和清理，以保证临床研究资料的真实性、完整性和分析可行性。为了保证临床研究数据的质量，可借助数据管理工具（如电子数据管理系统、Epi-data软件等）进行数据过程管理和质量管理。数据分析则是指根据研究数据的特征，根据统计分析计划的提前设计采用合适的统计学方法进行统计分析，全面展现临床研究数据的统计分析结果。针对所测量和收集的资料，按照研究方案预设的规则进行统计分析；因临床研究资料的复杂性，统计分析需要同时考虑不同的数据集、混杂因素等的影响，必要时采用协方差分析、CMH卡方检验等，以保证统计分析的科学性。

5.总结 是以统计分析结果为基础，比对事先提出的科研假设，结合临床专业知识进行专业层面的研究结果讨论，对临床科研假说进行回应，明确是否验证了科研假说，形成了临床研究的结论，后续可进一步形成临床科研论文。临床研究往往是多效应指标的研究，在进行专业评价时，应对利弊同时进行评价，避免片面结论。

以上临床研究的基本程序，可归纳为临床研究方法学的核心是设计（Design，D）、测量（Measurement，M）、评价（Evaluation，E），简称DME。DME贯穿了临床研究的全过程。

第二节 临床研究设计的核心要素

临床研究设计的核心要素包括三个方面：临床专业设计的三大基本要素、科学性设计的五大原则和伦理学设计，三者相互协调配合，在充分考虑实际操作和伦理学可行性的前提下，尽可能多的遵循科学性原则，最终形成三者协调统一的临床研究设计方案。

一、临床专业设计的三大基本要素

临床专业设计的三大基本要素是研究对象、研究因素和效应指标。每一项临床研究的科研假说都可以由这三个基本要素组成。比如，要研究某降压药治疗高血压是否有疗效的临床科研选题中，高血压病人是研究对象，某降压药是研究因素，血压值是效应指标。通过将某降压药（研究因素）作用于高血压病人（研究对象），观察血压值（效应指标）是否下降来说明降压药（研究因素）的作用。研究对象、研究因素和效应指标三者之间的逻辑关系形成了科研假说链，

☆☆☆☆

后续的资料收集和统计分析也是围绕这三者之间的关系。

1. 研究对象的特点

(1) 研究对象是临床研究三要素的核心：临床研究的基本要素是研究对象、研究因素和效应指标，其中研究对象是研究因素和效应指标的承载体，居于核心地位。研究因素通过作用于研究对象来实现临床意义，如在吸烟与肺癌的危险因素研究中，吸烟是研究因素，通过作用于健康人群后，使该人群的肺癌发病率增高，从而说明吸烟是肺癌的危险因素；在手术联合化疗治疗肺癌的干预性研究中，手术联合化疗是研究因素，通过作用于肺癌病人，使肺癌病人取得一定疗效，从而说明手术联合化疗治疗肺癌有治疗效果。效应指标通过研究对象表现出来的该指标的平均水平来展示，如上述例子中肺癌发病率和治疗肺癌的有效率是效应指标，是通过具体的研究对象（健康人群、肺癌病人）肺癌发生和肺癌治疗有效的平均水平来展示的。所以，研究对象是临床研究三要素的核心，它的设计最为关键。

(2) 研究对象个体差异大，研究条件不易控制：临床研究的研究对象是人（尤其是病人），人是复杂的生命体，不仅有生物学特征，还有心理因素和社会学特征。研究对象个体之间存在的个体差异大，不能如动物实验一样进行造模，使疾病的严重程度差异很小；也不能进行很多试验条件的控制，使其他影响因素降到最低。临床研究通常不能快速地招募到足够数量的研究对象，需要较长的研究时间，或者需要通过组织多中心的临床研究来加快研究病例的纳入。由于研究者的主观感觉和研究对象的依从性等问题，临床研究的实施比较复杂，有条件时通过实施"盲法"来降低研究者的主观性，还需要通过强化与病人的联系等方法来提高病人的依从性。开展临床研究，就意味着或多或少会面临研究的风险，必须在保证研究对象的生命与健康危害最低的情况下进行研究，需要首先从伦理学的角度考虑选择研究对象，因此研究对象的设计需要考虑多方面的因素。

(3) 研究对象既包括病人，也包括健康人：临床研究的内容广泛，涉及病因病机研究、诊断方法研究、疾病预防方案研究、疾病治疗方案研究和疾病转归研究等。不同领域的研究对象要求不一样，既包括病人，也包括健康人。临床研究中的"健康人"既包括严格生理意义上"完全健康无病"的人，也包括相对于特定的疾病而言、没有患特定待研究疾病的人。在病因及危险因素研究中，如果是前瞻性队列研究设计，则初始的研究对象是健康人群；如果是回顾性病例对照研究设计，则既包括患病的人群，也包括未发生该疾病的人群。在诊断方法研究中，研究对象包括病人、疑似病人和非病人，以利于判断诊断方法的区分能力；在疾病防治研究和疾病预后研究中，研究对象则是以病人为主。应充分考虑研究的个性化特点，合理选择病人和"非病人"作为研究对象。

2. 研究对象选择的标准　研究对象是临床专业三大基本要素的关键，同时承载着接受研究因素的作用和表现出临床效应指标的改变。在同一项研究中，研究对象的选择需要遵循一定的标准，以保证研究对象的同质性。

在病人入选阶段一般需要用到以下三个标准：

(1) 诊断标准：是指能够正确诊断一个疾病或中医证候的现行公认标准，是研究对象纳入的基本前提，又是保证研究质量与真实性的基础。诊断标准可分为西医诊断标准、中医诊断标准和中医证候诊断标准三个部分。诊断标准选择的原则：首要考虑的原则就是便于交流和认可，因此应注重世界卫生组织（WHO）所建议的国际通用标准（如国际疾病分类代码 ICD-10）。如果没有国际通用标准，再自上而下，选择下一级标准。临床研究中，一般不能采用自拟诊断标准，若无现行国际、国家或行业标准，可考虑参照最新版的高等医药院校教材制定，也可采用全国专业学会标准或国际会议等提出的标准。在同一个研究中不宜同时采用两种或以上的诊断标准。中医临床研究涉及中医证候诊断标准，目前一般推荐采用病证结合的模式。

(2) 纳入标准：是指为了进一步缩小研究对象的范围，在诊断标准的基础上，根据临床研究目标制定的符合特定临床研究对象的标准。其描述的是被研究人群的特定参数，包括年龄范围、诊断、允许的前期治疗及对器官功能的要求等。纳入标准不同于诊断标准，是从符合诊断标准的复杂群体中，根据研究对象病情的轻重、病型、并发症、合并症、心理因素、文化背景、社会背景，以及中医证候等因素，选择相对单一临床特点的对象，使研究因素具有相对的单一性。应注意的是，为了保障受试者的合法权益，对于试验性临床研究，病人签署知情同意书亦应作为入选者的标准之一。

纳入标准通常用清单的形式列出，一条标准只说明一个问题，文字表达要清晰准确。如年龄的表述，不能用儿童、青少年、中年、老年等笼统的概念，必须指出具体的年龄段，并明确是否包括界限年龄，以使容易操作。如年龄 18～70 岁，必须同时明确是否包括 18 岁和 70 岁。纳入标准的内容应简明扼要，不宜制定过多的条件，否则将过分限制研究结果的参考范围。研究过程中亦应严格遵循纳入标准，否则研究结果无法在其他同类人群中重现，将同样限制研究结果的推广。纳入标准是否适当，应该在试验开始前进行回顾性病例资料的调研，并进行预试验，试验开始初期阶段密切观察，发现问题及时调整。

(3) 排除标准：是指不应该被纳入研究的研究对象条件。其目的在于排除对治疗方案（干预措施）的疗效和安全性评估等研究结论有影响的因素。排除标准是在纳入研究对象时就要执行，可以使研究对象在同一个基线上，能够真实地反映研究因素的效应，提高研究结果的可靠性。排除标准制定不恰当或执行不严格，将难以避免选择性偏倚的产生。

排除标准一般是：①同时患有其他疾病、证候或合并症者；②已接受有关治疗并可能影响对效应指标观测者；如果试验前正在接受药物治疗，经过洗脱期后仍符合本试验的纳入标准的病人，不视为排除病例。③伴有可能影响效应指标观测、判断的其他生理或病理状况者。④心、肝、肾损害而影响药物体内代谢者。⑤某些特征人群（如孕妇、婴幼儿、未成年人、高龄病人、精神病病人、病情危笃或肿瘤晚期病人）。⑥其他诸如住地过远、不便随访等情况者。

在研究过程及研究完成后，进行统计分析前，要排除一些因各种原因没有全部完成研究的病例，作为判断统计分析数据集的依据，需要在研究设计时明确规定病例的剔除与脱落标准。

（4）剔除标准：不符合纳入标准而被误纳入，符合排除标准而未被排除和虽符合纳入标准而纳入后未曾接受任何干预的病例，予以剔除。

（5）脱落标准：所有填写了知情同意书并筛选合格进入随机化试验的受试者，无论何时何原因退出，只要没有完成方案所规定的观察周期的受试者，均为脱落病例，它包括受试者自行退出和医师认定受试者退出的病例。脱落标准一般是：①受试者依从性差；②发生严重不良事件、并发症和特殊生理变化不宜继续接受研究的病例；③双盲的临床研究中被破盲的个别病例；④受试者自行退出的病例；⑤未按临床研究方案规定接受干预措施、依从性差的病例。

3. 研究因素的设计原则

（1）研究因素是研究方案核心的部分，是临床研究目标的关键内容。在干预性研究设计中，研究因素是具体被研究的干预措施，如药物、手术、诊疗方案等；在病因学和危险因素研究中，研究因素是可疑的危险因素或暴露因素，如感染、不良生活习惯等；在诊断性研究中，研究因素是被评价的诊断方法或者某些诊断方法的组合；在预后研究中，研究因素是有可能对预后产生影响的因素，如病人的疾病严重程度、治疗措施、合并疾病等。

（2）研究因素是研究效应产生的主要观察因素，但研究效应的取得并不只是研究因素的全部作用，也与非研究因素有一定关系。与研究因素同时存在，能使研究对象产生效应的其他因素称为非研究因素。比如病人血压的下降与服用降压药（研究因素）有关，但也与健康饮食改变等自身行为习惯的改变（非研究因素）有一定的关系；感冒疾病的痊愈与服用药物（研究因素）有关，同时也跟病人自身免疫调节、注重休息、多喝水（非研究因素）等有关。一项设计良好的临床研究应能突出研究因素的主导作用，排除混杂因素等非研究因素的干扰作用。在研究设计中，研究因素要做到标准化，以保证结果的稳定性。

（3）研究因素的确定是由研究目的决定的。首先应以问题为导向设计研究因素，将所要研究的问题，聚焦为具体的研究因素，使之转化为统计学上的变量，通过变量之间的关系分析，回答相应的临床问题。在病因、危险因素、诊断、预防、治疗、预后等。其次，研究因素的设计必须是科学的，有理论依据和测量的可行性。

新技术和新方法的建立是临床研究的重要选题，也是临床研究的处理因素之一，其发现过程就是一个创新过程。

4. 研究因素的设计要点

（1）关注研究因素之间的交互作用。既要有各因素单独施加于受试对象的临床研究，也要有各因素配合施加于研究对象的研究，以提高研究的深度和广度，这样，说明问题就能更多更深。

（2）关注研究因素的强度。即研究因素的大小、强弱、轻重、多少等，根据生物剂量反应关系，一般选择几个不同的处理强度，以观察其反应。如药物选择低、中、高剂量。

（3）区别研究因素与非研究因素。在临床研究中，除确定的处理因素外，同时还有若干其他因素也会影响这些效应或结果，这些其他因素就是非处理因素，或称混杂因素。

（4）做好研究因素的标准化。研究因素的标准化，即如何保证研究因素在研究过程中始终如一，保持不变，按同一标准进行。故在研究开始前，须对研究因素制定统一标准，保证研究因素在整个研究过程中恒定，如研究因素的施加方法、强度、频率和持续时间等。如果是药品，则应规定药品的名称、性质、成分、批号、出厂日期、保存方法等。如果是针灸，须规定所用针具的型号、针刺使用的手法、留针时间、行针次数和时间、穴位、每日行针 1 次或隔日行针 1 次、行针几次为 1 个疗程等。

5. 效应指标的设计原则　效应指标是研究因素的作用体现，是具体的观测指标，是临床研究结果的最终表现，是进行统计分析评价的主要落脚点。在一项临床研究中，效应指标的选择应尽量满足以下条件：

（1）采用能客观测量的指标：根据效应指标数据的来源，将其分为主观指标和客观指标。主观指标来自临床研究者或受试对象的主观判断或感受，易受研究者或受试对象心理状态、暗示作用及外界环境等因素干扰，从而影响实验效果的判断。客观指标的数据是通过设备或仪器测定而获得，能真实显示效果反应大小或性质，其数据的真实性与所用仪器或设备的精密性有关，而不受人为主观因素的干扰。临床研究中应尽量少用主观指标，尽可能选择客观指标。

（2）采用能精确测量的指标：效应指标的精确性涉及精密度和准确度。精密度指同一现象重复观察时，各次测定值与平均值的接近程度，即各次测定值的集中程度，反映检测指标的可重复性。精密度常用变异系数或标准差表示，体现随机误差的大小，属随机误差。准确度指测定值与真实值接近的程度，体现所观察结果的真实程度，主要受系统误差的影响，属系统误差。

（3）采用能敏感测量的指标：效应指标灵敏度指研究因素的作用水平发生变化时，指标效应量的增减幅度。灵敏度大小一般根据指标所能正确反映的最

☆ ☆ ☆ ☆

小数量级或水平而确定。灵敏度高的指标对外界反应灵敏，能显示研究因素的微小效应，从而减少假阴性的发生。灵敏度低的指标则难以正确反映处理因素的效应，易造成假阴性，因此应尽量选择灵敏度高的指标。为更好体现处理因素的效应，所选择的指标还应具有特异性，即所选择的指标应能特异性反映某一特定现象，且不易受其他因素干扰。特异性高的指标，易于揭示出事物的本质特点而不易受其他因素的干扰，因此，设计临床研究方案时，应选择特异性高的指标。指标的特异性常与灵敏性相互矛盾，提高灵敏度可能会导致特异性下降，而高特异性的指标其灵敏度往往较低。因此，在临床研究中，要根据研究目的、实验条件等合理平衡两者的关系，使所选择的效应指标既具有特异性，又具有一定的灵敏性。

（4）采用可行性好的测量指标：效应指标的可行性包括两个方面：首先，检测指标的设置应尽可能通俗易懂，指标数据易于采集、计算，采集的数据应进行标准化、规范化处理，方便各项指标的定量处理及统计分析，尽量不采用实际操作中难以采集或处理的指标。其次，获得效应指标的研究方法和各项指标的计算方法均应简便、科学、易于掌握。选择效应指标时，应注意指标的纵向可比性和横向可比性。纵向可比性指从时间上可通过检测指标来分析处理因素的试验效应；横向可比性指可通过检测指标分析比较各组处理因素的效果反应。另外效应指标应符合公认标准，以保证指标间的可比性。如中医证候量表、日常生活能力评定量表、神经功能缺损量表等。

（5）采用关联性好的测量指标：效应指标的关联性指所选用的指标必须与所研究的目的具有本质性的联系，能够正确反映处理因素的效应。为使所选检测指标具有关联性，研究者应充分了解和熟练掌握相关领域的背景知识，分析事物间的相关程度，从而选择关联性高的效应指标。需注意的是，所选指标是否符合关联性的要求，往往反映临床研究者的专业知识和学术水平；同时，必须指出，人类科学技术是不断发展进步的，应当及时了解最新科技信息，以使自己的科研工作选用的指标能更好地具有高度的关联性。

（6）采用稳定性好的测量指标：指标的稳定性是指用此指标所观察到的数据波动幅度的大小，波动幅度小，稳定性好；波动幅度大，稳定性差。指标的稳定性与精确度呈正相关，稳定性高，精确度也高；但稳定性与灵敏性呈负相关，稳定性高的指标往往灵敏性差。在临床研究设计时，应根据研究目的辩证地处理两者间的关系。指标的稳定性也与仪器的稳定性相关，故应选择稳定性好的仪器，并保证其正常运转，同时操作者亦应规范操作，以免出现人为因素导致的稳定性差。

6. 效应指标的种类　临床研究效应观测与评价指标包括有效性评价指标、安全性评价指标和经济性评价指标。

（1）有效性指标：是反映干预措施作用于受试对象所表现出的有效性的主要观测与评价工具，主要包括疗效观测指标及其判定标准。可以选择公认的临床终点指标、病人相关的结局指标或替代指标，也可以根据试验目的选择其他适宜的指标。针对中医证候疗效的评价，临床试验中尽量采用经科学研究、信度和效度检验的中医症状量表。病证结合模式下的中医药有效性评价主要包括疾病有效性评价和中医证候状况改善的评价。

（2）安全性指标：安全性指标的观测与评价要根据研究药物或疗法的目标适应证、纳入受试人群的特点、疗程、干预途径、已知毒性靶器官和既往临床应用经验等全面设计，并有足够的暴露时间及病例数以评价其安全性。针对不同的研究因素，首先要通过阅读相关文献或通过前期实验研究，熟悉处理因素对研究对象可能产生的不良反应，进而选择安全性指标。安全性指标的确定和评价是临床研究的重要组成部分。安全性评价指标包括临床表现和实验室检查两大方面。最常见的安全性的评价内容为记录生命体征、血或尿化验数据及不良事件。生命体征包括常规的血压、心率、体温和体重的测量，用药后对这些参数的影响是重要的安全性数据。

（3）经济性指标：关注医疗效应的取得所花费的成本，包括成本效益比、成本效果比和成本效用比。在临床研究中，经济性指标关注社会效益，以取得相同的医疗获益付出成本低为优。

二、科学性设计的五大原则

科学性设计的五大原则分别是对照原则、均衡原则、随机原则、重复原则和盲法原则，用于排除非研究因素和主观因素的干扰，突出研究因素的真实效应，降低临床研究的偏倚。

1. 对照原则 临床研究专业设计的理论逻辑是研究因素作用于研究对象，通过效应指标的变化来说明研究因素的作用，但由于非研究因素的同时存在，使这一逻辑推断存在瑕疵，效应指标的变化并不能完全说明是研究因素起的作用，由此引出科学性原则的第一个原则——对照原则。对照原则是指将研究对象按照一定的规则分为两组或若干组，由于每一个组都会存在非研究因素，因此可以将非研究因素作为共性因素进行抵消，从而突出研究因素的作用。对照原则是科学性原则的第一大原则，只要有条件设置对照，应尽可能设置对照。

2. 均衡原则 对照原则使研究对象形成了分组，使研究组间的非研究因素可以作为共性因素进行抵消，但如果研究组间的非研究因素不可比，则不能作为共性因素完全抵消，只有研究组间的非研究因素均衡可比才可以抵消，实现研究组间可比的原则是均衡原则。均衡原则是指用于比较的研究组间，除研究因素以外的其他因素均衡可比。实现均衡原则的主要方法包括研究对象的限定、随机分组、干预措施的标准化、研究对象匹配、统计学校正等。

3. 随机原则　包括随机抽样、随机分组和试验顺序的随机。随机抽样用于调查研究，是获取具有代表性样本的方法；随机分组是实现研究组间均衡可比的最佳方法，不管是已知因素，还是未知因素随机原则都可以实现研究组间均衡。试验顺序的随机用于交叉设计的随机对照试验，是指通过随机的原则确定执行试验方案的顺序。随机原则是临床研究设计的一项重要原则，但并不是所有的研究都可以实施随机原则，如观察性研究的分组是根据研究对象的特征分组。随着信息技术的发展，已经越来越多的将随机原则嵌入到信息系统中，通过信息系统流程来引导实施严格规范的随机过程。

4. 重复原则　是指研究结果具有可重复性，包括两个方面：一是同样研究内容的临床研究在不同的地方实施，获得了相同的研究结论，表明研究结果具有可重复性；二是同一项研究中研究对象满足足够的数量，每一个研究对象产生的个体化的研究结果形成的群体统计分析结果具有重复性，既体现专业意义，又能满足获得统计学意义的需要，不至于数量过大而影响临床研究的开展。样本量太少，研究结果的重复性差，不能得出有统计学的意义的结果，样本量太多，则资金、工作量、病人来源、周期、伦理等方面不许可，样本量足够即可，二者之间需要取得平衡。样本量是否足够，权衡的方法是进行样本量估算。

5. 盲法原则　在临床研究过程中，研究者和研究对象的主观倾向会对研究的结果产生倾向性影响，若未进行专门的处理则会造成研究结果的偏差。盲法原则是解决因主观因素造成干扰的经典方法，包括双盲、单盲和结局测量者盲等几种实现方式。双盲是指研究者和研究对象都处于盲态，单盲是指研究对象处于盲态，没有条件实施盲法的临床研究通常被称为开放性研究。

以上，对照原则、均衡原则和重复原则是绝大多数研究设计类型都能遵循的实现科学性的基本原则，随机原则和盲法原则则是随机对照试验所特有的科学性原则。

三、伦理学设计

由于临床研究的对象是人，所以伦理设计是最为关注的，临床研究方案是否能顺利实施，首先要看是否与伦理原则相冲突。伦理设计主要包括两方面的内容，一是在形式上，临床研究项目方案必须经过伦理委员会审批，临床研究过程需要得到病人知情同意；二是在内容上，在研究方案的选择时要考虑伦理的基本要求，规避伦理上的弱势群体，不能将明知有害的因素进行人为施加，对于具有潜在风险的人群应有相应的预案，当出现风险时能最快的解除危险。

伦理设计的原则参考《赫尔辛基宣言》《人体生物医学研究国际道德指南》

《药品临床试验管理规范》等规范性文件的要求，伦理的总原则是公正、尊重人格、力求使受试者最大程度受益和尽可能避免伤害，因此伦理原则的考虑贯穿到整个临床研究的全过程。临床研究中的伦理问题，涉及研究的科学设计与实施，试验的风险与受益评估，受试者的招募，知情同意书告知的信息，知情同意的过程，受试者的医疗和保护及隐私与保密。

1. 研究的科学设计与实施　任何临床研究必须符合公认的科学原理，并以科学文献、其他相关资料、充分的实验室研究、适当的动物实验为基础。涉及中医药传统理论时，应符合辨证论治等传统中医理论，并考虑药物剂量是否符合中华人民共和国药典，是否符合传统配伍原则，是否含有毒性药材或无法定标准的原料。在研究设计方面，应采用与试验目的有关的试验设计，合理设置对照组，避免风险或使风险最小化，包括设定合理的纳入/排除标准，中止或终止研究标准；实施安全监察等措施。同时，临床研究的实施，必须要有与研究相适应的试验机构、医疗设施、实验室设备。主要研究者及研究者具备相应资格、经验与时间；研究团队组成人员合理。

2. 试验的风险与受益　国家食品药品监督管理局的《药物临床试验质量管理规范》要求："力求使受试者最大程度受益和尽可能避免伤害"，"应权衡对受试者和公众健康预期的受益及风险，预期的受益应超过可能出现的损害"。要求研究方案的实施过程风险最小，即"试验预期伤害或不适的可能性和程度不大于日常生活或者进行常规体格检查和心理测试时所遇到的风险"。除最小风险外，临床研究还有其他不同程度的风险，如低风险：发生可逆性的、轻度不良事件（如活动引起的肌肉/关节疼痛或扭伤）的可能性增加；中等度风险：发生可逆性的、中度不良事件（如低血糖发作，支气管痉挛或感染）的可能性增加，但有充分的监督和保护措施使得其后果最小，严重伤害的可能性非常小到几乎没有；高风险：发生严重而持续的、试验相关不良事件的可能性增加，或者关于不良事件的性质或者可能性有很大的不确定性。

临床研究的受益包括受试者受益和社会受益。临床研究一类是有直接诊断、治疗或预防益处的干预，与任何可得到的替代方法相比至少是同样有利的，风险相对于受试者预期的受益而言是合理的。一类是没有直接诊断、治疗或预防益处的干预，该干预的风险相对于社会的预期受益而言必须是合理的。受试者健康是优先考虑的原则，受试者的风险能否因社会获得的预期受益而被接受。并不排除志愿者在充分知情、完全认识研究风险和受益的情形下，为了无私理由或为了适度的报酬而参加研究。在知情同意书中和知情同意的过程中，充分告知风险，避免过度劝诱。

3. 受试者的招募　应遵守尊重隐私的准则，接触与招募受试者的方式避免侵犯/泄露受试者的隐私；遵守受试者自愿参加的准则，避免强迫和不正当影响。

避免夸大或承诺研究的潜在受益、低估研究的预期风险；不应做出关于研究的受益、风险或不便的不合理的保证。招募者的身份不会对受试者造成不正当的影响。应注意公平准则，负担和受益公平分担。从试验的整个地理区域内的人群中招募合格受试者，不应考虑种族、人种、经济地位或性别，除非存在一个合理的科学理由。不得剥削或过度利用弱势群体，即经济地位低下，或行政上易被利用的人群。应注意在临床研究中对受试者的补偿／报酬不应过大，否则诱使他们冒过度的风险，或不是根据他们自己的最佳判断而自愿参加。特别是无直接受益前景的研究，应谨慎避免过度的物质利诱。对于无行为能力的人，监护人会被要求给予其参加研究的许可，此时监护人除了交通费用和有关开支外不应得到其他补偿。

4. 知情同意书告知的信息　知情同意书告知信息包括：①试验目的、应遵循的试验步骤(包括所有侵入性操作)、试验期限。②预期的受试者的风险和不便。③预期的受益。当受试者没有直接受益时，应告知受试者。④受试者可获得的备选治疗，以及备选治疗重要的潜在风险和受益。⑤受试者参加试验是否获得报酬。⑥受试者参加试验是否需要承担费用。⑦能识别受试者身份的有关记录的保密程度，并说明必要时，试验项目申办者、伦理委员会、政府管理部门按规定可以查阅参加试验的受试者资料。如发生与试验相关的损害时，受试者可以获得的治疗和相应的补偿。⑧说明参加试验是自愿的，可以拒绝参加或有权在试验任何阶段随时退出试验而不会遭到歧视或报复，其医疗待遇与权益不会受到影响。⑨当存在有关试验和受试者权利的问题，以及发生试验相关伤害时，有联系人及联系方式。

5. 知情同意的过程及特殊情形　符合伦理的招募和知情同意过程，要求招募受试者过程没有胁迫和不正当的影响。获得知情同意前，受试者或其合法代表有足够的时间和机会以询问有关试验的细节，提出的所有与试验相关的问题均应得到令其满意的答复。参加试验前，受试者本人或其合法代表，以及负责知情同意讨论的人应签署书面知情同意书,并各自注明日期。知情同意应遵守"完全告知、充分理解、自主选择"的原则，应采用受试者或合法代表能理解的语言和文字。受试者在被完全告知,充分理解的基础上,没有受到不正当影响情况下,自主做出决定。

在临床研究的知情同意中，有一些特殊情形可以免除知情同意，例如利用在临床诊疗中获得的病历／生物标本的研究。它必须满足以下几点要求：①研究目的重要。②研究对受试者的风险不大于最小风险。③免除知情同意不会对受试者的权利和健康产生不利的影响。④受试者的隐私和身份信息的保密得到保证。⑤若规定需获取知情同意，将使研究不可行。⑥本研究不利用病人／受试者以前已明确地拒绝利用的医疗记录和标本。

　　在临床研究的知情同意中，有一些特殊情形可以免除知情同意签字。当一份签了字的知情同意书会对受试者的隐私构成不正当的威胁，联系受试者真实身份和研究的唯一记录是知情同意文件，并且研究的主要风险就是来自于破坏受试者信息的保密性，此时可以免除知情同意签字。免除知情同意签字的研究对受试者的风险应不大于最小风险，如果脱离"研究"背景，相同情况下的行为或程序不要求签署书面知情同意（如访谈研究，邮件/电话调查）。

　　6. 隐私与保密　研究者必须采取安全措施，保护受试者研究数据的机密。受试者应被告知，研究者保守机密的能力受到法律和其他规定的限制。安全性措施包括：限制接触研究数据的权限；数据报告时隐藏可识别受试者身份的信息（数据匿名）。实验室原始报告复印件粘贴在CRF是不恰当的。临床主管医师有责任对病人的所有信息严格保密，不应将任何可识别病人身份的信息公开给研究者，除非获得病人同意或伦理委员会批准。研究者若计划利用可辨认个体身份的生物标本，进行已知临床或预后价值的遗传试验，必须获得个人的知情同意；同时向受试者保证其身份将通过标本的安全编码、限制访问数据库而得到保护。

　　7. 涉及弱势群体的研究　没有足够的能力来保护其自身利益的人通常被认为是弱势群体，也是指能力或自由受到限制而无法给予同意或拒绝同意的人，通常包括儿童、因精神障碍而不能给予知情同意的人。符合伦理的涉及弱势群体的研究只能是，唯有以该弱势人群作为受试者，试验才能很好地进行；试验针对该弱势群体特有的疾病或健康问题；当试验对弱势群体受试者不提供直接受益可能，试验风险一般不得大于最小风险，除非伦理委员会同意风险程度可略有增加；当受试者不能给予充分知情同意时，要获得其合法代表的知情同意，如有可能还应同时获得受试者本人的同意。

　　以儿童为研究对象的研究只能是：若以成人为受试对象，研究不能同样好地进行；研究的目的是获得有关儿童健康需要的知识；每位儿童的父母或合法代表给予了许可；已获得每位儿童在其能力范围所给予的同意；对于10周岁以上儿童，在获得其监护人的知情同意外，还应获得其本人的赞同，签署同意书。儿童拒绝参加，或拒绝继续参加研究的意愿将得到尊重。

　　因精神障碍而不能给予充分知情同意的受试者，若在给予充分知情同意能力没有受损的人身上能同样好地进行研究，这类人就不能成为受试者。研究的目的是为获得有关精神障碍者特有的健康需要相关知识，应对其知情同意能力进行评估和定期再评估，并获得与每位受试者能力相适应的同意；其拒绝参加研究的意愿应始终受到尊重。同时应获得对受试者负责的家庭成员或合法代表的许可。

　　8. 利益冲突　研究的客观性与伦理审查的公正性是科学研究的本质和公

众信任的基石。临床研究的利益冲突可能会危及科学研究的客观性与伦理审查的公正性，并可能危及受试者的安全。研究利益冲突是指个人的利益与其研究职责之间的冲突，即存在可能影响个人履行其研究职责的经济或其他利益。当该利益不一定影响个人判断，但可能导致个人的客观性受到他人质疑时，就存在明显的利益冲突。当研究者对该利益是否应该报告而感到不确定时，就存在潜在的利益冲突。利益冲突可以通过声明、回避、监督等方式加以管理。

《药物临床试验伦理审查指导原则》规定，满足科学性、伦理合理性的临床试验项目必须至少符合以下标准：①对预期的试验风险采取了相应的风险控制管理措施。②受试者的风险相对于预期受益来说是合理的。③受试者的选择是公平和公正的。④知情同意书告知信息充分，获取知情同意过程符合规定。⑤如有需要，试验方案应有充分的数据与安全监察计划，以保证受试者的安全。⑥保护受试者的隐私和保证数据的保密性。⑦涉及弱势群体的研究，具有相应的特殊保护措施。

9. 伦理委员会对临床研究项目的审查要点

（1）研究者的资格、经验是否符合试验要求。

（2）研究方案是否符合科学性和伦理原则的要求。

（3）受试者可能遭受的风险程度与研究预期的受益相比是否合适。

（4）在办理知情同意过程中，向受试者（或其家属、监护人、法定代理人）提供的有关信息资料是否完整易懂，获得知情同意的方法是否适当。

（5）对受试者的资料是否采取了保密措施。

（6）受试者入选和排除的标准是否合适和公平。

（7）是否向受试者明确告知他们应该享有的权益，包括在研究过程中可以随时退出而无须提出理由且不受歧视的权利。

（8）受试者是否因参加研究而获得合理补偿，如因参加研究而受到损害甚至死亡时，给予的治疗及赔偿措施是否合适。

（9）研究人员中是否有专人负责处理知情同意和受试者安全的问题。

（10）对受试者在研究中可能承受的风险是否采取了保护措施。

（11）研究人员与受试者之间有无利益冲突。

临床研究给社会带来了巨大的利益，也带来意义深远的伦理问题。临床研究与其他医学研究一样，必须满足各项要求，具有社会价值或科学价值，公平选择受试者，具有最佳风险／受益比，经过独立的科学性和伦理审查，充分知情同意，尊重招募的受试者。

第三节 临床研究的设计方案

由临床研究专业设计和科学性原则的结合可以形成循证医学证据等级高低不等的若干种设计方案。根据《柳叶刀-临床研究方法》的分类，按照有无人为设置的干预因素可以分为试验性研究和观察性研究。根据是否随机分组，可以将试验性研究分为随机对照试验和非随机对照试验。根据是否设置对照可以将观察性研究分为分析性研究和描述性研究。根据因果方向，可以将分析性研究分为队列研究和病例对照研究。

一、试验性研究设计

试验性研究主要用于人为干预类研究的设计，通常用于疾病的预防和疾病的治疗相关的研究。试验性研究设计通常满足对照、随机、重复和均衡四大科学性原则，当不满足随机原则时，则为非随机对照试验。在有条件的时候，尽可能的实施盲法。

1. 随机对照试验 (randomized controlled trial，RCT) 是在人群中进行的、前瞻性的、用于评估医学干预措施效果的试验性对照研究。随机对照试验是目前评估医学干预措施效果最严谨、最可靠的科学方法，被称为"金标准"式的研究设计。它把研究对象随机分配到不同的比较组，每组施加不同的干预措施，然后通过一定时间的随访观察，估计比较组间重要临床结局发生频率的差别，以定量估计不同措施的作用或效果的差别，以回答不同干预措施的效应差异。除设置对照和随机分组外，随机对照试验通常还会采用分组隐匿、安慰剂、盲法、提高依从性和随访率、使用维持原随机分组分析等降低偏倚的措施。

根据具体的设计细节和应用场景，随机对照试验包括若干亚型，如平行组随机对照试验、交叉设计随机对照试验、析因设计随机对照试验、单病例随机对照试验、整群随机对照试验、随机撤药设计、成组序贯随机对照试验等。

2. 非随机对照试验 是指未按随机分组原则将研究对象分组，而是由临床医师确定研究对象的分组或按其他某种特征加以分组，一组作为试验组，另一组作为对照组。经过一段时间观察后比较两组的疗效。它的优点是临床医师和病人均容易接受，临床研究工作容易进行。缺点是两组基本的临床特征和主要预后因素可能分布不均衡，缺乏严格的可比性，使两组的结果产生偏差。

非随机对照试验是在随机对照试验不可行的情况下的变通，常见的非随机对照试验有病人偏好设计、历史对照设计、单组试验目标值法等。病人偏好设计是指随机化在实际或伦理上的障碍有时可以利用非标准化设计得到解决。当病人具有强烈的治疗方法偏好时，就根据病人的偏好进行分组或是在得到知情同意前就随机分配，病人就更容易接受。历史性对照试验是将现在患某病的病人作为试验组，对之采用新的干预措施。对照组的确立不是在同一时期，而是将过去某一时期患同种疾病的病例作为对照组，这些病人患病时接受过常规疗法或某种干预措施，然后比较两组的结果以判断新的干预措施的疗效。单组试验目标值法，是类实验设计的一种，系指在事先指定某种结局指标临床目标值的前提下，通过无同期对照的单组临床试验考察相应指标结果是否在指定的目标值范围内，以此来推断某种干预措施的有效性和安全性的一类方法。

二、观察性研究设计

观察性研究包括分析性研究和描述性研究。分析性研究包括队列研究和病例对照研究两种，描述性研究包括横断面研究、纵向研究、生态学研究、病例系列研究、个案分析等。

1. 队列研究（cohort study） 选定暴露及未暴露于某研究因素的两种人群，追踪其各自的某种疾病结局，比较两者疾病结局的差异，从而判定暴露因子与结局有无因果关联及关联大小的一种观察研究方法。根据暴露与结局的时间点不同，队列研究还可分为前瞻性队列研究、双向性队列研究和历史性队列研究。队列研究可用于病因及危险因素研究、防治研究和预后研究设计。

2. 病例对照研究 也称回顾性研究，是在疾病发生之后去追溯假定的病因因素，由果及因的回顾性研究方法。病例对照研究又可分为成组病例对照研究、匹配病例对照研究和巢式病例对照研究等。成组病例对照研究，是指从设计所规定病例和对照人群中，分别抽取一定量的研究对象，组成病例组和对照组。匹配病例与对照研究，要求对照在某些因素或特征上与病例保持一致，并因此采取匹配的方法。巢式病例对照研究又称队列内病例对照研究，是将队列研究与病例对照研究相结合的一种研究方法，首先进行队列研究，收集每个队列成员的暴露信息以及有关的混杂资料，确认随访期内发生的每个病例，然后以队列中的病例作为病例组，对照组来自同一个队列，进行病例对照研究。

3. 描述性研究 是利用已有的资料或专门调查收集资料，将疾病或健康状态在不同时间、地区或人群的分布情况定量地、客观真实地描绘出来。描述性研究是医学研究工作的基础，是最为常用的一种调查研究方法，不设置对照组，是分析性研究的基础。描述性研究包括横断面研究、纵向研究和生态学研究等。横断面研究，又称现况研究或患病率研究，是对某人群在某一时间断面的有关因素及健康状况进行的调查研究，从而客观反映有关因素与疾病的分布及二者之间可能存在的关系。纵向研究，又称随访研究，是指对一特定人群进行定期随访，观察疾病或某种特征在该人群及个体中的动态变化。生态学研究是在群体的水平上研究某种暴露因素与疾病之间的关系，以群体为观察和分析单位，通过描述不同人群中某研究因素的暴露状况与疾病发生的频率，分析该暴露因素与疾病之间的关系。

描述性研究通常可用于常住居民健康状况（常见病、多发病、亚健康等）、疾病的早期筛检及诊断、医院感染发生情况（分布特征）、手术并发症发生情况、药物不良反应、输血不良反应情况、可能存在的主要影响因素分析、慢性病对病人生活质量的影响、采取措施后的效果分析、如何合理安排医院各科的床位、医护人员，病人对医院服务的满意程度等。

第四节　临床研究的注册

临床研究的注册，是指在临床研究的起始阶段将研究的重要信息在公开的临床研究注册机构进行登记，以便向公众、卫生从业人员、研究者和赞助者提供可靠的信息，使临床研究的设计和实施透明化，并使所有人都可以通过网络免费查询和评价注册的临床研究。临床研究在注册时应逐一列出计划中的、正在进行的和已经完成的各阶段的关键信息。目前，国内外几乎所有学术期刊都要求发表的临床研究必须提前进行注册。

一、临床研究注册概述

20 世纪 70、80 年代，临床研究发展迅速，但由于公众无法从未发表的临床研究中获得信息，常常导致重复研究而造成不必要的浪费。从医学伦理学角度来看，参加临床研究的受试者承担着一定的风险，受试者有权获悉研究结果，而如果其他研究者和公众能对这些受试者所承担的风险进行及时客观地评价，可以减少或避免不必要的不良后果。因此，进入 21 世纪后，医学界强烈呼吁临床研究进行注册并公开其研究过程和结果。临床研究注册是提高临床研究水平的重要保证措施。通过注册可以使临床研究从研究开始阶段就监控临床研究的质量，从注册临床研究方案、注册伦理批准情况、填写研究结局指标等几个方面，遏制临床研究在实施过程中及结果报告时的偏倚，发挥临床研究监督作用，进而获得高质量的临床研究报告。

二、临床试验注册的意义

临床试验注册的原因最初是因为未注册和未发表的临床试验不能对循证医学做出贡献，系统综述和 Meta 分析仅仅收录了少部分获得发表的、却可能有偏倚的临床试验。临床试验注册有助于促进国际协作，使赞助者将资金用于最有意义的项目；避免发表偏倚，防止由于未报道的阴性结果或结果不明确而产生的报告不全，误导研究人员做出有偏倚的系统综述，影响医师进行临床决策。

☆☆☆☆☆

通过临床试验注册，人们可以在试验的起始阶段就获得试验的重要信息，而不是来自于滞后发表的文章。人们可以知道谁在做什么研究，方法为何，以避免不必要的重复研究，但不排除鼓励适当的重复验证试验。

从伦理学角度看，病人参与临床试验，承担了一定的风险，因此，病人有权获悉试验结果，以及他们为人类健康事业的发展和卫生保健决策的制定所做出的贡献。所以，临床试验注册是必须的。

通过注册将试验信息直接面向公众，有助于招募志愿者，容易被公众接受，提高公众对制药企业的信任度，使公众对疗效的真实性有更多的了解，强调公众参与医药研究的义务。

三、临床研究注册的内容和要求

国际医学杂志编辑委员会（International Committee of Medical Journal Editors，ICMJE）、世界卫生组织（World Health Organization，WHO）以及国家政府组织都支持临床试验注册。要求临床试验在招募受试者之前应将试验具体措施向公众开放，并以此作为允许试验结果发表的条件。大多数重要医学杂志都要求临床试验进行注册，如《美国医学协会杂志》（JAMA）、《新英格兰医学杂志》（New England Journal of Medicine）、《内科学年鉴》（Annals of Internal Medicine）等13个重要世界医学杂志。2004年9月，ICMJE成员联合发表述评，明确提出只有当某项试验在征集首位病人之前就进行了注册，才会考虑发表其研究结果。该政策适用于在2005年7月1日及以后开始征募病人的试验。由于许多正在进行中的试验开始时都没有注册，已将这些试验注册的截止时间延长到2005年9月13日以前。当前和今后的目标是推动建立一个全面的、公众可及的临床试验数据库。因此，确保所有临床试验证据发挥其有效性的唯一途径就是将每一个临床试验在其初始阶段就进行注册。

2004年，由6名具有国际知名度的临床试验专家共同起草、修订和发表了临床试验注册的宣言，即著名的《渥太华宣言》，80多名国际临床学家、杂志编辑和研究人员共同签署了该项声明。宣言要求任何临床试验的研究方案及随后的试验结果都应当进行注册，并使公众能够获取。《渥太华宣言Ⅰ》主要介绍人体健康相关干预临床试验方案的信息与结果的国际注册原则，旨在为临床试验注册建立国际认可的标准。《渥太华宣言Ⅱ》旨在规范有关人体医疗干预试验的研究方案信息和结果的国际注册操作原则。涉及要点如下：①介绍唯一注册号（Unique ID）；②最低要求的研究方案条目；③注册确认标准；④查询平台；⑤试验结果。

2005年4月WHO协约成员会议上提出了临床试验进行注册时应完成WHO最低要求的资料集，共有20项，分列如下：①全球唯一的试验注册号；

②试验注册日期；③次级注册号；④资金来源；⑤主办者；⑥协办者；⑦责任联系人；⑧研究联系人；⑨研究的题目；⑩正式的科学题目；⑪伦理许可；⑫条件；⑬干预措施；⑭关键的纳入、排除标准；⑮研究类型；⑯预计试验启动日期；⑰目标样本量；⑱招募情况；⑲主要结局；⑳关键的次要结局。WHO 规定以上 20 项条目对于临床试验注册是非常必要的，注册时必须详细说明以上信息。

四、临床研究注册的注册库和机构

注册并公布临床研究相关信息的公共数据库称为临床研究注册库，也叫临床研究注册中心。运行临床研究注册库的机构即临床研究注册机构。目前重要的国际临床研究注册中心在不断地完善中，正在朝着更加透明化、更加综合化、更加实用化的方向发展。临床研究注册在期刊发表的硬性要求下，也越来越趋于强制性，主要的临床研究注册有：

1. WHO ICTRP　是为了使国际上临床研究的注册同时符合科学性和伦理学的要求而建立的平台，它不同于一般的临床研究注册库，因为它不提供临床研究注册服务，但为临床研究注册提供指导。其功能如下：①提供临床研究注册的规范、标准、注册的信息及研究的主要责任人等；②链接到符合 WHO 特定质量标准的注册网站；③为辨认和解决重复注册设立协作程序，为国际上每一项临床研究指定全球唯一的临床研究编号；④建立世界范围内的注册检索查询平台，可以检索所有主要的注册库，可通过临床研究编号或 WHO 临床研究数据集中的项目进行检索。WHO ICTRP 的网址是 http：//www.who.int/ictrp/en/。

ICMJE 为临床研究注册数据库制定了一系列标准：免费向公众开放、向所有注册者开放、由非营利机构负责管理、可以实现电子检索、包含有效资料和最少资料等。目前获得 ICMJE 批准，并经 WHO ICTRP 认定的一级注册机构和中心有 14 个。注册研究的信息可直接提交给上述任何一个注册机构或中心，即可符合 ICMJE 的发表要求。这些注册中心又将它们的研究记录提交给 WHO ICTRP，WHO ICTRP 向公众公开这些研究的相关信息。WHO ICTRP 14 个一级注册中心信息如下：

- 澳大利亚 - 新西兰临床试验注册中心
- 巴西临床试验注册中心
- 中国临床试验注册中心
- 韩国临床研究信息服务中心
- 印度临床试验注册中心
- 古巴临床试验公共注册中心
- 欧盟临床试验注册中心
- 德国临床试验注册中心

- 伊朗临床试验注册中心
- 英国国际标准随机对照试验号注册库
- 日本一级注册网
- 荷兰国家试验注册中心
- 非洲临床试验注册中心
- 斯里兰卡临床试验注册中心

2. 美国临床试验注册中心（ClinicalTrials.gov） 是目前世界上临床研究注册数和参与注册国家最多的注册中心。但它不属于 WHO ICTRP 认定的注册机构。ClinicalTrials.gov 于 1997 年由美国国家医学图书馆（National Medical Library，NML）与 FDA 共同创建，是美国政府创建的第一个临床研究资料库，同时提供研究注册服务，由 NML 负责运行，范围涵盖各种疾病及其症状。2004 年后开始对国际上的临床研究开放。ClinicalTrials.gov 可以提供关于政府或私人资助的临床研究最新信息，包括该研究的参与者、位置及电话等一系列详细信息，且均免费。ClinicalTrials.gov 被列为公开化、国际化临床研究注册的典范。

3. 中国临床试验注册中心（ChiCTR） 是 WHO ICTRP 认定的一级注册机构。由中国循证医学中心、中国 Cochrane 中心、四川大学华西医院于 2004 年着手筹建，2005 年 8 月开始接受注册申请，是渥太华工作组的成员单位，是一个非盈利的学术和服务机构。2006 年 4 月，中国临床试验注册中心（Chinese Clinical Trial Register，ChiCTR）依托中国循证医学中心的平台，发起成立了中国临床试验注册与发表协作网（Chinese Clinical Trial Registration and Publication Collaboration，ChiCTRPC），并于 6 月发表《中国临床试验注册与发表机制宣言》，宣布"从 2007 年 1 月 1 日起，中国临床试验注册中心成员期刊根据各自情况分步实施优先发表直到只发表具有全球唯一注册号的临床试验报告。"这是我国临床研究注册和公告制度正式实施的标志。2007 年 7 月 25 日，ChiCTR 成为第二批 ICTRP 一级注册机构。中国循证医学中心、中国 Cochrane 中心、循证医学教育部网上合作研究中心、英国 Cochrane 中心为中国临床试验注册中心提供技术支撑。中国临床试验注册中心网站上公布的服务项目包括临床研究注册、临床研究设计咨询、产生和隐藏中心随机分配序列、临床科研论文评审、培训临床科研和论文评审专家。

第五节 临床研究的偏倚及控制

偏倚是指在实际观测过程中，由研究对象、研究者、仪器设备、研究方法、非实验因素影响等原因造成的有一定倾向性或规律性的误差，又称为系统误差。其特点是观察值有系统性、方向性、周期性的偏离真值，可以通过严格的实验设计和技术措施来消除。无论是病因探索研究、临床疗效观察还是诊断试验等，偏倚可以产生于研究过程的任何一个环节，如设计、实施、资料分析和结论推导等。偏倚歪曲了研究的真实性和可重复性，使研究结果偏离真实值而失去临床价值，在临床科研工作中，如果不采取必要措施来控制偏倚，将会得到错误的结论，导致研究工作失败，所以有效地控制偏倚具有重要意义。根据产生的原因，偏倚可分为选择偏倚、信息偏倚和混杂偏倚三种。

一、选择偏倚

选择偏倚是指由于选入的研究对象与未选入的研究对象某些特征上存在差异而引起的误差。选择性偏倚主要产生于研究设计阶段，使各组研究对象存在除研究因素以外的其他因素分布的不均衡性，因而导致研究结果系统偏离真实情况。选择性偏倚是研究中首先遇到的偏倚，在病因研究和防治研究中较多。如病人到哪个医院就诊；不同病种有不同的入院频率；常见选择偏倚有入院率偏倚、现患病例 - 新发病例偏倚、检出偏倚（暴露偏倚）、时间效应偏倚和志愿者偏倚等。

选择偏倚的控制方法是根据研究病种特点，尽量合理地选择研究对象，尽可能地从多家（类）医院选择研究对象。

1. 入院率偏倚　又称伯克森偏倚（Berkson's bias），指由于只选择医院的住院或门诊病人作为研究对象，由于入院率的不同而导致的偏倚。不同疾病（或同一疾病的不同亚型）在某一类医院的就诊或住院率各异，其原因是多方面的，如不同医院的技术专长，病人所患疾病的严重程度，病人的经济状况，以及就诊方便与否等等，均可影响入院率，各种疾病的入院率不同导致研究对象某些特征上的系统差异。以医院为基础选择的病例样本，不是病例全体的随机样本，故难以反映总体情况，从而造成入院率偏倚。入院率偏倚的控制方法是尽可能采用多中心研究的方法，在多个医院或同时在医院或社区选择研究对象，可能降低偏倚程度。

2. 现患病例 - 新发病例偏倚　又称奈曼偏倚（Neyman's bias），是指由于只选择现患疾病病例作为研究对象而引起的偏倚。现患病例与新发病例在病程、病情及疾病类型等方面可能存在差异；现患病例实际是典型病例，而忽略了该病的不典型病例、轻型病例、痊愈病例及死亡病例，从而出现选择性偏倚。如果调查对象选自现患病例，即存活病例，可能得到更多的信息，但是其中很多信息可能只与存活有关，而未必与该病的发病有关，从而高估了某些暴露因素的病因作用；另一种情况是，某病的幸存者改变了生活习惯，从而降低了某个危险因素的水平，或当他们被调查时夸大或缩小了病前生活习惯上的某些特征，导致某一因素与疾病的关联误差。某些现患病例可能主动规避暴露因素，使其暴露状态发生改变，发生偏倚。选择新发病例为研究对象可降低此类偏倚。现患病例 - 新发病例偏倚的控制方法是研究时明确规定纳入标准为新发病例或现患病例，标准要统一。

3. 检出征候偏倚 （detection signal bias）　又称暴露偏倚，是指某种因素，虽然它不是某病的病因，但由于该因素的存在引起或促进该疾病症状和体征出现，从而使病人及早就医，接受多种检查，使得该人群有较高的检出率，结果导致该因素与疾病之间有联系的结论。例如，病人常因某些与致病无关的症状而就医，从而提高了早期病例的检出率，致使过高地估计了暴露程度而产生系统误差。在病例对照研究中，若入选病例主要为有检出征候者，而对照来自产生所有病例（有检出征候与无检出征候）人群时，暴露的危险性通常被夸大，从而高估关联强度。检出征候偏倚的控制方法是研究病例尽量包括早、中、晚期。

4. 时间效应偏倚　对于肿瘤、冠心病等慢性疾病，从开始暴露于危险因素到出现病变往往经历一个较长的时间过程，因此那些暴露后即将发生病变的人、已发生早期病变而不能检出的人，或在调查中已有病变但因缺乏早期检测手段而被错误地认为是非病例的人，都可能被选入对照组，由此而产生了结论的误差。时间效应偏倚的控制方法是尽量采用敏感的疾病早期检查技术，开展观察期足够长的纵向调查研究。

5. 志愿者偏倚　有一部分人特别愿意接受调查或测试，这些人往往比较关心自身健康或自觉某种疾病，而想得到检查机会的人。他们的特征或经历不能代表目标人群。由此造成的偏倚称为志愿者偏倚。

6. 无应答偏倚　无应答者指由于各种原因对研究内容不予回答的研究对象，若无应答者与应答者在某些重要的特征或暴露上存在差异，则产生无应答偏倚。无应答原因包括不了解研究目的、调查内容太繁琐、研究对象患病或文化低等。无应答使得从应答者中研究出的结论并不能反映研究因素与疾病的真实联系。无应答偏倚在观察性研究或实验性研究中均可发生，其大小主要取决于应答率的高低与不应答者的特征。如果应答率过低或两组间无应答者分布差异显著，则易产生无应答偏倚。要避免无应答偏倚，应保证足够的应答率。年龄大、文化水平低的研究对象应答率较低；城市居民应答率高于农村居民；关心个人健康的人应答率较高；此外，在不同的疾病各类病人中会出现复杂的无应答偏倚。

7. 易感性偏倚　指由于研究对象对所研究疾病的易感性不同而产生的偏倚。影响易感性的因素包括年龄、体质、环境、习惯、教育及社会经济状况等。易感性差异导致所研究疾病与暴露因素的虚假联系，即易感性偏倚，常见于职业毒物危害研究及传染病研究，研究对象过于集中于某一职业特定人群。如研究某职业危险因素与某疾病的关系，选择长期暴露于职业危险因素的工人为研究对象，而这些工人相对于一般人群，可能具有较好的健康状态，即易感性低，因为易感性高者可能从不选择此职业，或选择后很快离去，从而导致该危险因素与疾病无关的错误结论。

二、信息偏倚

信息偏倚，又可称观察偏倚或测量偏倚，是指由于观察或测量方法有缺陷，使从研究对象获取的资料或信息存在系统性差异而导致的偏倚。信息偏倚是在收集整理信息过程中由于测量暴露与结局的方法有缺陷造成的系统误差，包括回忆偏倚、调查偏倚、无应答偏倚和文献偏倚等。信息偏倚主要产生于研究实施阶段，可发生于各种流行病学研究中，可来自于研究对象、研究人员、测量仪器及方法等。

1. **回忆偏倚** 指由于研究对象对发生在过去的调查因素记忆失真或不完整而导致的信息偏倚。研究对象在回忆某些因素的暴露史时，由于在准确性和完整性上的差异所导致的系统误差，回忆偏倚在病例对照研究中最常见，在现况研究中也可出现。由于记忆的限度，回忆偏倚难以完全避免。产生回忆偏倚的原因很多，事件发生的时间距离越长，记忆越不清晰，越易发生回忆偏倚；回忆偏倚还与调查因素对研究对象的影响程度、研究对象的性格特点、心理状态、文化程度及个人经历有关。造成回忆偏倚的原因有被调查者与调查员的主观倾向性，研究对象有意地夸大或缩小某些信息而导致的偏倚。产生回忆偏倚的原因与调查时间和事件发生的时间间隔、事件的重要性、被调查者的构成及询问技术有关。控制回忆偏倚的方法包括选择不易为人们所忘记的重要指标做调查，重视问卷的提问方式和调查技术等。

2. **报告偏倚** 又称说谎偏倚，指由于研究对象有意地夸大、缩小甚至谎报某些信息，即虚假报告而导致的偏倚。回忆偏倚是无意的，而报告偏倚是有意的。报告偏倚最常见于敏感问题的调查，如调查性乱史、青少年吸烟史及未婚流产史等，被调查者可能不如实报告。报告偏倚还可见于为达个人目的而谎报，如涉及劳保、福利及职业危害调查等，研究对象可能会夸大某些暴露信息；而在健康调查时，研究对象可能会为继续从事该职业而缩小患病信息。

3. **调查偏倚** 可来源于调查对象和调查者双方。产生调查偏倚的原因包括：病例与对照的调查环境与条件不同；调查技术、调查质量不高或差错及仪器设备的问题。比如采用未经验证的自制量表来进行调查，偏倚会较大。控制调查偏倚的方法有采用客观指征、认真做好调查技术培训、采取复查等方法做好质量控制、检查条件尽量一致、使用精良的检查仪器等。

4. **诊断怀疑偏倚** 研究人员已知研究对象的某些暴露因素，并怀疑研究对象患有相关疾病，于是在诊断过程中对暴露者和未暴露者采取不可比的做法，这种主观倾向性所致的研究结果偏倚称诊断怀疑偏倚。如研究人员对暴露者进行非常细致的检查，而忽略非暴露者的变化，这样搜集的资料会出现诊断怀疑偏倚，多见于临床试验和队列研究中。

5. 暴露怀疑偏倚　研究人员已知研究对象的患病情况，并怀疑与某暴露因素有关，于是在病例组与对照组采取不可比的做法探索可疑的暴露因素，这种主观倾向性所致的研究结果偏倚称暴露怀疑偏倚。如仔细询问病例组某研究因素的暴露史，而简单处理对照组，这样搜集的资料会出现暴露怀疑偏倚，多见于病例对照研究。

6. 归类错误偏倚　是由于试验方法具有随机误差或者系统误差引起的。由于测量的不准确或者由于不同组间测量方法的不统一，例如资料收集者的主观性或者不同组采用不同的观察者或者测量方法在组间并不完全一致，这就发生了错分，即本应是病人，错将其分入了对照组，而本应是分到对照组，错将其分入了病例组。

7. 文献发表偏倚　具有阳性结果的文献往往容易被发表，而阴性结果的文献一般不易被发表。当利用文献资料进行研究时（如系统评价和 Meta 分析），所能获得的文献资料多为阳性结果文献资料，而缺少了实际存在而未被发表的阴性文献资料，由此造成的偏倚，称为文献偏倚。

三、混杂偏倚

混杂偏倚，指由于一个或多个潜在的混杂因素的影响，使研究因素与疾病(或事件）之间的联系被掩盖或夸大，从而错估真实联系而导致的偏倚。在研究某个因素与某种疾病的关联时，由于某个既与疾病有制约关系，又与所研究的暴露因素有联系的外来因素的影响，掩盖或夸大了所研究的暴露因素与疾病的联系。由于一个或多个潜在的混杂因素的影响，掩盖或夸大了研究因素与疾病(或事件)之间的联系，从而使两者之间的真正联系被错误地估计。混杂偏倚主要发生在设计和资料分析阶段，常见于多病因疾病的病因研究，不会发生于单病因疾病研究。

混杂偏倚主要分为两个类型：①正混杂偏倚：指混杂因素夸大了暴露因素与疾病的关联；②负混杂偏倚：指混杂因素减弱了暴露因素与疾病的关联，即实际存在的关联被低估了。

混杂因素，是导致混杂偏倚的关键，指与研究因素和研究疾病均有关，若分布不均则可歪曲研究因素与疾病之间真实联系的因素。其基本特点是：①必须是所研究疾病的独立危险因子或保护因子；②必须与研究因素（暴露因素）有关；③必须不是研究因素与研究疾病因果链上的中间变量。具备这几个条件的因素，如果在比较的人群中分布不均，将导致混杂偏倚。可见混杂因素是一个与暴露因素和疾病都有关的因素。

四、偏倚的控制

1. **选择性偏倚的控制** 良好的设计是临床研究顺利实施的保证。由于选择性偏倚主要发生于设计阶段，而且一旦发生便难以消除，因此研究伊始应充分了解和评估各种可能出现的选择性偏倚，并做到细致、全面和严谨的科研设计。如选择研究对象要根据严格的入选与排除标准；采用严密、合理的对照设计；使用正确的抽样方法等。随机化是控制选择性偏倚最有效的方法之一，包括随机抽样和随机分配。随机抽样使研究对象有均等的被选择机会，从而使研究样本有代表性；随机分配使研究对象有均等的被选择的机会进入各组，从而使各非研究因素在各组均匀分布。即尽量使各组除研究因素以外其他各种条件都保持均衡，从而有效防止选择性偏倚。通过多途径选择病例和设立多组对照以尽量减少选择性偏倚。如选择医院病例作为研究对象时，可在统一的诊断标准前提下，从多所医院选择病例。在病例对照研究中，可选用两个或两个以上的对照组，其中之一来自社区一般人群，其他来自医院。通过比较不同组的结果来评估偏倚程度，使研究结论更加真实可靠。

2. **信息偏倚的控制** 信息偏倚主要产生于研究实施阶段或资料收集阶段。盲法是消除主观因素影响的有效手段。如在病例对照研究中，研究人员不了解研究对象的疾病诊断；在队列研究中，研究人员不了解研究对象的暴露情况；在临床试验中双方均不了解分组状态等。在研究开始前，对所有做法进行质量控制，统一培训、统一标准、统一方法、统一调查技巧等。质量控制是克服信息偏倚的重要手段，如研究人员制定明确统一的标准并严格实施；测量仪器使用统一校正的标准一致的仪器；调查者使用统一的调查表；调查变量使用统一的客观指标，尽量使用定量指标等。提高调查技巧也是克服信息偏倚的有效手段。在询问调查时，可适当增加看似与调查内容无关的变量来分散调查者或被调查者的注意力，降低主观因素的影响。为减少回忆偏倚，可选择与暴露史有联系的鲜明记忆目标以助其联想。为减少报告偏倚，可通过调查知情人或相应的调查技术获取正确的相关问题的信息。在研究设计时。

3. **混杂偏倚的控制** 主要考虑在研究设计和统计分析阶段。

（1）设计阶段混杂偏倚的控制：在设计阶段以随机化原则进行抽样，并使研究对象有均等的机会进入各组，从而使未知混杂因素在各组中分布均衡，以控制混杂偏倚。随机分配可分为简单随机分配与分层随机分配。简单随机分配适于对混杂因素了解不多时，直接将研究对象随机分配。分层随机分配适于对主要混杂因素充分了解时，根据已知混杂因素将研究对象分层，然后再将每一层的研究对象随机分配，从而使其他未知混杂因素分布均衡。随机化在临床试验中最为常用。

☆ ☆ ☆ ☆

在随机分组不适用时，可采用配比的方法，为研究对象选择对照时，将混杂因素作为配对因素，使各研究比较组被分配到具有同等混杂因素的对象，从而控制混杂偏倚。匹配因素应是已知混杂因素或有充分理由怀疑的混杂因素。配比可分为个体配比和频数配比。个体配比是指为病例组的每一个研究对象匹配一个或几个具有相同特征的对照，使每个对子具有某些相同的特征；频数配比又称成组配比，指为一个病例组匹配一个混杂因素频率相同或相似的对照组，使两组具有相同或相似的特征。配比在非实验性和实验性研究设计中均可应用，由于与许多疾病关系密切，年龄和性别是较常用的配比因素。

此外，在设计时对研究对象的入选条件予以限制，使各研究比较组在人口学特征或在疾病特征上相同或相似。由于限制混杂因素的同时，也限制了暴露因素和疾病的发生范围，所以限制的方法常仅用于控制特别重要的混杂因素，且限制后需保留适当的样本数，以免影响研究结果的代表性。

（2）统计分析阶段混杂偏倚的控制：统计分析阶段可采用分层、标准化和多因素分析的方法进行混杂偏倚的控制。分层，是指将已知的或可疑的混杂因素按不同水平分层，再分别加以分析。分层是资料分析阶段控制混杂偏倚的最基本方法，尤其适于设计和实施阶段出现误差而已无法更改资料，在分析阶段经过分层分析，可以控制混杂因素的影响。包括单纯分层分析法和 Mantel-Haenszel 分层分析法。标准化，即利用率的标化将需比较的两个率或多个率进行调整，使可疑的混杂因素在各组中得到同等加权从而获得标化率，标化率组间可比性好，可避免混杂因素的影响。混杂因素较多时，由于分层后层内样本过少，分层分析不再适用，此时可应用多因素分析，如多元协方差分析、logistic 回归模型、Cox 比例风险模型及对数线性模型等。

本章案例思考题

案例 1-1

【案例描述】　有文献资料指出："血脂异常是动脉粥样硬化的重要危险因素，同时也是心肌梗死、心脏猝死的主要危险因素，严重威胁着人类健康。"

【案例分析】　请根据资料内容该研究资料中研究设计的三大基本要素。

案例 1-2

【案例描述】　规律早餐是健康的生活方式，已经成为一种常识。Dr Kealey，是一个临床生物化学博士，剑桥大学的教授，一直遵循传统的饮食建议，不幸的是，在 2010 年 3 月份，被诊断出糖尿病。医师建议他一定要吃早餐，不要喝酒。后来通过他自己的研究发现，吃早餐是一个危险的行为，因为只要他一吃早餐血糖就飙升。然后，他开始不吃早餐，严格限制主食类的碳水化合物，避免糖类，吃很多蔬菜、坚果，一些白肉。经过一段时间后，他的血糖开始恢复到正常水平。随后，他得出结论，吃早餐真的没这么重要，反而不吃早餐更健康，写了一本书叫《breakfast is a dangerous meal》。

【案例分析】　请从临床研究科学性原则角度分析该案例中 Dr Kealey 研究结论的错误。

第 2 章
临床研究的科学性设计

为保证研究结论的可靠性，减少偏倚，开展临床研究时需要遵循一些基本原则，以利于临床研究科学性的实现。这些科学性原则包括：对照原则、均衡原则、随机原则、重复原则和盲法原则，是所有临床研究设计类型都应遵循并努力实现的科学性基本原则，在有条件实现时尽可能的体现。

第一节 对 照 原 则

一、对照原则的概念及实现方式

1. 对照的概念 研究对象除了承载着待研究的因素以外，还有许多其他的非研究因素存在，干扰着研究因素的作用评价。比如疾病从治疗开始到疾病的转归，除了治疗的特定作用以外，还有治疗的非特异安慰作用、疾病的自然转归、疾病向均数回归作用和不同的性别、年龄、体质等其他影响因素的作用，这些作用共同为疗效的取得做出了贡献。那么要进行疗效评价，回答治疗的特定作用是否取得了疗效以及取得了多大的疗效时，就会受到这些非研究因素的干扰，而无法量化评价。再比如从研究对象伴有可疑的危险因素或病因到疾病的发生过程中，除了有待研究的可疑危险因素或病因作用于研究对象以外，还有很多已知或未知的其他影响因素作用于研究对象。那么要进行病因及危险因素研究时，要说明待研究的可疑危险因素或病因的作用时，就会受到其他非研究因素的干扰，从而影响最终结论的得出。同理，预后研究、诊断研究均有此类似的非研究因素的干扰作用。为了解决这一问题，通过引入对照原则，给研究对象设置对照组，使对照组中同时也伴随有除研究因素以外的其他非研究因素，这样就可以将非研究因素作为所有组间整体的共有因素进行平衡，比较组间效应差异的部分即可解释为研究因素的作用，从而突出了研究因素的效应。由此可见，对照原则是用于区别非研究因素，突出研究因素的一种设计策略，从外在表现上来看，则是根据某种分组机制对研究对象进行分组，为组间比较创造条件。

2. **对照原则的实现** 研究对象选择时需要遵循的对照原则在不同的研究设计中有不同的具体体现。在前瞻性病因研究中，研究对象中既要包括有待研究危险因素或病因的人群，也要求包括无相关危险因素或病因的人群；在回顾性病因研究中，研究对象中既要包括发生待研究疾病的人群，也要求包括未发生待研究疾病的人群；在防治性干预措施研究中，既要包括采用待研究防治干预措施的人群，也要包括未采用待研究防治干预措施的人群；在诊断研究中既要包括确诊病人，也要包括疑似病人和非病人；在影响预后的因素研究中，既要包括有待研究预后因素的人群，也要求包括无相关预后因素的人群。在研究对象之间设置对照，通过对照组间的比较来突出解释具体研究因素的临床效应。对照原则的实现，可以根据研究对象的某种特征分组，如暴露于某因素或未暴露于某因素，生存和死亡，有效和无效；也可以人为的按照病人的意愿分组，或者按照随机原则进行分组。

二、常见的对照方法

1. **空白对照** 是指对设置的对照组不施加任何处理因素，与试验组同步观察试验效应。对于病人而言，不施加任何干预因素，病人的依从性差、伦理上通常不许可，一般不宜用于临床疗效研究，多用于动物实验。

2. **实验对照** 是指对照组不施加有疗效的干预因素，但施加某种与干预因素相同的实验条件，可以让受试者误以为也接受了相应的干预措施。实验对照主要用于操作类干预措施的疗效评价，是为了实现受试者盲采用的一种操作类安慰剂措施。如果试验因素夹杂重要的非研究因素，对试验效应产生影响时宜采用此法。如针灸的临床疗效评价，对照组可设置为假针组，病人表面上接受了针灸治疗，但该组的针灸并没有按照针灸治疗特定疾病的规范操作进行，而是避开有疗效作用的穴位、扎针的深度和持续时间也不一样。

3. **安慰剂对照** 为了实现研究者和研究对象的双盲，对照组人群接受一种与试验组药物外观上没有区别的、没有药理作用的制剂，称为安慰剂。安慰剂是一种伪药物，其外观、剂型、大小、颜色、重量、气味和口味等都与研究药物尽可能相同或相似，但不含有任何药理活性物质。

4. **标准对照** 是指对照组即采用目前标准的、公认的、通用的方法作为干预措施。在评价某新药的疗效时，为不延误病人的治疗，对于急性病、危重病和有特殊治疗办法的疾病，往往应用已知的被公认的、疗效比较好且比较稳定的同类药物作标准对照。如果研究方案采用标准对照，在伦理上、病人依从性上都有非常明显的优势，但是带来的不足是试验组的干预措施要超越目前标准的和公认的方法，取得有统计学意义的优势，需要较多的样本量。

5. **历史对照** 是指以过去某一个时期采用的疗法作为对照组，以现在的新疗法作为试验组，进行组间的比较。历史对照的病人不平行纳入，所以无法实现随机分组，组间的均衡可比性很难得到保证，偏倚较大。

6. 自身对照 是在同一受试对象的不同时间、不同部位或对称部位、不同器官采取不同处理措施的对照，对其效果进行观察和对比分析。自身对照的特点是既节省病例数，又易控制试验条件，因此很适合有些不便于另设对照组的中医或中西医结合临床研究。一般用于慢性疾病，如高血压、神经系统性疾病。

7. 相互对照 是一种不另设对照，而是将几种干预因素互为对照或几个试验组相互比较的方法。例如设置中药组、西药组、中西医结合组等三个组治疗某种疾病，三组之间没有主次之分，科研假设并未明确哪一组可能更优。这种对照只能在已知几种治疗方案均有效、需要比较哪种更好时候应用。

8. 复合处理对照 是在对试验组与对照组均给予一种基础干预因素的基础上，试验组再加上新的待研究的干预因素，以观察新干预因素的效应。这种对照设计适用于叠加治疗的方案疗效评价，如中西医结合治疗的研究。

三、中医（中西医结合）临床研究的对照设计

在以中医药治疗手段作为研究因素的中医（中西医结合）临床研究设计中，常用的对照形式有 5 种，见表 2-1。

表 2-1 常见的中医（中西医结合）临床研究设计对照形式

对照	试验组	对照组
对照 1	中医药治疗 A	西医治疗
对照 2	中医药治疗 A	中医药治疗 B
对照 3	中医药治疗 A+ 西医治疗	中医药治疗 B+ 西医治疗
对照 4	中医药治疗 A+ 西医治疗	安慰剂 + 西医治疗
对照 5	中医药治疗 A+ 西医治疗	西医治疗

表中中医药治疗手段 A 是试验干预措施，中医药治疗手段 B 是有确切效果的对照干预措施

对照 1 的设计，从表面上看很好，但在大多数情况下要做到主要效应指标优于或等效于对照组是很困难的，如果不切实际地盲目开展研究，往往会导致研究的失败，造成损失。只有在对主要效应指标有足够的信心时，可采用对照 1 的设计，论证强度是非常高的。

对照 2 的设计在中药临床试验中应用最多，但要注意对中医药治疗手段 B 确切效果的判断问题，它被认定为具有确切效果时的效果评价是否科学是需要认真审视的。特别是对于一些非劣性试验，很可能会产生"矮化效应"，即在统计学无显著差异的情况下，B 比 A 临床效果略低，C 比 B 临床效果略低，则 C

可能比 B 效果要差，且有统计学意义。

对照 3 与对照 2 有类似的注意点，但对照 3 增加了西医治疗手段作为基础干预手段，显然是增加了一个产生误差的重要因素，检验的效能会进一步降低。如果基础干预手段的效应很强，就会掩盖试验效应，很可能会做出等效的错误判断。

对照 4 的设计能回答中医药治疗手段 A 的效果是否优于安慰剂。在很多情况下，为中医药治疗手段制备安慰剂都是很困难的，实施的难度很大，而常常会演变为对照 5 的设计。

由于中医药治疗手段具有效应点广泛、作用强度不大的特点，对照 3、对照 4、对照 5 都有作用强度较大的西医治疗手段作为基础治疗，从论证强度上看，只有在能做出试验组优于对照组时才有临床意义，等效和非劣效性评价都是没有说服力的。

第二节　均　衡　原　则

均衡原则，是要求研究对象在开始研究时的初始情况是均衡可比的，在施加干预因素以后所取得效应的解释才不受到初始情况的干扰。均衡原则是在对照原则的基础上，进一步保证科学性的措施。

一、基线与基线可比性

1. 基线　所谓基线是指研究对象在接受处理措施之前的基本情况，包括各组的人口学资料和临床特征指标，包括受试对象的一般资料、病史询问、体格检查和实验室检查数据。按照研究性质与病种的不同要求，所测定的基线资料数据不仅限于具体数值，也可以按不同因素分类后的等级：如病情的轻、中、重，或按经济收入分成的经济等级，或是否暴露于非处理因素的危险因素等级等。

2. 基线可比性　虽然对照原则可以使研究对象的非研究因素分布在不同的研究组间，从而突出研究因素的效应，但是如果形成对照的比较组间，非研究因素不可比，则仍然无法平衡和消除非研究因素的影响。只有建立在比较组间，非研究因素均衡可比的前提下，才能将非研究因素作为共性的背景因素进行平衡，消除非研究因素的干扰。所以，必须采取措施使不同组间研究对象的非研究因素分布是均衡可比的，即除需要研究的因素以外，研究对象的其他方面应均衡、可比，具有同质性。在研究对象均衡可比的基础上，通过分析效应指标的差异来回答研究因素的作用。均衡原则是在对照原则基础上对研究对象的进一步要求，是统计学差异性检验的基本要求。

二、均衡原则的实现方法

均衡原则是尽量使研究对象有较好的组间可比性，需要在研究开始、研究实施和研究结束时采取相应的措施对研究对象进行规范，从而实现研究对象的组间可比性。随机分组是实现均衡原则的最好方法，除此以外还有其他措施来保障组间的均衡可比，具体的实现方法如下：

1. 严格研究对象的诊断标准、纳入标准和排除标准 设置研究对象的诊断、纳入和排除三大标准，是从研究对象特征入手规定具体需要满足的要求，目的是使研究对象的特征相对统一，变异范围尽可能地小，从而使研究对象在未分组前存在的非研究因素差异最小化。通过严格控制研究对象的三大标准，使研究对象之间的差异尽可能小，有利于控制各种可能影响研究结果的混杂因素。在严格控制研究对象三大标准的同时，也要与临床研究的实际情况相结合，灵活掌握。如果某研究病种的病例较少，纳入标准和排除标准可适度放宽，否则容易造成能纳入研究的病例过少，不能在有限的时间内收集到足够的病例数。反之，如果某研究病种是常见病，病例来源充裕，则对研究对象的三大标准可做严格要求，使研究对象内部的同质性较好。

2. 制定统一的检测标准 统一的检测标准能对研究对象的均衡性有正确的判断，与其他措施结合，有利于均衡性的更好实现。比如体重指数的计算，必须按标准进行身高与体重测量。如果有的研究对象餐后测定体重，有的研究对象是空腹测量体重，这样使体重指数本身就有变异，从而掩盖了研究对象之间真实的差距。又如血压的测量，测定一次血压是否能反映真正的血压数值？如果多次测定，到底哪一次应作为基线数据？是以最低的为准还是以平均血压为准？测定血压在什么时间为妥？这些疑问需要有明确的规定。有时纳入研究对象，进行基线资料测量后，需经过一定时间才实施处理因素，这段间隔时间的不统一有可能造成基线资料的不准确。例如测定空腹血糖第一次测定时较高，由于病人注意了饮食习惯，再经过一段时间复查，很可能已有所下降。在研究进行的过程中，要完全避免病人改变生活习惯是不可能的。在设计时，应考虑到这些因素，将需要重复测定基线数值的间隔，尽可能缩短，以期反映研究对象的真实情况。测定基线数据后与处理措施执行之间，相隔时间不宜过久。

3. 分层随机 分层是先按对结果有影响的重要因素分层，将一些条件近似的人群归入一层，再分别在各层中进行随机分组接受不同的处理，这样层内的组间均衡性就很好。比如按年龄分层，分为老年、中年、青年、儿童四层，每层内再进行组间比较，可防止年龄因素的影响；按疾病严重程度分层，分为轻、中、重三层，每层内再进行组间比较，可防止疾病严重程度的影响。

分层方法可与随机化方法结合，形成分层随机化，也可以与自然的特征分组结合。

4. 采用配对、配伍等设计方法　随机化分组有明显的优越性，但也不是万能的。在小样本的情况下，随机分组的方法仍有较大的偶然性，会发生分组间不均衡的可能。如果已知的某个非研究因素是影响研究结果的重要因素，可事先将该因素作为配对（两组）或配伍（多组）设计的依据，将该因素平均分配到各组间，从而保证该因素在各组间的绝对均衡可比。比如在回顾性的病例对照研究中，如果对结局的影响因素较多，为了固定某些已知的影响因素，可采用重要因素匹配的设计方法进行设计。

5. 采用协变量分析方法校正组间均衡性　如果在研究设计阶段和实施阶段严格采用了保证组间均衡的措施，仍有组间不均衡的情况发生，这时可通过多因素统计学模型进行事后校正。对于计量资料可采用协方差分析，分类资料可采用 CMH 卡方检验、多因素 Logistic 回归分析和倾向性评分等来校正均衡性。研究对象的均衡性保证尽量在研究设计阶段进行充分考虑，具体落实到实施过程中，统计分析阶段用统计学模型处理病人的均衡性问题是万不得已的事后弥补措施。

三、基线资料的重要性

基线资料在临床研究中非常重要，主要用于评价均衡性、实现均衡性和校正均衡性。有条件收集效应指标的基线时，一定要收集。没条件收集基线时（如获取组织标本），则要有其他的相关资料、作为基线均衡的判断。若在规范严格的设计下，仍出现基线不均衡，则可以进行协方差分析或 CMH 卡方检验进行校正，作为补救措施。

1. 评价均衡性　通过基线资料的组间比较来评价均衡性。主要根据资料的数据类型和实验设计类型（如配对、配伍、独立），采用相应的统计方法。计数资料的组间比较采用卡方检验；计量资料如服从正态分布，采用 t 检验和方差分析（方差齐或者转换后方差齐），如不服从正态分布，则采用秩和检验；有序等级资料的组间比较采用秩和检验。

2. 实现均衡性　以需要特别关注的基线资料作为依据，采用配对、配伍等设计方法进行分组，可以实现分组间均衡性。

3. 校正均衡性　对于效应指标为计量资料的研究，如果有重要的基线资料不均衡需要调整，可采用协方差分析。对于效应指标为计数资料的研究，如果有重要的基线资料不均衡需要调整，可采用多维分类资料的卡方检验（CMH）或者 Logistic 回归分析。

☆ ☆ ☆ ☆

第三节 随机原则

随机原则是指采用随机的方式，使每个受试对象均有同等的机会被抽取或分配到试验组和对照组。包括随机抽样、随机分组和实验顺序的随机三种。随机分组的目的是避免主观因素的参与、控制系统的误差、对于实验中意想不到的因素起平衡作用。随机化是保持组间可比性，进行统计推断的基础。

一、随机分组的基本原则

随机分组的方法有很多种，但是否是真正的随机分组，而不是假随机，可以通过一定的原则来进行判断，主要有三个方面：一是医师和病人不能事先知道或决定病人将分配到哪一组接受治疗；二是医师和病人都不能从一个病人已经进入的组别推测出下一个病人将分配到哪一组；三是每个研究对象被分配到不同处理组的机会相同。

二、常见的随机分组方法

临床研究中样本量固定的随机分配方法较为常用，可分为简单随机、区组随机、整群随机和分层随机分配等。此外还有中央随机化、动态随机化、Zelen随机化等。随机化设计的操作可通过随机数字表、计算机编程、中央随机系统等来实现。如果是双盲试验，随机化的过程与盲法设计的过程也要结合起来。常用的随机方法有：

1. 简单随机法　简单随机，又称完全随机，是不考虑其他因素的最基本的一种随机方法。通过随机数字表、计算机软件生成等方法产生随机数，然后根据随机数的奇偶、秩次大小等，决定分组组别或试验顺序。简单随机法适用于单个研究中心的小样本量的临床研究，不适用于多中心或样本量较大的情况。

2. 区组随机法　区组是将受试对象进行划分，由若干特征相似的对象组成一个区组，如同一段时间入院的病人，体重相近的病人。区组随机法是每个区组内的受试对象进行随机分组。一个区组中的对象数目,区组的长度一般是组数的倍数。过小的区组长度容易被预测；过大的区组在中期分析时容易造成区组断裂。

区组随机法的优点是保证组间的病例数相等，而且条件相似，缩小了组间差别，实验效率提高了。其缺点是每个区组内的人数不宜过多，如果随机方法实施不当，则前几个病例分配后，最后一个病人的分配方法可被泄漏。

区组随机法是多中心临床研究最常用的随机分组方法。该方法便于研究中心间样本以区组长度的整数倍调剂，始终保持分组间例数的比例关系。对于临床试验的临时终止等情况，能保持组间均衡。

3. 分层随机法 是指对可能影响实验过程和结果的非研究因素进行分层之后，在每一层内进行随机化称为分层随机化法。其基本思想是对各层分别制作随机分配表，一般用于各层样本量比较大的情况。分层是将总体按某种特征划分为若干个组别、类型或区域等次级。分层目的是使某些对结果影响较大的因素在各组分布尽可能相同（均衡）。分层因素可以从性别、疾病的类型、病程、中心等进行选择。

分层随机法是区组随机法的进一步扩大，适用于样本量大，且有明确的需要确保组间均衡的因素，或者需要确保每一层下样本量数量的研究设计。如某疾病有三个常见证型，在一项临床研究中同时做三个证型的研究，保证每个证型都能入组既定的样本量，这时可采用以证型为分层依据的分层随机法。

4. 动态最小随机法 是一种动态随机化方法，又称"按不平衡指数最小的分配原则"分组。动态最小随机化分组方法的基本原理如下：根据专业知识选取几个拟加以控制的重要非实验因素，假定一个是病人的"性别（分为男、女）"，另一个是病人的"病情（分为轻、中、重）"。将先来的两位病人在实验组与对照组各放一人，记下他们的性别和病情，记分的方法是每个因素的每个水平出现一次记 1 分，计算两组各因素对应水平的得分之差的绝对值，最后求出绝对值之总和，称此"和"为两组病人在两个重要非实验因素上的不平衡指数。若再来第三位病人，分别依次将此病人放入试验组、对照组，每次都根据他（或她）的性别、病情累加到原有病人的基础之上，可以得到两个不平衡指数，取不平衡指数最小的那种分组方法，这样第三位病人的分组就定下来了，用同样的方法去分配以后来的该病病人，直到两组达到了事先规定的样本含量时就停止。

动态最小随机法的主要优势包括：同时均衡治疗组间的病例数以及重要预后因素的分布。在控制混杂因素时，不必把病人分成过多的亚组。因此在小样本条件下，如Ⅱ期和Ⅲ期新药临床试验中，它可以比分层随机化方法处理更多的预后因素和水平。间接的优势还包括：通过该方法得到的均衡的组间基线水平使试验结果对非统计学专业的人员更有说服力。该方法应用障碍主要包括：最小随机化方法实质上是一种非完全随机化的分组方法，传统的统计分析方法是否适用存在一些争议。在某些情况下，下一个研究对象的分组可以被预测，因而可能产生选择性偏倚。由于实施过程复杂，可能增加临床试验的组织难度并增大试验费用。

动态最小随机法的随机化思路，只有依赖计算机系统才能实现。中央随机系统是解决多中心随机对照试验的复杂随机机制，实现最小随机化算法的技术支持系统。

5. 随机分组隐匿 有研究发现未隐藏分配方案或分配方案隐藏不完善的试验，常常夸大治疗效果 30% ～ 41%。分组隐匿是一种防止随机分组方案提前解密的方法，遵循以下 4 个原则：①随机数字的分配必须在确定纳入一个病人后才能进行；②随机分配方案必须隐匿；③一个病人随机数字的分配必须一次完成，一旦确定绝对不能更换；④一个病人的分组时间应尽可能接近其治疗开始的时间。在开放性研究中，应先签署知情同意、确定参加研究后，再获知分组方案。

三、随机分组的编程方法

采用 SAS 软件、SPSS 软件编程的方法可以实现简单随机、区组随机和分层随机，满足绝大部分临床研究的需要。

【例】　某临床研究共需纳入研究病例 384 例，由 4 家研究中心共同完成，采用区组随机的方法，每 8 个病人一个区组，请编制随机分组表。

1. 采用 SAS 软件编程　具体程序如下：

```
data hhh；                          data iii；set hhh；
input strata；                      number=_n_；
do hosp=1 to strata；               proc rank out=jjj；
 input n b；                        ranks r_rank；var r；
 do i=1 to n/b；                    by hosp i；
 do j=1 to b；                      data kkk；set jjj；
 r=uniform（20120407）；            if r_rank <=b/4 then group='A'；
 output；end；end；end；           else if r_rank <=b/2 then group='B'；
cards；                             else if r_rank <=3*b/4 then group='C'；
4                                  ELSE group='D'；
96 8                               proc print noobs；
96 8                               VAR hosp r r_rank number group；
96 8                               run；
96 8
;
run；
```

2. 采用 SPSS 软件编程　具体程序如下：

```
input program.
Loop #i=0 to 383.
Compute x=rnd（#i/8+0.5）.
end case.
End loop.
End file.
End input program.
execute.
compute ii=uniform（1）.
rank variables=II by x.
execute.
Recode rii（1=1）（2=1）（3=1）（4=1）（5=2）（6=2）（7=2）（8=2）into group.
Execute.
```

四、中医临床研究的随机分组策略

随机化是保证试验组和对照组之间非处理因素均衡一致的主要手段。目前一般采用统计软件产生随机数字进行随机化分组。中医临床研究往往会出现同一种疾病多种中医证型的情况，给随机化分组带来一定的复杂性。在多证型中医临床研究中，需要考虑病人入组时先分型还是先分组的问题，根据研究目的和处理因素情况的不同，可有 3 种随机化的策略：先分型后分组、先分组后分型和复合操作法。

1. 先分型后分组　这种随机化策略的操作方法如图 2-1 所示，其实质是同时开展了 K 个随机对照试验，需要的样本量相对较大。这种方法的主要适用条件是：①各分型的分布大致均衡，每一分型都能观察到足够多的病例。②各分型的处理因素（治疗措施）差别较大，一般不能用一套统一的诊疗方案加以概括。

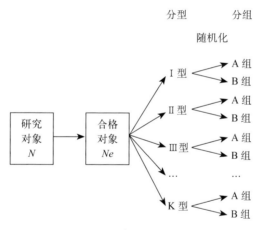

图 2-1　先分型后分组

2. 先分组后分型　这种随机化策略的操作方法如图 2-2 所示，其实质是仅仅进行了 1 个随机对照试验，分型的处理只是叠加了一个证型分布调查。这种方法的主要适用条件是：①各分型的分布不均衡，有些证型不能观察到足够多的病例。②各型的处理因素（治疗措施）差别不大，一般能用一套统一的诊疗方案加以概括。

3. 复合操作法　这种随机化策略在操作过程中同时采用了策略 1 和策略 2 方法的一部分，具体的做法是：①先按策略 1 和策略 2 分别估算样本量；②按策略 2 进行方案实施，当策略 2 中某一分型的完成病例数达到策略 1 中估计的相应的样本量时，将这一时点的所有研究资料进行一次分析；③继续进行病例收集，直至完成试验，再进行第二次分析。

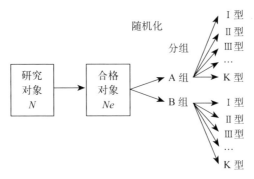

图 2-2　先分组后分型

第四节　重复原则

重复原则是指研究结果不是偶然所得，具有可重复性。要做到研究结果的可重复性，必须要求有足够的样本量、研究对象有代表性、研究对象对效应指标的敏感性和反应的稳定性等几个方面。

一、研究对象的代表性

为了能使临床研究的结果在临床实际中能够重现，所选取的研究对象要能代表所研究的临床实际情况。在病因学研究中，选取的研究对象要有足够的发病率，不能只包括典型病例，而排除轻症或非典型病例。在干预性研究中，要重点考虑研究对象因疾病的严重程度、就医条件、对疾病的认识水平而出现的就医水平差异的现象，在以医院病人为研究对象时，考虑采用多中心研究的方法，兼顾不同地域、不同等级的医院病人，提高研究对象的代表性。在诊断性研究中，要重点考虑临床实际诊断环境情况，研究对象应包括确诊病人（应包括不同的期和亚型）、疑似病人、与该疾病无关的其他病人（相对于该疾病的非病人），以能确认诊断试验的区分能力。在预后研究中，不能只单纯从便于随访的角度考虑选择研究对象，而要兼顾研究对象的代表性。在方案设计时，研究对象的代表性主要体现在对研究对象诊断标准、纳入标准和排除标准的制定中，与具体要回答的临床问题有关。

二、研究对象对处理因素反应敏感且稳定

研究对象是研究因素的承载体，研究因素通过作用于研究对象产生效应变化，通过效应指标的变化来说明专业意义。所以研究对象反应的敏感性和稳定性是研究可重复性的重要标志。比如在干预性研究时，干预措施有其适用范围，

☆ ☆ ☆ ☆

有些治疗方法仅针对疾病的早期有效，那么选择研究对象时，要选择对干预措施敏感且有稳定反应的早期病人，否则达不到研究效果；或者干预措施只针对疾病中的某一型（如单纯收缩压高的高血压）有效，则研究对象选择时，只能选择这一型，这样效应指标才能有稳定的变化。要使研究结果能符合临床实际，需要所选择的研究对象来自临床实际，能代表临床实际情况，而研究对象对研究理因素敏感和稳定的反应则要求选择其中特定的一部分病人，两者之间其实并不矛盾，与研究的选题有关。如果所研究的干预措施只对早期高血压敏感，则研究的选题是某干预措施对早期高血压的疗效评价，研究对象的代表性关注的临床实际环境中的早期高血压病人，兼顾不同的医疗机构中的早期高血压病人。

三、足够的样本量

临床研究建立在群体的规律上进行的研究，为了排除个体现象偶然因素造成的影响，控制研究结果的随机误差，从统计学意义和临床意义两个方面对效应指标进行评价，当研究结果既满足统计学意义，又具有临床意义时，研究结果才具有临床价值，因此研究结论的得出需要有足够的样本数量支持。样本量估算是回答足够样本量是多少的最好方法。

1. 样本与样本量

（1）样本及样本量的概念：简而言之，样本就是特定研究项目中的研究对象，样本量即研究对象的数量。对于回答普适性临床问题的临床研究，不可能把所有与回答问题有关的人群都纳入研究，而只能取一部分研究对象进行研究，通过该部分研究对象的情况推导出总的普适性问题的答案。比如要回答某药物治疗高血压是否有效，不可能把所有的高血压病人都纳入研究，而只能选取其中一部分高血压病人进行研究；要回答某诊断方法是否能早期诊断肺癌，不可能把所有需要早期鉴别的人群都纳入研究，而只能选取其中的一部分人群进行研究；要回答某因素是否是发生某病或某证的危险因素，不可能把所有已经发生和未发生该疾病的人都纳入研究，而只能选取其中的一部分人群。普适性临床问题中的目标对象（高血压病人、肺癌病人等），被称为总体，是根据研究目的所确定的同质观察单位的全体。总体中被选取的那一部分研究对象被称为样本，它的数量被称为样本量。临床研究的目的就是通过对样本信息的研究分析，估算出总体的特征。

（2）样本的获取方法：在临床研究中，根据研究目的的不同，研究对象样本的获取方法主要有两种：抽样和纳入。

抽样：对于发病率、患病率、证型分布比例等调查性临床研究来说，样本量获取的方法主要采用抽样的方法，从总体人群中按照一定的规则随机抽取一

☆ ☆ ☆ ☆

定数量的样本作为研究对象。

纳入：在干预性临床研究中，研究对象的选取往往是在某一特定的时间范围内（研究周期），某些特定的场所（研究中心）将所有符合诊断标准、纳入标准和排除标准要求，愿意参加研究的所有合格的研究对象有序纳入。纳入的研究对象通常根据时间先后顺序，满足数量要求了就可以停止纳入新的研究对象。

（3）样本量的大小：研究对象需要达到一定的数量，以利于获得具有统计学意义的结果，但并不是说研究对象的数量越多越好。样本量越大，意味着研究的周期越长，研究的投入越大，研究对象经受的伦理风险也会越大。所以，样本量既不能太大，也不能太小，需要进行利弊权衡，计算一个合适的大小。合适的样本量大小可以通过样本量估算的方法来确定。

2. 样本量估算的意义和步骤

（1）样本量估算的意义：样本量估算是指在保证研究结论具有一定准确性、可靠性的前提下，确定某项研究中所需的研究对象的最少数量。样本量估算是一个复杂的问题，需结合专业要求和统计学要求而确定。一般来说，样本量越大，研究重复的次数越多，则越能反映机遇所致变异影响的真实情况，结论的代表性越好。但因人力、物力、经费、时间等条件所限，不可能每次研究都采用很大的样本量进行研究，只要有足够的能代表总体的样本量即可。适当的样本量可在一定程度上减少随机误差，使临床研究易于得到可靠的研究结果，有利于研究结论的推广应用，也有利于病人及早获益。

（2）样本量估算的步骤：样本量大小的估算有研究者自身的临床经验和样本量估算公式计算两种方法，由临床经验估算样本量过于粗略，有过小或过大估计的风险，在条件许可的情况下应优先考虑公式计算的估算方法。样本量估算一般步骤：首先应明确研究所采用的研究设计类型和效应指标形式，根据研究设计类型和效应指标选择合适的样本量估算公式，按照公式的要求收集相关的样本量估算参数，代入公式进行计算，再结合研究实施过程中研究对象脱失的大致比例做一定比例的样本量扩大，得出研究需要的最小样本量。样本量估算应该在研究计划设计阶段完成，以便于从一开始就对各种研究要素进行整体统筹安排。

样本量估算的常用工具：不同研究设计的样本量估算均有专用公式，可以通过手工计算，可以通过 EXCEL 软件中的函数计算，可以通过专业统计软件（如 SAS 软件）进行编程计算，也有一些专用的样本量计算软件帮助计算。其中功能最全、用户最多的是 PASS 软件。PASS（power analysis and sample size）是用于检验效能分析和样本量估计的统计软件包。它能对数十种统计学检验条件下的检验效能和样本含量进行估计，主要包括区间估计、组间均数比较、组

☆ ☆ ☆ ☆

间率的比较、相关分析与回归分析和病例随访资料分析等情形。该软件界面友好，功能齐全，操作简便。用户只要确定医学研究设计方案，并提供相关信息，就可通过简单的菜单操作，估计出检验效能和样本含量。软件的下载地址为：http：//www.ncss.com/pass.html。

3. 样本量估算的依据　确定研究对象样本量大小的方法是样本量估算，样本量估算通过具体的参数，结合相应的计算公式来确定。总体上来看，研究对象样本量估算的依据主要来自于四个方面：检验水准、检验效能、研究的容许误差和效应指标的平均水平及变异程度，详见表2-2。

表 2-2　样本量估算的依据

样本量估算依据	常用使用范围	常用取值
检验水准 α	抽样调查、随机对照试验、队列研究、病例对照研究、诊断性研究、生存分析等	检验水准 α 通常取 0.05，双侧检验时 Z_{α}=1.96，单侧检验时 Z_{α}=1.645
检验效能（$1-\beta$）	随机对照试验、队列研究、病例对照研究、生存分析等	β 一般取 0.1 或 0.2。β=0.1 时，Z_{β}=1.282；β=0.2 时，Z_{β}=0.842
容许误差 δ	抽样调查、随机对照试验、队列研究、病例对照研究、诊断性研究、生存分析等	容许误差 δ 的取值根据临床专业意义来确定
效应指标的平均水平与变异程度	抽样调查、随机对照试验、队列研究、病例对照研究、诊断性研究、生存分析等	取值的形式因资料类型不同而不同

（1）检验水准 α：即Ⅰ型误差的概率 α 的大小。Ⅰ型误差概率 α 与假设检验的 P 值大小一致，通常的假设检验中，以 $P < 0.05$ 为差异有统计学意义，所以Ⅰ型误差的概率 α（即检验水准）通常取 0.05，双侧检验时取正态分布分位数 Z_{α}=1.96，单侧检验时取正态分布分位数 Z_{α}=1.645。Ⅰ型误差的概率 α 及其正态分布分位数 Z_{α} 在样本量估算公式中以常数形式出现，是通用的理论性参数，不需要专门进行个性化的查找与收集。Ⅰ型误差概率 α 的值越小，所需的样本量越大。由于样本量估算中的 α 与统计学意义的假设检验 P 值一脉相承，所以所有研究设计的样本量估算，都需要用到检验水准 α。

（2）检验效能（$1-\beta$）：检验效能，即把握度（$1-\beta$），是指预期的估计与实际的研究结果一致有多大的把握。其中 β 为Ⅱ型误差的概率。Ⅱ型误差概率 β 一般取 0.1 或 0.2，即检验效能 $1-\beta$=0.9 或 0.8。β 的大小取值与研究设计有关，采用随机对照试验设计时，因研究设计本身偏倚较小、混杂因素较少，所以可以适当降低检验效能到 0.8，而观察性研究误差较大，则最好设置一个较高的检验效能 0.9。当 β=0.1 时，正态分布分位数 Z_β=1.282；当 β=0.2 时，正态分位数 Z_β=0.842。Ⅱ型误差的概率 β 及其正态分布分位数 Z_β 在样本量估算公式中也以常数形式出现，是通用的理论性参数，不需要专门去查找收集。Ⅱ型误差概率 β 的值越小或检验效能（$1-\beta$）越大，所需要的样本量越大。在调查性研究样本量估算时，因不涉及统计学假设检验，故不需要用到检验效能指标。

（3）容许误差 δ：主要来自临床研究的临床意义考虑，是指在效应指标在多大的差距范围内具有临床意义。在调查研究时，容许误差 δ 是指由调查得到的结果与真实值之间误差在多大范围以内是能被临床所接受的。如调查病人的血压值时，认为血压值误差 5mmHg 以内是能被临床所接受的，那么就可以将容许误差 δ 定为 5mmHg；在干预性研究非劣性检验时，δ 是指临床认可的非劣效的界值；在干预性研究优效性检验时，δ 是指临床认可的具有临床意义的两组疗效差距。从数据类型来看，这个容许误差 δ 可以是样本均数与总体均数之差、两样本均数之差、两样本率之差或样本率与总体率之差等。容许误差 δ 的具体大小需要根据临床专业意义来确定，即规定各比较组间差异有统计学意义时希望的最小差值是多少，一般由临床研究人员确定。容许误差 δ 的值越小，所需要的样本量越大。

（4）效应指标的平均水平与变异程度：样本量估算时以研究的效应指标作为主要依据，当一项研究中有多个效应指标时，以主要效应指标为准。

4. 样本量估算参数的获取

（1）效应指标的平均水平与变异程度的表示：效应指标的平均水平和变异程度与个性化的研究特征密切相关。不同研究的主要效应指标的数据类型有不一样，在常见的组间比较的研究中如效应指标是计量资料的，用均值差来表示临床意义，则效应指标用平均数（$\bar{x}$）和标准差（s）表示；效应指标是分类资料的，用率差来表示临床意义，则效应指标以样本率（p）来表示；在病因及危险因素研究中，用相对危险度（RR）或优势比（OR）来表示临床意义，则效应指标表示为 RR、OR 或者两组的率差（RD）；在诊断性研究中，用灵敏度和特异度来表示临床意义，则效应指标表示为灵敏度和特异度。不同的研究设计类型，效应指标的变异程度表示又有所差别。如不设对照组的横断面研究，以计量资料作为效应指标进行样本量估算时，主要依据是待研究的均数水平、标准差和专业允许的均值差范围；以计数资料作为效应指标进行样本量估算，主要依据待研究的率和专业允许的率差。设对照组的研究（如随机对照试验、队列研究、病例对照研究等），样本量估算时，以计量资料作为效应指标的主要依据是待研究的两组均数水平、标准差和组间均数差，以计数资料作为效应指标的主要依据是待研究组的两组率和组间率差。

☆　☆　☆　☆

（2）效应指标的平均水平和变异程度的获取：效应指标的平均水平和变异程度与个性化的具体研究项目有关，每一项研究均有自身的特定效应指标的水平和变异程度，可以通过查阅参考文献、研究者的自身临床经验和临床预试验等方法来获取。

①参考文献：这是获取研究对象，尤其是对照组效应指标水平和变异程度最常用的方法。在干预性研究设计中，选取的对照组往往是临床公认的治疗某病的方法，围绕这些方法有相关的文献发表，就会有相应的效应指标的报告。在查阅参考文献时，首先应选择研究对象三大标准最接近的文献，在此其中优先选择进行 Meta 分析的文献，因为 Meta 分析已经将多篇文献的效应值进行了合并分析，效应合并值的可靠性更高。如果没有 Meta 分析的文献，可自行采用 Meta 分析的方法进行效应值的合并计算，将取得的合并值作为效应指标的预估值。如果因文献数量少而不适合做 Meta 分析，则可选取其中文献质量较好、研究对象三大标准最接近的文献中的结果作为对照组效应指标的预估值。

②临床经验：对于无法取得文献报告值的对照组，以及待研究组的效应值，可通过总结已有的临床经验来获得效应指标的预估值。由临床经验推算效应值的大小是临床医师最擅长的方法，因凭借的是主观感觉，容易出现估算误差大、信息不可靠等弊端，造成过高或过低的样本量估算值，从而影响研究的实际效果。为避免主观因素造成的影响，采用临床经验进行样本量估算样本数据的时候，通过回顾性调查既往已经采用待研究方法治疗的病人的相关信息，进行主要效应指标的计算，从而取得效应指标的预估值。

③临床预试验：对于无法取得文献报告值，也缺少临床经验数据的新方法，可通过开展临床预试验的方式来取得效应指标的预估值。临床预试验，是指在正式临床研究开始前，为了有效获得研究的相关参数，同时探索临床研究操作的可行性，为正式研究进行各项环境测试等而开展的提前研究。临床预试验也是研究的一部分，其研究对象的选择标准与正式研究一致。

5. 样本量大小的影响因素　样本量估算公式中的四个方面的参数对样本量的大小起决定性作用，除此以外，中西医结合临床研究的样本量还受到其他一些因素的影响，这些因素包括研究设计的严谨性、组间例数设置的比例关系、潜在的脱失量等。

（1）研究设计严谨可以降低把握度：研究设计严谨性的判断依据于研究所遵循的科学性原则的多少，科学性原则遵循得越好，研究的设计越严谨，研究中的偏倚和混杂因素越少，所以可以利用较小的样本量即可以得出有统计学意义的结果。严谨性好的研究设计，如随机对照试验，因组间均衡性好，属于高证据等级的设计，研究误差小，所以在样本估算时可以设置较低的把握度 $(1-\beta)$

要求,所以需要的样本量要比队列研究和病例对照研究设计的少一些。

(2)研究对象同质性好,效应指标的变异小:严谨性好的研究设计,由于对研究对象的入选标准有了比较好的把握,所以研究对象的同质性好,效应指标数据的变异度较小,相应的标准差或者率的波动就会较小,计算出的样本量就会小。比如动物实验因为对研究对象的同质性控制好,所以样本量可以比临床研究少很多。

(3)复杂设计可以成倍降低样本量:如果采用多因素的研究设计,在有限的样本量范围内同时研究多个因素的作用,则不需要每个因素都来做一个研究,将会成倍的减少样本量。比如析因设计可以同时研究两个或多个因素的单独作用和交互作用;交叉设计通过洗脱期的设置,使同一个研究对象接受两个或多个阶段的干预,成倍的减少样本量等等。

(4)增大组间差距可以降低样本量:合理设置对照组,在保证设置的对照有意义的同时,使研究组与对照组的组间差异尽可能大,可以降低样本量。合理选择效应指标,保证以该指标为样本量估算依据时,组间的差异是足够大的。值得注意的是,组间差异的预估值必须是真实的、科学的,而不能人为的故意扩大,否则,错误的组间差异,意味着将来在统计分析时,在既定的样本量情况下,获得的统计学检验结果将是 $P > 0.05$,差异无统计学意义,则意味着研究的失败。

(5)样本量的组间比例关系:一般来讲,组间比例为 1 : 1 时的统计学效能最好,所需的总样本量最少。所以无特殊情况和特殊要求的时候,一般都是按照 1 : 1 进行对照设置的。当有特殊的研究目的或特定研究对象获取有困难时,则通常不按 1 : 1 进行设置。

①特殊的研究目的:当有需要对某一个组别进行重点研究时,可对特定的组别要求更多地样本量。例如在新药临床试验中,既要关注新药的有效性,更要关注药物的安全性。为了能更好地发现新药罕见的不良反应,则要求接受新药干预的病人尽可能多,但对照组没有这个要求,所以可以设计成试验组比对照组多的情况,如比例关系为 2 : 1、3 : 1 等。虽然在总样本例数相等的情况下,统计学效能要低一些,但满足了不良反应研究样本量大的要求。

②研究对象数量少:当某种疾病的研究对象稀缺时,可以通过增加对照人群的数量,增加总样本量,从而达到样本量满足统计学要求。例如在研究罕见疾病的病因时,由于能收集到的病例数特别少,只能通过扩大并不稀缺的对照组的例数来增加总的样本量,以达到统计学要求,所以回顾性的病例对照研究一般设计成对照组多于病例组的情况,病例组和对照组的比例可以是 1 : 2、1 : 3、1 : 4、1 : 5 等。

（6）潜在的脱失量：会影响研究对象的实际完成数，所以需要事先对样本量做一些预留。在回顾性调查研究中，不可避免地会出现无应答的情况，造成有效病例的减少；在队列研究、随机对照试验等前瞻性的研究中不可避免地会出现误纳入、病人失访、中途退出等脱失情况。这些潜在的研究对象脱失情况，会使研究结束时实际完成的研究对象数少于样本量估算数。为了弥补因潜在的脱失量而造成的样本量不足风险，可以在样本量估算时预估一个脱失比例，做一下样本量的扩大。脱失比例的大小根据研究的实际情况确定，诊断试验因要求待测诊断方法与金标准尽量同步，脱失可能性较低；短周期的研究，病例脱失的风险小；长周期的队列研究则脱失的风险较大。脱失率的预估一般不超过20%，因为实际的研究过程要求脱落率不能超过20%，否则研究的质量得不到保障。假如预估的脱失率为20%，则调整样本量 = 估算样本量 ÷ （1 − 20%）。

6. **样本量合理性的判断**　不管是研究方案，还是研究结果，样本含量是否足够经常是被拷问的问题。样本量合理性的判断可以通过研究的统计学意义和临床意义，结合研究设计本身的特征综合判断。

（1）已发表研究的样本量合理性判断：对于已发表的研究结果，如果统计学检验结果为 $P < 0.05$，则表示已经得出有统计学意义的结果，样本量是足够的；如果统计学检验结果为 $P > 0.05$，则要结合临床的专业意义来进一步判断。如果组间的效应值差距在临床专业范围内认为意义不大（比如血压值差距小于5mmHg），则可以认为样本量是足够的；如果组间差距在专业范围内认为有临床意义（比如血压值差距大于20mmHg），但统计学意义结果 $P > 0.05$，则可以判断是由于样本量的不充足而导致的无法计算出统计学意义的情况。

（2）待评估研究方案的样本量合理性判断：对于待评估的研究方案，一般要求待评估的研究方案要有具体的样本量估算依据表述，评价者判断样本量是否足够的重点应是关注选定的样本量估算参数是否合理。如果没有样本量估算公式时，可根据主要效应指标的特征以及研究设计进行大致的判断。一般来讲效应指标是计量资料（如血压值）的样本量要求要小于分类资料（如有效率），根据研究设计类型，病例对照研究、队列研究设计的方案样本量要求要大于随机对照试验的方案。

（3）样本量估算规范表达：研究方案中样本量估算规范表述的要求：指明所选用的样本量估算公式，明确 α、β 及其正态分布分位数的取值，明确允许的误差取值和总体的变异情况（包括均数、标准差、率等）的取值，组间的分配比例等。明确公式计算结果，在考虑了失访等脱落情况及样本量扩大的比例后，最终确定的总样本量和各组的例数分配。

☆ ☆ ☆ ☆

第五节 盲法原则

盲法是使临床研究中研究对象和（或）研究者对干预措施处于盲态的一种设计方法。在进行疗效比较的验证性研究中，其目的在于对提出的研究假设得到一个可靠的、无偏倚的检验。偏倚可以来自设计到结果分析的每一环节，既可以来自研究人员，也可以来自受试对象。设置盲法的主要目的正是为了克服可能来自研究者或研究对象的主观因素所导致的期望性偏倚、测量性偏倚等带来的影响，从而使研究结局乃至结论得到公正、客观的评价。

一、盲法设计的主要类型

临床研究中的盲法设计一般包括单盲和双盲两种。在特殊情况下，为了实现双盲，还可进行双盲双模拟技术的应用，现简要介绍如下：

1. 单盲 是指受试对象处于盲态，而研究者不处于盲态。在实施一个试验时，对于受试对象的分组或所施加的研究因素（如选用药物），只有研究者知道，而受试对象不知道，这样可以避免来自受试者主观因素所致的偏倚。

2. 双盲 指研究者和受试对象均处于盲态，目的在于减小来自两者主观因素所致的偏倚。整个双盲试验必须制定严格的操作规范，从产生随机数编制盲底、药物的随机分配、病人入组用药、研究者记录试验结果并做出疗效评价、监督员进行检查、数据管理直至统计分析都必须保持盲态。在这以前任何非规定情况所致的盲底泄露，称为破盲。这里的研究者既包括临床干预措施的实施者、效应指标的观察者、也包括数据管理与统计分析人员。

3. 双盲双模拟 是在临床试验中，当两种处理（如药物的剂型、给药方法等）不能做到相同时，使试验保持双盲的一种技术（图 2-3）。试验药与对照药各准备一种安慰剂，试验药的安慰剂与试验药外观相同，对照药的安慰剂与对照药外观相同。试验组的受试者服用试验药加对照组的安慰剂；对照组的受试者则服用对照药加试验药的安慰剂。各药和其安慰剂服用方法相同。因此从整个用药情况来看，每个受试者所服用的药物、每日次数、每次片数在外观上或形式上都是一样的，这就保证了双盲法的实施。

二、中医临床研究的盲法考虑

中医临床研究多数以主观的证候积分作为主要效应指标，在非盲状态下会产生很大偏倚，消除偏倚的最好方法就是实施盲法。然而，由于中医药临床研究的特殊性，盲法的设计在很多时候都是有困难的，特别是中医药在气味、外观等方面具有不可模拟性，所以很难做到真正的双盲。这是一种矛盾状态，同

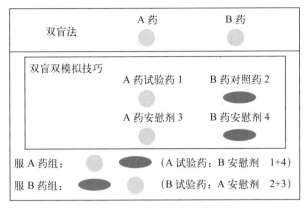

图 2-3　双盲双模拟示意图

时也是中医临床研究的难点。解决这一难点需要方法学的突破，我们可以从盲法对象入手考虑盲法手段的突破。

1. 受试者的盲法设计　可以根据对照形式的不同采用不同的特殊处理方法：①在对照形式为对照 4（本章第一节，表 2-1）的设计中，安慰剂是盲法的核心，安慰剂设计成功了，盲法就实现了。②在对照形式为对照 2 和对照 3 的设计中，两组的差别是中医药治疗手段 A 和 B 的差别。如果受试者不知道 A 和 B 哪个是试验因素，就能达到盲法目的了。要达到这一目的首先研究者对受试者进行严格保密，其次要将具有中医药治疗手段 A 或 B 接触经验的病例排除在外。③在对照形式为对照 1 和对照 5 的设计中，两组的差别是中西医治疗手段的差别和空白对照。要想保证受试者盲态，除严格的保密措施外，禁止试验组和对照组的交流是关键。

2. 研究者的盲法设计　研究者是干预措施的执行者和效应指标的测量者，在没有安慰剂的设计中要做到研究者的盲是不可能的，因为干预措施的差别对于执行者来说是公开的。偏倚的产生不在于实施干预措施的环节，而在于效应指标的测量环节。如果将效应指标的测量者完全区分于干预措施实施者，并对他们保密，就可以实现盲法。在临床环境中习惯于干预措施执行者兼主观效应指标的测量者，这是临床工作的需要。在研究时，可另安排不参与临床治疗的研究人员专门进行主观效应指标的测量。而包括实验室指标等客观指标的测量者，他们不接触具体的方案实施，也是盲态的。这样，研究者中最重要的效应指标测量者的盲态问题就可以解决了。

三、双盲临床研究的实施

在设计双盲的临床研究开始前，需要对盲法的实施做出事先的安排，对研究用药物进行编盲处理。临床试验的盲法技术，具有成熟的、规范的操作方法。

1. 双盲的实施过程　我们假定需要实施一个具有 3 个研究中心，按 1：1

☆ ☆ ☆ ☆

进行随机分组，240 例样本的双盲随机对照研究，盲法实施过程如下：

（1）产生临床研究随机分组盲底：根据临床研究方案，通过 SAS、SPSS 等统计软件产生包含研究中心、病人序号、分组符号（A 和 B）和药物编号信息的随机分组表，如表 2。随机分组表中药物编号与分组符号之间的对应关系，是进行编盲的依据（表 2-3）。

表 2-3　随机分组表

中心号	均匀随机数	区组内秩次	分组符号	药物编号
1	0.1243	1	A	1
1	0.6875	3	B	2
1	0.3245	2	A	3
……	……	……	……	……
3	0.7687	3	B	238
3	0.8863	4	B	239
3	0.4213	2	A	240

（2）将药物编号分成 A、B 两部分

以随机分组表的分组符号（A 和 B）为分类依据，将随机分组表（表 2-3）分解成 A 组的药物编号表（表 2-4）和 B 组的药物编号表（表 2-5）。

表 2-4　A 组的药物编号表

中心号	均匀随机数	区组内秩次	分组符号	药物编号
1	0.1243	1	A	1
1	0.3245	2	A	3
……	……	……	……	……
3	0.4213	2	A	240

表 2-5　B 组的药物编号表

中心号	均匀随机数	区组内秩次	分组符号	药物编号
1	0.6875	3	B	2
……	……			
3	0.7687	3	B	238
3	0.8863	4	B	239

（3）贴药物标签：将 A、B 组的两种药分别放置于不同房间。将 A 组的药分别贴上表 2-4 的药物编号，将 B 组的药分别贴上表 2-5 的药物编号。完成后，将两个不同的房间的药物混合起来，就形成了具有连续编号 1-240 的药物系列。

（4）盲法效果：以上表 2-3 ～ 表 2-5 的信息都处于保密状态。在研究实施过程中，受试者根据入组的先后顺序，对应不同的药物编号，接受相应编号的药物，而该编号的药物是 A 还是 B，处于盲态。

（5）紧急破盲：是通过设盲时随机数字表和处理编码揭示对应受试者的信息，特别是所用药物情况，以便医师据此对病人进行必要处理的过程。在临床研究过程中，如果出现特殊情况，如需要抢救、处理副反应等，此时需要知道该病人的分组情况以便于实施有针对性的措施，紧急解除该病人盲态的措施，称为紧急破盲。每一项双盲的临床研究，应事先设置紧急破盲的机制。

2. 双盲实施过程中的管理用表格

（1）一级盲底样式（申报用）：

一、盲底设计参数

总例数：X 例。

分配比例：随机分为 X 组，按照 XX 分配病例

分层数（中心数）：X 家医院，每家 X 例

区组长度：X 例

产生随机方案系统：SAS9.1

关键函数及种子数：uniform（X）

二、随机化分配结果

中心号	均匀随机数	区组内秩次	药物编号	分组符号

（2）一级盲底样式（编盲用）：

盲底设计参数

总例数：X 例。

分配比例：随机分为 X 组，按照 X 分配病例

分层数（中心数）：X 家医院，每家 X 例

区组长度：X 例。

产生随机方案系统：SAS9.1

关键函数及种子数：uniform（X）

A 组药物编号

中心号	均匀随机数	区组内秩次	药物编号	分组符号

B 组药物编号

中心号	均匀随机数	区组内秩次	药物编号	分组符号

☆ ☆ ☆ ☆

（3）一级盲底（第一次揭盲用）样式：

盲底设计参数

总例数：X 例

分配比例：随机分为 X 组，按照 X 分配病例

分层数（中心数）：X 家医院，每家 X 例

区组长度：X 例

产生随机方案系统：SAS9.1

关键函数及种子数：uniform（X）

第一次揭盲签字区域
日期：

第一次揭盲（A 组药物编号）

中心号	均匀随机数	区组内秩次	药物编号	分组符号

第一次揭盲（B 组药物编号）

中心号	均匀随机数	区组内秩次	药物编号	分组符号

（4）二级盲底样式

分组药物对应

A 对应试验组药物：郁金

B 对应对照组药物：郁金安慰剂

产生随机化方案的 SAS 程序代码

```
data hhh；
input strata；
do hosp=1 to strata；
 input n b；
 do i=1 to n/b；
 do j=1 to b；
r=uniform（20120407）；
 output；end；end；end；
cards；
4
96 8
96 8
96 8
96 8
；run；
```

```
data iii；set hhh；
number=_n_；
proc rank out=jjj；
ranks r_rank；var r；
by hosp i；
data kkk；set jjj；
if r_rank < =b/4 then group='A'；
else if r_rank < =b/2 then group='B'；
else if r_rank < =3*b/4 then group='C'；
ELSE group='D'；
proc print noobs；
VAR hosp r r_rank number group；
run；
```

<u>第二次揭盲签字区域</u>

日期：

（5）药物编盲记录

×××药×期临床研究编盲记录

××××年×月×日

一、临床研究题目：

　　×××药治疗××病的有效性和安全性的多中心、随机双盲、阳性药对照×期临床研究（申办单位：××××制药有限公司；临床研究批准文号：国家药品食品监督管理局：2004ZL000）

二、研究过程简介：

　　预计有 *** 名受试者将参加 * 月左右的临床研究过程，研究过程分为筛选入组（0 月）、治疗期 * 月，所有受试者均需经筛选检查合格后分配随机号，并作相应的体检和实验室检查，在以后为期 * 月的治疗期，将分别在 * 个月对病人疗效和安全性作出相应的评价。

☆ ☆ ☆ ☆

续表

三、研究病例分配

计划有 *** 名受试者进入本研究，别随机分配至试验组和对照组，病例分配见表1。

表1：各临床研究单位病例分配表

例数（例）	中心1	中心2	中心3	中心4	中心5
试验组（120）	24	24	24	24	24
对照组（120）	24	24	24	24	24
总计　　（240）	48	48	48	48	48

四、研究药物的准备

1　药物名称、规格和用法用量：

1.1　试验药：××药，规格：，由××公司提供。生产批号：用法：

1.2　对照药：×××药，规格：，由××公司生产。生产批号：用法：

1.3　用于双盲双模拟的模拟药：

　　××药模拟剂：规格：，由××公司提供。生产批号：用法：

　　×××药模拟剂：规格：，由××公司提供。生产批号：用法：

2　药物包装

所有试验药物将根据每个受试者访视服用药量包装，胶囊用铝塑板包装，颗粒剂用袋包装，每次访视药包装中含有30板胶囊（A药）100袋颗粒剂（B药），可供病人30天的研究用药外加3天备份药用，其中铝塑板内装A药（×××胶囊，Aa；或×××胶囊模拟剂，Ap），袋内装B药（×××颗粒剂，Ba；×××颗粒剂模拟剂，Bp）。试验过程中每个病人将分有6盒药物，病人每天服用的研究用药组成入下表：

分组	早上	中午	晚上
试验组	Aa（3粒）＋Bp（1袋）	Aa（3粒）＋Bp（1袋）	Aa（3粒）＋Bp（1袋）
对照组	Ap（3粒）＋Ba（1袋）	Ap（3粒）＋Ba（1袋）	Ap（3粒）＋Ba（1袋）

3　药物标签的准备：

所有标签为中文标示，并根据不同访视期设计不同的药品标签，内容包括有药物编码、规格等见附页。

五、随机数的产生

2004年10月29日由×××统计学专业人员在计算机上用SAS6.12版统计软件包按分层分段方法产生，由于本次临床试验研究由5个研究单位参加，每个单位拟各完成48例，故按研究中心分层随机时，以各中心样本数为48为基数，以保证240例受试病例数随机分入试验组或对照组，每组各120例。随机数具有重现性。所设定的中心数、区组长度及种子数等参数已记录在盲底中。

六、药物编盲过程

　　2004 年 10 月 29 日由 ×× 公司指定人员对药物进行分装编盲，编盲地点在 ×× 公司，实际编盲例数为 240 例，分为两组，试验组和对照组各 120 例。编盲过程根据 ×× 单位临床试验药物编码操作规范要求进行，并有详细的编盲过程记录（见附录）。另外，由 ×× 单位在产生随机数的同时，用双层防伪保密纸为每个病例准备了一应用个应急信件。信封标有病人的药物编码，内密封的信纸注明了该病例的所属组别和该组别病人具体所服用的药物种类和剂量，供紧急揭盲时用。应急信件将随研究药物一同发放给各研究中心，并保存在该中心主要研究者处。

七、盲底保存

　　盲底一式两份，在完成药品编盲后密封并在信封骑缝处签上编盲人员的姓名和编盲日期，交本次临床研究组长单位 ××× 医院国家药品临床研究基地和申办者 ×× 公司独立的两处，并保存至两处研究结束后，用作统计分析两次揭盲用。

八、紧急揭盲

　　当发生严重不良事件，病人需抢救等情况需知道病人所用药品时，由各中心试验负责人和申办者协商后可决定紧急揭盲，拆阅相应应急信件。相应编号的应急信件一经拆开，该病例即按脱落病例处理。

九、随机指定 5 个中心的分配药物结果为：

试验中心号	参加单位	药物编码
1		001 ～ 048 号
2		049 ～ 096 号
3		097 ～ 144 号
4		145 ～ 192 号
5		193 ～ 240 号

（6）药物编盲过程记录

××× 胶囊 II 期双盲临床研究药物编盲过程记录

编盲时间：＿＿＿＿＿＿＿＿＿＿＿＿＿＿＿＿＿＿＿＿

药物编盲人员：＿＿＿＿＿＿＿＿＿＿＿＿＿＿＿＿＿＿

监督见证人：＿＿＿＿＿＿＿＿＿＿＿＿＿＿＿＿＿＿＿＿

编盲地点：＿＿＿＿＿＿＿＿＿＿＿＿＿＿＿＿＿＿＿＿＿

1　确认研究药物

1.1　申办单位代表确认试验组药物"×× 胶囊"已按每个病人整个研究过程用药包装，

　　并按要求放置在＿＿＿＿＿＿＿＿＿＿＿＿房间，数量为＿＿＿＿＿＿＿＿份。

时间：＿＿＿＿＿＿　申办单位代表：＿＿＿＿＿＿　核对者：＿＿＿＿＿＿

☆☆☆☆

续表

1.2 申办单位代表确认对照组药物"××颗粒"已按每个病人整个研究过程用药包装，并按要求放置在＿＿＿＿＿＿＿＿＿＿＿＿＿房间，数量为＿＿＿＿＿＿＿＿＿份。

时间：＿＿＿＿＿ 申办单位代表：＿＿＿＿＿ 核对者：＿＿＿＿＿

2 分配药物编码

在＿＿＿＿＿＿＿房间，根据随机分组表分配编码。操作者＿＿＿＿＿核对者＿＿＿＿＿检查工作区域的清洁（无其它批原料在场）

2.1 分配××胶囊组信封编号（内有印有药物编号的药物包装标签）

日期：＿＿＿＿＿ 开始时间：＿＿＿＿＿ 结束时间：＿＿＿＿＿

将已分好的××胶囊组信封装入一个信箱，放入标有"××胶囊组"的A4鉴别标签，以便下一操作。

2.2 分配××颗粒组信封编号（内有印有药物编号的药物包装标签）

日期：＿＿＿＿＿ 开始时间：＿＿＿＿＿ 结束时间：＿＿＿＿＿

将已分好的××颗粒组信封装入一个信箱，放入标有"××颗粒组"的A4鉴别标签，以便下一操作。

3 清场

检查＿＿＿＿＿＿＿房间内有无剩余信封和标签。

清场者：＿＿＿＿＿ 时间：＿＿＿＿＿ 核对者：＿＿＿＿＿ 时间：＿＿＿＿＿

…………

6 药物合并

6.1 转移

将已贴标签的××胶囊组和××颗粒组药物大盒转移到已清场的房间＿＿＿＿＿＿＿

操作者：＿＿＿＿＿ 核对者：＿＿＿＿＿

开始时间：＿＿＿＿＿ 结束时间：＿＿＿＿＿

6.2 合并

将已贴标签的两组药物大盒合并，同时按编号顺序码放在大桌上，以便下一步操作。

操作者：＿＿＿＿＿ 核对者：＿＿＿＿＿

开始时间：＿＿＿＿＿ 结束时间：＿＿＿＿＿

7 各中心编盲药物的分装

将每个中心用药放在5个纸箱内，每个纸箱内药物数量为：

一号纸箱：编码001——048 操作者：＿＿＿＿＿ 检查者：＿＿＿＿＿

二号纸箱：编码049——096 操作者：＿＿＿＿＿ 检查者：＿＿＿＿＿

三号纸箱：编码097——144 操作者：＿＿＿＿＿ 检查者：＿＿＿＿＿

四号纸箱：编码145——192 操作者：＿＿＿＿＿ 检查者：＿＿＿＿＿

五号纸箱：编码193——240 操作者：＿＿＿＿＿ 检查者：＿＿＿＿＿

8 封存盲底

将药物分配随机表（内含随机数产生参数和种子数）一式两份作为盲底保存。

盲底封存者＿＿＿＿＿ 日期＿＿＿＿＿ 审核者＿＿＿＿＿ 日期＿＿＿＿＿

盲底发放者＿＿＿＿＿ 日期＿＿＿＿＿ 审核者＿＿＿＿＿ 日期＿＿＿＿＿

（7）药物标签样式

××胶囊治疗××病的有效性和安全性的
多中心、随机双盲、阳性药平行对照 Ⅱ 期临床研究

申办者：×× 公司
临床研究批准文号：国家药品食品监督管理局：2004ZL000

药物编码分组标签

试验药：×× 胶囊
标签信封数量：

（8）盲底交接表

×××治疗×××的有效性和安全性
××××××× 临床研究
双盲临床研究盲底交接表

交盲底者	时间	地点	数量	备注
				设盲者交申办者
接盲底者	时间	地点	数量	备注
交盲底者	时间	地点	数量	备注
				申办者交研究者
接盲底者	时间	地点	数量	备注

☆★☆☆

（9）应急信件样式

评估××××× 对×××病人×××× 疗效及安全性
的多中心、随机双盲、阳性药对照临床研究　　　　　123

非急要情况不得拆阅！

揭盲原因＿＿＿＿＿＿＿＿＿＿＿＿

日期＿＿＿＿＿　　签名＿＿＿＿＿

　　为保障受试者安全，在受试者发生妊娠反应或发生紧急情况且该情况必须知道受试者
接受的是何种药物时，由研究人员按规定程序进行紧急"揭盲"。揭盲前请与本临床研究
的监查员联系，揭盲后需及时注明揭盲原因并签署姓名及标明日期。应急信件由各医院主
要研究者指派的专人保管，必须确保紧急揭盲时可随时获得。病例一旦揭盲，该编号受试
者将中止试验，作脱落处理。临床试验完成后，本信件需移交。

×××× 制作
×××× 年×× 月×× 日

本号对应药物：××××××

本章案例思考题

案例 2-1

【案例描述】　《本草图经——人参》中有文"相传欲试上党人参者，当使
二人同走，一与人参含之，一不与，度走三、五里许，其不含人参者，必大喘，
含者气息自如者，其人参乃真也。"

【案例分析】　从该文的表述中，可以体现出什么科学性原则？

案例 2-2

【案例描述】　"某单位报告果胶驱铅的疗效观察。30 名铅中毒工人脱离
现场后住院治疗，治疗前测得尿铅均数为 0.116mg/L，血铅均数为 1.81mg/L。
服用果胶 20d 后再测，尿铅均数降为 0.087mg/L，血铅均数降为 0.73mg/L。说
明果胶有较好的驱铅作用。"

【案例分析】　此研究设计最主要的缺陷是什么？

案例 2-3

【案例描述】　某医师欲观察某中药对慢性支气管炎的预防效果，设计时在城市某工厂选择工人 100 名服用该中草药，在农村选择某乡农民 100 名作对照，不服用此药。结果是城市慢性支气管炎病人明显较少，而农村慢性支气管炎病人增加，由此得出该中草药有防治慢性支气管炎的作用。

【案例分析】　此研究设计最主要的缺陷是什么？

案例 2-4

【案例描述】　2012 年的一项研究发现相比克罗米芬柠檬酸盐来说，二甲双胍可促进多囊卵巢综合征女性的排卵诱导及受孕率，二甲双胍联合克罗米芬枸橼酸盐的效果优于单用其中一种。

【案例分析】　此研究设计是如何分组的？

第3章

☆☆☆☆

临床研究的统计分析

☆☆☆☆

统计分析是临床研究的最为关键的一步，是临床研究科研产出的关键环节，统计分析的方法应用也需要提前设计。临床研究的统计分析方法选择依据主要根据临床研究选题的具体内容和数据特征两个方面。临床研究以研究对象为桥梁，接受研究因素的作用，并产生效应指标的变化，研究因素和效应指标均以数据的形式来展现，统计分析则是分析这两者之间的关系，进而回答临床专业问题。

第一节　临床资料的统计学描述

一、变量的分类

变量是指观察单位的某研究特征，反映个体观察值间参差不齐的现象（即变异），其测定结果称为变量值或观察值。例如，病人的呼吸、脉搏、体温和血压等，中医脉诊中病人的不同脉象等。观察测量的对象不同，得到的结果（值）不同。例如，每个病人的血压测定结果就称为血压变量值，简称为血压值。根据变量的不同观察结果，将变量分为数值型变量和分类变量。

1. 数值型变量　又称定量变量或计量变量，是由仪器、工具或其他定量方法测定的某项指标。它可以是连续变量也可以是离散变量。在某一区间可取任何值的数值连续变量：如身高（cm）、体重（kg）、血压（kPa）等；在某一区间只可取有限的几个值的数值离散变量：如家庭人口数、脉搏（次/分）等。

2. 分类变量　又称定性变量或计数变量，是将事物按不同的属性归类，清点每一类中包含的个数，反映事物属性与类别的指标。它分为二分类变量与多分类变量，后者又分为有序多分类变量与无序多分类变量。

（1）二分类变量：指变量的观察结果只有相互对立的两种情况。例如：检验结果分为阳性、阴性，性别变量分为男性、女性，中医面色分为常色、病色等。

（2）多分类变量：指变量的观察结果表现为多种情况，有以下两种类型：①有序多分类变量：即等级变量，归类的组别之间有程度或等级上的差别。如：

疗效表现为无效、好转、有效、痊愈；病人的某种疾病特征用"+"号的个数来表示其不同程度，如病人尿糖情况分为 -、+、++、+++ 等。②无序多分类变量：分类变量的观察结果表现为不同的属性特征。如中医苔色表现为白苔、黄苔、灰黑苔；婚姻状况分为未婚、已婚、离异、丧偶、再婚；血型分为 A、B、O、AB 型；职业分为：工人、农民、商人等。

二、资料的分类

统计资料由变量及其观察值组成，统计资料的分类与统计变量的分类相对应，可分为计量资料和计数资料。

1. **计量资料**　是反映数值型变量的资料，又称定量资料或数值型资料。例如，测量 100 名男大学生的身高所获得的资料就是计量资料。计量资料根据是否符合正态分布可分为正态分布资料和非正态分布资料。

2. **计数资料**　是反映分类变量的资料，也称为定性资料或分类资料。它分为二分类和多分类资料，多分类资料又分为有序和无序多分类资料，有序多分类资料又称等级资料。例如将 100 名男大学生按性别分组：男 53 例，女 47 例，此资料就是二分类资料；按血型分组：A 型 39 例、B 型 20 例、O 型 17 例、AB 型 24 例，此资料就是无序多分类资料；用某中药治疗某种疾病的病人 50 名，按临床疗效分为痊愈 22 例、显效 12 例、好转 5 例、无效 5 例、恶化 6 例，此资料就为有序多分类资料或等级资料。

三、计量资料集中趋势的描述

描述计量资料集中趋势的代表性指标为平均数。平均数是反映一组观察值（变量值）集中趋势、中心位置或平均水平的重要统计指标，其主要作用包括：①作为一组观察值的代表值，表明该组观察值集中趋势的特征。②便于对同类研究对象进行对比分析。按使用条件和计算方法不同，平均数可分为多种，常用的有算术均数、几何均数和中位数等。

1. **算术均数**　简称均数，英文表示为 mean，表示为总体均数时用希腊字母 μ 表示，表示样本均数用 $\bar{x}$ 表示，它等于所有观察值之和除以观察值的个数。表示一组性质相同的观察值在数量上的平均水平，适用于呈对称分布，尤其是正态分布的数值资料的集中趋势描述。如正常人生理、生化的大多数指标，如身高、体重、血红蛋白含量、白细胞计数、肝功能测量值等均适合用算术均数描述其集中趋势。

2. **几何均数**　表示一组资料在比例或倍数上的平均，用 G 表示，其计算方法是 n 个数值乘积的 n 次方根。几何均数适用于对数正态分布资料（有些数值资料，原始数据不服从正态分布，若将数据转换成对数后的资料服从正态分布）和观

☆☆☆☆

察值之间呈等比关系的资料。如某些疾病的潜伏期、抗体滴度或平均效价等。

3. 中位数　表示位次居中的观察值，是将一组观察值从小到大按顺序排列，其中第50%位次的数就是中位数，用M表示。它表示位次上的平均，不受两端极值的影响。中位数适用于任何一种分布的数值变量资料，一般多用于描述偏态分布或数据一端或两端无确切值的开口资料（如一组病人的年龄为 < 10、23、43、34、56、> 60，其中的 < 10 和 > 60 为无确切值）的集中趋势。

4. 集中趋势指标使用的注意事项

（1）集中趋势指标选择使用的依据是资料的分布。符合正态分布或近似正态分布的资料用算术均数（x̄）来表示。是否符合正态分布的判断，首要的是根据各医学专业平均数的习惯用法。例如，常见的实验室检查指标一般按正态分布资料处理。对于分布未知的资料可以进行正态性检验（检验方法详见案例）来判断是否符合正态分布。

（2）同一资料有时可能同时满足几个平均数指标的应用条件。例如，对于某些偏态分布的资料，几何均数和中位数比较接近。出现这种情况时，除了专业上的习惯用法外，统计上的处理原则是：如果均数与中位数接近、几何均数与中位数接近，最终采用均数或几何均数作为平均数指标。反之，则采用中位数作为平均数指标。

（3）计算和运用平均数时，要注意极端值的影响，如算术平均数受极端值的影响较大。为了正确反映观察值的特征，当存在过大或过小的极端值时，应予以剔除，然后将其余数值计算平均数。

（4）平均数只反映变量的集中趋势，只有把平均指标与离散趋势指标相结合，才能全面反映研究对象的数量特征。

四、计量资料离散趋势的描述

离散趋势是反映一组观察值之间参差不齐的程度，即变异度。

例如有三组同龄男孩的身高值（cm）如下，其平均身高均为100cm。

甲组的身高分别为90、95、100、105、110；

乙组的身高分别为96、98、100、102、104；

丙组的身高分别为96、99、100、101、104。

由以上资料可见，虽然三组的算术均数相同，均为100cm，即集中趋势相同，但各组数据参差不齐的程度并不相同，即离散趋势不同。所以要反映数值资料的整体特征，既要考虑集中趋势，又要考虑离散趋势。常用的离散趋势指标有极差、四分位数间距、方差和标准差、变异系数等。

1. 极差　又称全距，用R表示，是一组观察值中最大值与最小值之差。适用于除开口资料以外的任何分布类型的资料。极差越大，说明变异程度越大。

☆ ☆ ☆ ☆

用极差描述资料的离散趋势虽然计算简单，但除了最大值和最小值，不能反映组内其他数据的变异，且易受极端值和样本含量的影响，所以常用于资料的粗略估计和小样本数据。

2.四分位数间距　将全部观察值按其位次分为四等份，有三个分点：第一个分点是下四分位数即 P_{25}，常用 Q_L 表示；第二个分点即中位数 M，记为 P_{50}，第三个分点也称上四分位数，即 P_{75}，常用 Q_u 表示，上、下四分位数之差，即四分位间距，用 Q 表示，$Q=P_{75}-P_{25}$。四分位数间距适用于任何分布类型的资料，尤其是呈偏态分布的大样本资料，常与中位数一起描述偏态分布资料的分布特征。它作为描述数据分布离散程度的指标，比极差稳定，但仍未考虑到每个数据的大小。

3.方差和标准差　为了全面考察每个观察值的变异情况，克服极差和四分位数间距的缺点，需要计算总体中每个观察值 x 与总体均数 μ 的差值 $(x-μ)$，称为离均差。由于 $\sum(x-μ)=0$ 时，不能反映变异度大小，需将离均差平方后再求和，即 $\sum(x-μ)^2$，称为离均差平方和。同时考虑到观察值个数 N 的影响，取其均数，称为总体方差，用 $σ^2$ 表示，计算公式为：$σ^2=\sum(x-μ)^2/N$。

由于在实际研究中很难得到总体均数和总例数，只能用样本均数和样本例数来代替，计算出样本方差 (s^2) 作为总体方差的估计值。为了克服 s^2 对 $σ^2$ 的有偏估计，统计学家提出用 n−1 代替 n 来校正，计算公式为：$s^2=\sum(x-\bar{x})^2/(n-1)$。因方差的度量衡单位是变量值单位的平方，不利于数据之间的比较，所以方差不常用于描述资料的离散度，而主要用于假设检验的方差分析。

标准差是描述一组观察值离散度大小的常用统计学指标，是方差的算术平方根。总体标准差用 σ 表示，样本标准差用 s 表示。

4.变异系数　是一组变量值的标准差与算术均数之比，用 CV 表示，通常为百分数形式。由于变异系数消除了量纲的影响，它常用于比较单位（量纲）不同或均数相差悬殊的两组或多组资料的变异度，计算公式为：$CV=s/\bar{x}×100\%$。CV 与变异程度（离散性）成正比，即变异系数越大，表示离散性越大；反之，则离散性越小。

5.应用离散趋势指标的注意事项

（1）极差的优点是适合于开口资料以外的任何分布资料，且计算简便；缺点是容易受个别极端值的影响，结果不稳定，只能用于资料的粗略分析和小样本数据。

（2）四分位数间距适合于任何分布的资料，计算结果比极差稳定，适用于大样本偏态分布的资料。中位数常与四分位间距同时出现，表示非正态分布资料的集中趋势和离散趋势。

（3）方差与标准差属同类指标，但标准差与均数的单位相同，适合于均匀分布或近似正态分布的资料，且大样本、小样本均可，故为统计分析中最常用的变异指标。算术平均数常与标准差同时出现，表示正态分布资料的集中趋势和离散趋势。

（4）变异系数主要用于不同类型观察指标，或同类型观察指标但均数相差悬殊时变异程度的比较。常用变异系数来评价测量值的精度或稳定性。

五、计数资料的描述

计数资料是按研究对象的名义、类别或性质清点数目而得，常见的数据描述形式是绝对数和相对数两种。

1. **绝对数** 指具体的数量，用 n 表示。绝对数指标又称总量指标，表示被描述对象的规模。绝对数指标的缺点是缺乏可比性。例如，甲、乙两个医院某病住院人数不同时，比较两医院该病的治愈人数没有意义，需要在绝对数的基础上计算相对数。

2. **相对数** 指标是两个有联系的绝对数指标数值之比。相对数指标从数量上反映两个相互关联现象之间的对比关系或联系强度，有助于分析和阐明研究现象的规律性。相对数的意义是将绝对数指标转换成基数相同的相对数指标（如每千人发病人数、每百例病人死亡人数等），以便相互比较。常用的相对数有率、构成比和相对比等比例指标。

（1）率：率是反映某现象的强度、密度和普遍程度的指标，如阳性检出率、治愈率、病死率等。不同的率指标根据习惯采用不同的比例基数，如患病率通常用百分率、婴儿死亡率通常用千分率、肿瘤死亡率以十万分率表示等，一般以计算的结果能保留 $1 \sim 2$ 位整数为选择依据。计算率时，分子必须是分母的一部分，而且通常先确定分母作为观察对象，然后再在一定条件下清点某现象的实际发生数，当分母较大时，比率近似等于发生概率。

（2）构成比：构成比又称百分比，用来说明事物内部各构成部分在整体中所占的比重。特点是以 100% 为比例基数，分子是分母的一部分，取值范围为 $0 \sim 100\%$。

（3）相对比：一般用于表示两分类指标的相对大小关系。如"男女比例 $1 : 1.2$"，或者"男 / 女为 5/6"等。

3. **分类资料应用注意事项**

（1）计算相对数应有足够数量：即分母不宜过小，一般来说，样本数量较多，计算的相对数可靠性也较大。当观察例数很少时（$n < 20$）会使相对数波动较大，不宜计算率。在临床研究中，各种偶然因素都可能导致计算结果的较大变化，因此在例数很少的情况下，最好直接用绝对数或者采用相对比的方式来表示。

（2）正确区分率和构成比：构成比只能说明某事物内部各组成部分的比重

或分布，不能说明该事物某一部分发生的强度与频率。率则是在未知观察结果的情况下先确定观察对象，然后观察某种现象的发生比例情况。

（3）正确计算合计率：对分组资料计算合计率或称平均率时，不能简单地由各组率相加或平均而得，而应是各组分子之和与各组分母之和的比。

（4）资料的可比性：在比较相对数时，除了要对比的因素，其余的影响因素应尽可能相同或相近。遵循均衡和随机原则是资料可比性的重要保证。

（5）样本率（或构成比）的抽样误差：不能仅凭数字表面相差大小下结论，应进行样本率（或构成比）差别的假设检验，或者通过比较可信区间是否重合来比较。

六、生存资料的描述

1. 生存资料的定义 在医学研究中，常常用追踪的方式来研究事物发展的规律。如：了解某药物的疗效，了解手术的存活时间，了解某医疗仪器设备使用寿命等等。这类资料的结果不断包含某事件发生的结局信息，同时还包括发生这种结局经历的时间信息，这类资料在统计学上称为生存资料。

2. 生存资料的特点

（1）包含有结局和时间两个方面的信息。

（2）结局资料一般为二分类资料，即结局是两对立相互排斥的事件，如生存与死亡、有效与无效等。

（3）生存资料一般需经过前瞻性随访观察才能获得，随访往往从某一统一的时点开始，到某一规定的时点结束，所以生存资料有时也称为随访资料。

（4）由于病人失访、脱落等原因，使一些研究对象的生存时间难判断，导致部分生存时间有关的数据不完整。

3. 生存资料的数据类型 按观察对象生存时间的完整性可分为两种类型。

（1）完全数据：指观察起点到发生结局事件的时间明确、完整的资料，即具有明确完整生存时间的数据。

（2）截尾数据：指由于其他因素（非研究因素）导致观察对象的生存时间难以明确判断，这种生存时间有关的数据称为截尾数据。也称为截尾值、删失值或终检值。不论截尾数据的产生原因为何，截尾的生存时间计算均为观察起点至截尾点所经历的时间，而且一般情况下其准确的生存时间要长于截尾时间，常在此类数据的右上角标记"+"。

4. 起始事件 是反映生存时间起始特征的事件，如疾病确诊、某种疾病治疗开始、接触毒物等。

5. 终点事件 在生存分析随访研究过程中，一部分研究对象可观察到死亡，可以得到准确的生存时间，它提供的信息是完全的，这种事件称为失效事件，也称之为死亡事件、终点事件。

6. **生存时间** 是指任何两个有联系事件之间的时间间隔，常用 t 表示。狭义的生存时间指患某疾病的病人从发病到死亡所经历的时间跨度，广义的生存时间定义为从某种起始事件到终点事件所经历的时间跨度。如：急性白血病病人从治疗开始到复发为止之间的缓解期，冠心病病人两次发作之间的时间间隔，戒烟开始到重新吸烟之间的时间间隔，接触危险因素到发病的时间间隔等。生存分析中最基本的问题就是计算生存时间，要明确规定事件的起点、终点及时间的测度单位，否则就无法分析比较。

中位生存时间是指寿命中位数，表示有且只有 50% 的观察对象还可以活这么长时间。由于截尾数据的存在，中位生存期的计算不同于普通的中位数，它可以利用生存函数公式或生存曲线图，令生存率为 50% 时，推算出生存时间。

七、统计表

统计表是用简明的表格形式，将统计分析的事物及其统计指标表达出来，有条理地陈列数据，可代替冗长的文字叙述，将大量信息浓缩于表格当中，方便阅读和比较，是医学论文的重要组成部分，具有对比鲜明、表达力强、易得要领等优点，它在表达、分析、比较资料方面都有着极为重要的作用，已成为医学论文不可缺少的表述手段。

1. **统计表的基本结构** 统计表俗称"三线表"，其基本格式为三条线（顶线、标目线、底线）和三部分（标题、标目和数字）。统计表的基本结构如图 3-1 所示。

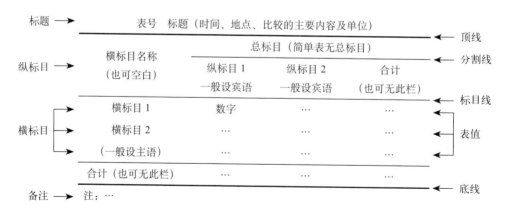

图 3-1　统计表的基本结构

2. **统计表的制作原则** 主要为：重点突出，简明扼要，主谓分明，层次清楚，数据准确、可靠、符合逻辑。

（1）表号：位于顶线上方、标题的左侧，与标题之间空 2 个字符，以阿拉伯数字表示。

（2）标题：是表的总名称，用以概括表的内容，有时应包括资料产生的时间、地点。多数场合标题应包括表的编号。标题位于统计表的正中最上部。一篇文献中有多张统计表时，标题前应注明表的编号（表号）。

（3）标目：分为"横标目"与"纵标目"。"横标目"用于表示相应的行的内容，"纵标目"用于表示相应的列的内容。"横标目"为研究事物的主要内容，一般置于表的左侧，常作为主语；"纵标目"指说明研究内容的各项指标，常作为谓语置于表内的右上方，使得从左至右可以形成一句完整的叙述语句。

（4）线条：宜简不宜繁，只宜有顶线、底线及它们与表体的分隔线，不允许使用竖线、斜线及边线（所谓三线表）。

（5）表值：表中的数字一律使用阿拉伯数字，表达应准确、对齐，置于表中，不留空缺。同列数据应取相同的小数位，表内不应出现空格，不详的数据可用"…"填充。不存在的数据应以"-"号标明。零值应采用"0"表示。

（6）备注：备注又可理解为是注释，它不是统计表的必备部分，需要说明者在相关内容右上方打上"*"等标记符号，然后在表下方说明。

3. 统计表的分类　　根据分组标志多少，统计表可分为简单表和组合表。

（1）简单表由一组横标目和一组纵标目组成，即按单一变量分组（表 3-1）。

表 3-1　不同药物治疗急性冠周炎效果比较

分组	治愈	未愈	合计
替硝唑	25	4	29
甲硝唑	18	14	32
合计	43	18	61

（2）组合表由两组及其以上的"横标目"和"纵标目"相结合起来，或一组"横标目"和两组或两组以上"纵标目"结合起来，即将两个或两个以上的变量结合起来分组显示（表 3-2）。

表 3-2　某城区居民几种恶性肿瘤死亡情况

肿瘤名称	男性			女性		
	死亡率 （1/10 万）	标化率 （1/10 万）	平均减寿 年数（岁）	死亡率 （1/10 万）	标化率 （1/10 万）	平均减寿 年数（岁）
肝癌	31.07	26.23	13.35	11.38	9.71	10.73
肺癌	42.91	37.55	9.48	26.60	23.24	9.37
胃癌	21.12	18.38	9.23	6.72	5.95	9.08
鼻咽癌	1.48	1.39	23.93	0.55	0.55	11.50

4.选择和应用统计表的注意事项 临床研究结果的报告可通过文字、统计表和统计图三种表示方法，其中表格是最为主要的表达方式。

（1）根据需要选择适用表格：医学研究统计结果的表达可通过文字、统计表和统计图三种表示方法，应根据需要选择适用的表格。应避免出现文字、表格、插图重复表述同一问题的现象，这样既未能提供最多、最新的信息，又浪费了宝贵的篇幅。①如果表格栏目中的内容基本相同或为相同类型的表格，应尽量合并；②如果表的内容简单，仅少数几个统计数字，可用一两句话表达清楚的，应改为简要文字叙述；③如果同时使用统计图和表格表述同一内容，应考虑选择哪种表述更为合理。通常强调事物的形貌或参量变动的总体趋势时，以插图为宜；而对比事项的隶属关系或对比量的准确程度时，则以表格为宜。

（2）突出统计表的对比性特点：研究结果报告使用表格最主要的作用就是进行比较，为更好地达到此目的，应将对比事项、组别、指标进行必要的准确的归类，按比较的需要靠近排列。有的表格虽列出了很多数据，但由于标目不合理或未给出标目，读者难以理解，使表格失去了应有的、清晰的逻辑对比功能。

（3）注意表格中比和率的运用：最常见的问题是不加区分，简单地以"%"代替标目或将"比"误为"率"；而有的表虽然列出了百分比或百分率的数值，但标题、表头或表内均未列出总例数，给读者比较分析带来困难。

（4）注意表内数字的规范：表内数字一律用阿拉伯数字，上下个位对齐；数字中如有"±"或"～"号，则以其为中心对齐。表内有效数字应一致。表内数字常见的问题是："…"与"-"用法混淆或一律以空白表示，不知其含义；还有的区间数缺乏连续性；同一指标的有效位数不一致等。

（5）注意表内单位的使用：表格的单位有共用单位和特有单位，共用单位可直接写在表题后并加圆括号，特有单位可写在相应标目后并加圆括号。按中华医学会规定，表格中时间单位统一用符号表示。单位中常见的问题是书写错误。如：计量单位列在表内数据后或不标示；体液检测值单位未换算成 L 而用 ml 或 dl 表示；时间单位用法不一，有的用中文，有的用符号。

（6）注意表格的注释：表题、标目或某个数据需注释时，可在其右上角加注释符号，并在表下用相同的符号加注相应的文字。对表需作附加说明者，可在表下加"注："，句末不用标点。注释常见的错误有：表中数据标有"*"，表下却没有注释；或表下有注释，表内数据却无注释符号。

八、统计图

统计图是用几何图形的位置、大小、长短、面积等特征来表现数据信息，将数据形象化。与统计表相比，统计图更直观，更便于读者理解和比较，亦更能提高读者阅读的兴趣。但统计图对数量的表达较粗略，只能作为统计表有益的补充，特别是在科技书刊中，可与统计表结合应用，而不宜完全替代统计表。

1.统计图的基本结构　包括坐标、刻度、标目、标题、图域、注解、图例等，如图 3-2 所示。

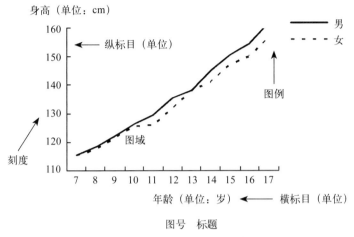

图 3-2　统计图的基本结构

2.统计图制作的基本原则与要求　统计图制作的基本原则是合理、精确、简明、协调。不同类型的统计图适用的条件和反映的信息各不相同，应根据资料类型和分析的目的合理地选用统计图，做到图尽其用。统计图虽然在数量表达上较粗略，但仍应尽可能形象地反映统计指标的数量关系，用计算机软件绘图一般都能达到要求。

总体上，统计图应满足视觉美观的要求，各组成部分的基本要求如下：

（1）图号与标题：概括图的内容，应简洁明确，一般置于图域的下方正中。一篇文献中有多幅统计图时，标题前应注明图号。图号与标题之间空 2 个字符。

（2）图域：即统计图的主体部分，从视觉舒适度的角度出发，图域的长宽比例一般为 4 : 6 或 6 : 4。

（3）标目：统计图一般都有横轴和纵轴。纵轴左侧和横轴下方分别置放纵标目和横标目，并指明纵轴、横轴所代表的指标和单位。

（4）刻度：常用算术尺度或对数尺度，刻度值一般标于纵轴外侧和横轴下侧。

（5）图例：对于较复杂的统计图，常用图例来说明图中不同线条或颜色所表达的事物。图例一般放置在图域的右上方或下方。

（6）注解：为了清晰说明统计图所反映的有关信息，达到统计图的自明性，可给予适当的注解。

3.常见的统计图分类　根据资料类型和统计分析目的不同，需要用不同的统计图表达数据和统计指标值。常用的统计图有直条图、直方图、百分比条图、圆图、线图、散点图和统计地图等，还有在数据探索性分析中应用的茎叶图、残差图、箱式图、概率分布图，序贯分析的检验区域图，判别分析的类别分布图，聚类分析的谱系图等特殊分析图等。

（1）直条图：用相同宽度的直条的长度表示相互独立的统计指标的大小。直条图按直条是横放还是竖放分卧式和立式两种，按对象的分组是单层次还是两层次分单式和复式两种。

（2）圆图：以圆形总面积作为100%，将其分割成若干个扇面表示事物内部各构成部分所占的比例。适用于分类资料。

（3）百分条图：是以矩形总长度作为100%，将其分割成不同长度的段表示各构成的比例。用途同圆图，但特别适合进行多个构成比的比较。

（4）线图：包括普通线图和半对数线图。普通线图是用线段的升降表示某事物的动态变化，或某现象随另一现象变化的趋势。其纵轴和横轴均为算数尺度。半对数线图是线图的一种特殊形式，其纵轴为对数尺度，横轴为算术尺度，使线图上的数量关系变为对数关系。特别适宜于作不同指标变化速度的比较。

（5）直方图：即频数分布图，用矩形面积表示连续变量的频数（频率）分布。

（6）统计地图：是用不同的颜色和花纹表示统计量的值在地理分布上的变化，用于表示某现象的数量在地域上的分布。

（7）箱式图：使用 5 个统计量，即最小值（P_0）、下四分位数（P_{25}）、中位数（P_{50}）、上四分位数（P_{75}）和最大值（P_{100}），来反映原始数据的分布特征，即数据分布中心位置、分布、偏度、变异范围和异常值。

（8）茎叶图：用于显示未分组的原始数据的分布特征。由"茎"和"叶"两部分构成，其图形是由数字组成的，以该组数据的整数部分作树茎，尾数部分作树叶。茎叶图类似于横置的直方图，但又有区别。

（9）误差条图：在用条图或线图表示均数或率的基础上，在图上附上可信区间或标准差（误）的范围。

4. **常用的统计制图软件**　传统的统计分析软件，如 EXCEL、SPSS、SAS 均具有强大的制图功能，但是其图形有时并不能完全满足研究论文结果报告规范的要求，与实际发表论文中的图有差距，因此需要专业的统计制图软件来完成。常见的有 GraphPad Prism、SigmaPlot 等。

（1）GraphPad Prism：是一款集数据分析和作图于一体的数据处理软件，它可以直接输入原始数据，自动进行基本的生物统计，如计算标准差、标准误和 P 值等，同时产生高质量的科学图表。图是这款软件的核心。

软件下载网址：http://www.graphpad.com

（2）SigmaPlot：是一款专业的科学绘图软件，可用于绘制准确、高质量的图形和曲线，支持一百多种 2D、3D 科学图形。2D 图形如散点图、线性图、面积图、极坐标图、柱状图、水平图、盒状图、饼图、等高线图等。3D 图形如散点图、线性图、网眼图、柱状图等。SigmaPlot 还具有强大的统计分析功能：从简单描述统计到复杂回归分析，从基本假设检验到复杂的重复测量方差分析。具体如双单侧 t 检验、F 检验、非线性拟合（包括多项式拟合、峰形拟合、S 型拟合、指数衰减、对数拟合、波形拟合等）、残留曲线、高斯累积分布等。

软件下载网址：http：//www.sigmaplot.com/

第二节　临床资料的组间比较

根据计量资料的离散程度可分为正态分布资料和非正态分布资料。正态分布资料的比较（假设检验），采用参数检验方法，包括 t 检验和方差分析。非正态分布资料的比较（假设检验）采用非参数检验，包括各种类型的秩和检验。计数资料根据变量特征可分为二分类、有序多分类和无序多分类三种。计数资料比较方法的选择依据就是根据资料本身的特征和比较目的共同来决定。计数资料的比较常用的方法有卡方检验（包括单样本卡方检验、四格表卡方检验、R×C 卡方检验、精确概率检验、kappa 一致性检验、McNemar 优势性检验、线性趋势检验）和秩和检验。

一、统计方法概述

计量资料在进行统计分析之前，首先判断分析指标是否符合正态分布，进一步根据样本组数和分析的因素数量选择正确的统计方法进行分析。

1. 计量资料组间比较的统计方法选择原则

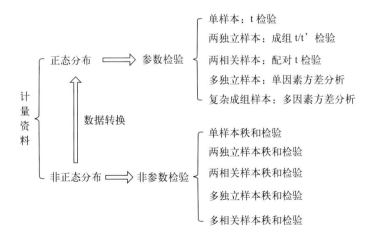

2. 计数资料组间比较的统计方法选择原则　计数资料在进行统计分析之前，首先判断分类资料双向的特点（两分类、多分类、有序、无序），选择正确的统计方法进行分析。

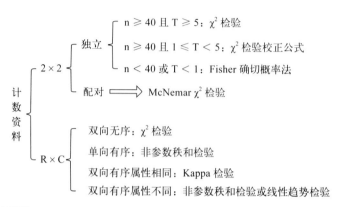

二、t 检验

t 检验是以 t 分布为理论基础，对一个或两个样本的数值型变量资料进行假设检验的常用方法，属于参数检验。t 检验包括三种类型：单样本 t 检验、独立样本 t 检验和配对样本 t 检验。

1. 单样本 t 检验　样本均数与总体均数的比较的 t 检验，亦称单样本 t 检验。主要用于已知总体均数，从正态分布总体中获得含量为 n 的样本后，算得均数和标准差，判断其与总体均数 μ 是否相同的检验方法。

2. 独立样本 t 检验　又称成组设计 t 检验。成组设计又称完全随机设计，其基本原理是将试验对象完全随机地分成两个组，然后对两组施加不同的处理，再进行成组设计两样本均数比较，推断两个样本所代表的总体均数是否相等。形成两个独立样本的情况有三种：一是完全随机分组得到两个独立样本；二是从两个总体中随机抽样得到两个独立样本；三是按某一两分类的属性分组得到两个独立样本。

独立样本 t 检验的应用条件是：①独立性：两组的测量值之间相互独立，即是随机样本。②正态性：两组数据均服从正态分布或近似正态分布。③方差齐性：两组总体方差相等。成组设计资料如果满足了独立性和正态性，但尚不满足方差齐性时，可采用 t' 检验（校正 t 检验）的方法。

3. 配对样本 t 检验　在医学研究中，为了减少误差，提高统计检验效率，控制非实验因素对结果的影响，常常采用配对设计的方法。配对设计，是指先根据配对的要求将试验对象两两配对，然后将配成对子的两个试验对象随机地分配到不同处理组中。配对的要求是，配成对子的两个试验对象条件尽量一致，不同对子之间试验对象的条件允许有差异。配对样本产生的情况大致有四种：

一是受试对象按某些特征配对，两组研究对象随机接受两种处理；二是一份样品，一分为二，随机接受两种处理；三是同一受试对象处理前后比较；四是同一受试对象两个不同部位的数据比较。

配对 t 检验是单样本 t 检验的扩展，其原理为将配对设计的差值均数与总体均数 0 进行比较，判断其与总体均数 μ 是否相同。

三、方差分析

方差分析（简称 ANOVA），用于三个及三个以上样本均数差别的显著性检验或两个以上研究因素时的均数比较。

由于各种因素的影响，研究所得的数据呈现波动状。造成波动的原因可分成两类，一类是不可控的随机因素，另一类是研究中施加的对结果形成影响的可控因素。方差分析的基本思想就是把全部观察值间的变异按照设计和需要分解成两个或多个组成部分，通过分析研究不同来源的变异对总变异的贡献大小，从而确定可控因素对研究结果影响力的大小。

方差分析的应用条件为：①独立性：通过做好研究设计和实验观察来确保各样本是相互独立的随机样本。②正态性：各个样本是否来自正态分布总体，需要分别对各组进行正态性检验或根据专业知识判断，当各组样本例数较少时，根据专业知识判断资料是否符合正态分布尤为重要。③方差齐性：各总体方差相等。如果资料不满足上述条件，则需对资料做变量转换，且对变换后的数据进行正态性检验和方差齐性检验或确认，如果仍不满足上述条件，则不能用方差分析，需改用非参数检验，如秩和检验等。

1. 单因素方差分析　当全部观察值间的变异除了随机误差外，仅有一个需要分析的因素，称之为单因素方差分析。单因素方差分析除了分析多组间总的差异以外，还要明确不同组间平均数两两间差异的显著性，每个组的平均数都要与其他的组进行比较，这种差异显著性的检验就叫多重比较。多重比较的常用方法有 LSD、SNK、Dunnett- t 检验等。

2. 随机区组设计方差分析　随机区组设计又称配伍设计，它通常将受试对象按性质（如动物的性别、体重；病人的病情、性别、年龄等）相同或相近组成若干个区组，每个区组内的 k 个受试对象分别随机分配到 k 个处理组中去。随机区组设计将受试对象分组后，进一步控制了个体差异，因此其检验效能高于单因素方差分析。

3. 析因设计方差分析　析因设计是一种将两个或多个因素的各个水平交叉分组，通过不同的组合，评价各因素的主效应、单独效应和交互作用的实验设计。

如果各个研究因素之间存在交互作用时，表示各因素间不是独立的，而且

☆ ☆ ☆ ☆

一个因素的水平发生变化，会影响其他因素的实验效应；反之，若研究因素之间不存在交互作用，表示各因素具有独立性，任一因素的水平发生变化，不会影响其他因素的实验效应。

析因设计的几个概念：

(1) 单独效应：是在其他因素的水平固定条件下，同一因素不同水平的差值。

(2) 主效应：是指某一研究因素各个水平间单独效应的平均差别。

(3) 交互作用：是指某研究因素的单独效应随另一因素的变化而变化。

析因设计中最常见的是 2×2 析因设计，是指实验设计有两个因素，每个因素各有 2 个水平，共有 4 种组合。设 A1、A2 代表 A 因素的 2 个水平，B1、B2 代表 B 因素的 2 水平，则析因设计的 4 个分组分别为 A1B1、A1B2、A2B1、A2B2。

4. 重复测量方差分析　重复测量设计是指对同一观察对象（如人、动物等）的同一观察指标在不同时间点上或在同一受试对象的不同部位进行多次测量，用于分析该观察指标的变化规律。同一受试对象在不同时间或不同部位的观察值之间往往彼此不独立，存在一定的相关性，而且越是相邻的时间点或部位，数据之间的相关性越大。因此，这类资料的分析具有一定的特殊性，需要采用重复测量方差分析。

重复测量资料一般要考虑两个因素：处理因素和时间因素，可以分析处理因素各个水平间的差别有无统计学意义，处理组有无随时间变化的趋势，及处理因素和时间因素是否存在交互效应。重复测量方差分析应用的前提条件是资料满足正态性、方差齐性及"球形对称"假设。

5. 协方差分析　方差分析要求各个比较组除了所施加的处理因素不同外，其他对观察指标有影响的因素应均衡。在实际工作中，有时对指标有影响的其他因素很难控制，这样就有了处理因素以外的因素对观察指标产生了影响。在比较两组或多组均数的同时能扣除或均衡不可控因素影响的分析方法叫协方差分析。

协方差分析有两个重要的前提条件：一是与方差分析的应用条件相同，理论上要求观察变量服从正态分布，各个观察变量相互独立，各样本的总体方差齐性；二是各个总体客观存在，且回归线平行。

四、秩和检验

秩和检验又称为任意（不拘）分布检验，这类方法并不依赖总体分布的具体形式，应用时可以不考虑研究变量为何种分布及分布是否已知，进行的是分布之间而不是参数之间的检验，故又称非参数检验。

1. 非参数检验的适用条件

(1) 不满足正态和方差齐性条件的小样本资料；

(2) 总体分布类型不明的小样本资料；

（3）一端或两端是不确定数值（如< 0.002、> 65 等）的资料；

（4）单向（双向）有序列联表资料；

（5）各种资料的初步分析。

2. 两样本比较的秩和检验　进行完全随机设计的两组数值型变量比较时，若不符合正态分布和方差齐性要求时，则不适合使用 t 检验，需采用秩和检验。

3. 多样本比较的秩和检验　进行多组数值型变量比较时，若不符合正态分布和方差齐性要求时，则不适合使用方差分析，需采用秩和检验。

当需要比较的是有序多分类资料（等级资料）时，应采用秩和检验。根据样本组数的不同，可分为两样本比较的秩和检验和多样本比较的秩和检验。

五、卡方检验

卡方检验是现代统计学的创始人之一，英国人 Karl. Pearson 于 1900 年提出的一种具有广泛用途的统计方法。卡方检验的基本思想是用卡方值的大小来衡量实际频数和理论频数之间的吻合程度。若实际频数与理论频数相差不是很大，则 x^2 值较小。若实际计算出的 x^2 值较大，说明实际频数和理论频数吻合程度小，相差大，则有理由认为差异有统计学意义。

卡方检验可广泛用于两个或多个"率"间的比较，两个分类变量间的关联度分析，频数分布拟合优度检验（单样本卡方检验）等。

1. 单样本卡方检验　又称拟合优度检验，常用于单样本内部构成比是否均匀的检验。单样本卡方检验一般要求有足够的样本含量，理论频数不小于 5。如果理论频数小于 5，则需要对相关分类进行合并计算。

2. 四格表卡方检验　是最常用的计数资料的组间比较方法，用于两个独立样本两分类资料的比较。在不同的前提条件下，四格表卡方检验包括 Pearson 卡方检验、连续校正卡方检验和精确概率检验三种，检验结果的选择规则如下：

（1）当 $n \geqslant 40$，所有理论值 $\geqslant 5$ 时，用 Pearson 卡方检验；

（2）当 $n \geqslant 40$，但有理论频数 $1 \leqslant$ 理论值 < 5 时，用连续校正的卡方检验；

（3）$n < 40$ 或有理论值 < 1，或 $P \approx 0.05$ 时，用精确概率检验法。

3. R×C 卡方检验　如果需要比较的样本数超过两个或者待比较的分类资料是多分类资料，即多个样本率、两个或多个构成比的比较，则需采用 R×C 卡方检验的方法。R×C 卡方检验应用的注意事项如下：

（1）同四格表资料一样，R×C 表的卡方分布是建立在大样本的假定上的，要求总例数不可过少，不能有 1/5 以上的格子理论频数小于 5，且不能有一个格子的理论频数小于 1。如果出现上述情况，可以考虑：增大样本量；根据专业知识合理地合并相邻的组别；删除理论数太小的行列；改用其他方法分析，例如确切概率法或似然比卡方检验。

（2）当多个样本率（或构成比）作卡方检验，结论为拒绝零假设时，只能认为各总体率（或总体构成比）之间总的有差别，不能说明两两之间有差别；两组间的比较需进一步做多个样本率或构成比的两两比较，即多重比较。

4. 配对资料的卡方检验　对于配对设计的分类资料，若研究目的为分析两种方法（即行变量和列变量）之间的相关关系（包括是否有关联、关联程度及一致性），应选用关联度分析及一致性检验（Kappa 检验）；若研究目的为分析两种方法间是否存在差异则应用优势性检验（McNemar 检验）。往往在同一项研究中，两个研究目的都会涉及。

5. 线性趋势检验　对双向有序属性不同的行 × 列表资料，可通过卡方分解推断其相关性是否有线性趋势。其基本思想是将总的卡方值分解成线性回归分量和偏离线性回归分量，若线性回归分量有统计学意义，而偏离线性回归分量无统计学意义，则说明两个分类变量存在相关关系，而且是直线关系。

6. 多维卡方检验　对于分层或多中心试验得到的分类资料可视为多维分类资料，由于不同层或不同中心条件不等，存在混杂因素的影响，不应将数据进行简单合并，采用传统的 Pearson 卡方检验是不妥的，需用多维卡方检验（CMH 卡方检验）。CMH 检验通过对分层因素进行控制，从而考察调整之后暴露 / 处理因素与结局事件之间的关联性。

六、生存分析

由于存在抽样误差，比较组间生存率的差异需要通过假设检验来完成。根据资料样本量的大小，组间比较的方法常用两种：一种是对数秩检验（log-rank 检验），主要用于乘积极限法时的假设检验；另一种是 Gehan 比分检验，主要是寿命表法时的假设检验。

Log-rank 检验（对数秩检验）的基本思想是，在假定两组总体生存曲线相同的前提下，可根据不同日期两种处理的期初起始人数和死亡人数，计算各种处理在各个时期的理论死亡数，判断实际死亡数与理论死亡数的差别是由随机现象引起。

Gehan 比分检验的基本思想是在假定两组总体生存曲线相同的前提下，则两样本来自分布相同的总体，两样本的 Gehan 比分合计 V 值应为 0，若 V 值偏离 0 太远，则两组差异有统计学意义。

第三节　统计学关联分析

临床研究资料的分析除了进行组间的比较外，还有很重要的一个方面是分析变量与变量之间的关联性，主要的统计分析方法是相关分析和回归分析。

一、统计学关联分析选择原则

1. **计量资料的相关分析** 在进行统计分析之前，首先判断分析指标是否符合正态分布，符合正态分布选择线性相关（Pearson 相关）分析，不符合正态分布选择等级相关（Spearman 相关）分析。

$$
计量资料
\begin{cases}
正态分布 \Longrightarrow 线性相关 \\
非正态分布 \Longrightarrow 等级相关
\end{cases}
$$

2. **计量资料的因果联系** 在进行统计分析之前，首先判断自变量是一个还是多个，一个自变量选择简单线性回归，多个自变量选择多元线性回归。

$$
计量资料
\begin{cases}
单个自变量 \Longrightarrow 简单线性回归 \\
多个自变量 \Longrightarrow 多元线性回归
\end{cases}
$$

3. **计数资料的因果联系** 在进行统计分析之前，首先判断因变量的资料特征，然后选择二元 logistic 回归、多项 logistic 回归和有序 logistic 回归分析。

$$
计数资料
\begin{cases}
二分类因变量 \Longrightarrow 二元 \ logistic \ 回归 \\
无序多分类因变量 \Longrightarrow 多项 \ logistic \ 回归 \\
有序多分类因变量 \Longrightarrow 有序 \ logistic \ 回归
\end{cases}
$$

4. **生存资料的因果联系** 影响生存时间的因素分析：COX 回归分析。

二、直线相关分析

直线相关分析，又可称为简单相关或 Pearson 相关分析，用于研究两个数值型变量间是否存在线性相关关系，以及线性关系的方向和密切程度的统计分析方法。直线相关用于双变量正态分布资料，应用的前提条件是两个变量都是随机变动的，不分主次，处于同等地位。它是用相关系数 r 来说明两个变量间相关关系的密切程度与相关方向的。r 是正数，表示两个变量正相关，r 是负数表示两个变量负相关。$|r| > 0.7$，表示两个变量之间高度相关；$|r|$ 为 $0.4 \sim 0.7$，表示两个变量之间中度相关；$|r| < 0.4$，表示两个变量之间低度相关。

三、等级相关分析

等级相关又称秩相关，是一种非参数统计方法，适用于资料不是双变量正态分布或总体分布未知，数据一端或两端有不确定值的资料或等级资料。等级相关分析的方法有多种，Spearman 等级相关最常用，它是用等级相关系数 r_s 来说明两个变量间相关关系的密切程度与相关方向的。r_s 的临床意义与 r 相同。

四、线性回归分析

相关分析仅能回答变量间相关关系的方向和程度，但不能回答具体的量化关系。线性回归分析则能同时回答变量间的量化关系，根据自变量的数量可分为简单线性回归和多元线性回归两种。

1. 简单线性回归　是描述两变量的线性依存关系，它的任务就是找出一条最能描述变量间非确定性关系的一条直线，此直线为回归直线，相应的方程为直线回归方程。如果某一个变量随着另一个变量的变化而变化，并且它们的变化在直角坐标系中呈直线趋势，那么就可以用一个直线回归方程来定量地描述它们之间的数量关系，这就是简单线性回归分析。简单线性回归分析中两个变量的地位不同，其中一个变量是依赖另一个变量而变化的，因此分别称为反应变量和自变量，习惯上分别用 Y 和 X 来表示。

2. 多元线性回归　在医学研究中常常会遇到一个应变量与多个自变量间的关系问题。某种流行病的发生受温度、湿度、气压等多个气象因素影响；人的体重受身高、胸围等因素影响；人的心率与年龄、体重、肺活量等多个因素有关。多个因素与应变量间线性依存关系的统计方法，即多元线性回归。

五、Logistic 回归分析

logistic 回归是研究因变量为二分类或多分类观察结果与影响因素（自变量）之间关系的一种多变量分析方法，属概率型非线性回归。

1. 二分类资料 logistic 回归　因变量为两分类变量的资料，可用非条件 logistic 回归和条件 logistic 回归进行分析。非条件 logistic 回归多用于非配比病例 - 对照研究或队列研究资料，条件 logistic 回归多用于配对或配比资料。

2. 无序多分类资料 logistic 回归　因变量的水平数大于 2，且水平之间不存在等级递增或递减关系的资料为无序多分类资料。

3. 有序多分类资料 logistic 回归　因变量的水平数大于 2，且水平之间存在等级递增或递减关系的资料为有序多分类资料。

六、Cox 回归

在医学研究中，观察对象生存时间往往受多种因素的影响，如胃癌手术后的生存时间，除了与治疗方案有关外，还可能与病人年龄、体质、病情轻重、病理类型、用药等情况有关。统计学上将这些因素称为协变量。

由于生存时间相关的资料常存在截尾值，生存时间 t 往往不能满足正态分布和方差齐性的要求，一般不适宜用参数方法（如多元线性回归等）来分析生存时间与各协变量之间的关系。为解决这类问题，英国生物统计学家 D. R Cox

于 1972 年提出比例风险回归模型用于分析带有协变量的生存时间资料。

第四节　统计分析计划

临床研究的统计分析过程及其结果的表达应采用规范的统计学方法，必须事先进行计划。临床研究方案中需要有统计分析计划，并在正式统计分析前加以确认和细化。制订统计分析计划，选择正确的统计分析方法，合理的统计分析流程和严谨的统计分析结果解释是临床研究必须遵循的原则。

一、统计分析计划的制订程序

1.起草　通常在临床研究方案中的统计分析部分加以说明统计分析计划书应由临床研究统计学专业人员起草，根据临床研究设计及分析要求，统计分析计划的起草工作在研究的早期开始。其内容应比试验方案中所规定的要求更为具体，统计分析计划书上应列出统计分析集的选择、主要指标、次要指标、统计分析方法、疗效及安全性评价方法等，按预期的统计分析结果列出统计分析表以备用。

2.讨论　统计分析计划需有统计学专业人员参与，与临床研究负责人和(或)主要研究者共同商讨、修改，并经双方认可，必要时数据管理员也可参与，各自从不同的专业角度进行建议和完善统计分析计划。

3.定稿　统计分析计划书应形成于研究方案和病例报告表确定之后。在临床研究进行过程中，可以修改、补充和完善。但是在数据库锁定进行统计分析之前必须以文件形式予以确认，此后不能再作变动。

二、统计分析计划的内容

1.统计分析数据集　用于统计分析的数据集，必须在统计分析计划和研究方案的统计部分中明确定义，并在盲态审核时确认每位受试者所属的分析集，包括全分析集（FAS）和符合方案集（PPS）。在定义分析数据集时，需遵循以下两个原则：①使偏倚达到最小；②控制 I 类错误的增加。

(1) 全分析集（full analysis set，FAS）：是指尽可能接近符合意向性分析原则的理想的受试者集，该数据集由所有随机化的受试者中以最小的和合理的方法剔除后得出的。意向性分析原则是指将所有随机化的受试病人作为所分到处理组的病人进行随访、评价和分析，而不管其是否依从计划的治疗过程。这种保持初始随机化的做法对于防止偏性是有益的，并且它为统计学检验提供了可靠的基础。但是，实际操作中往往难以达到，所以常采用全分析集进行分析。在选择全分析集进行统计分析时，对主要指标缺失值的估计，可以采用最接近

☆ ☆ ☆ ☆

的一次观察值进行结转。

（2）符合方案集（per protocol set，PPS）：亦称为"合格病例"或"可评价病例"样本。它是全分析集的一个子集，这些受试者对方案具有较好的依从性（例如，至少接受 2/3 以上疗程的治疗，用药量为规定的 80% ～ 120%，主要观察指标不缺失，基本没有违背试验方案等）。不同临床试验中，依从性的要求不同。

（3）安全性评价集（safety set，SS）：是指所有受试者随机化后至少接受一次治疗的受试者集，用于安全性评价。对安全性评价数据集的选择应在方案中明确定义。

在很多的临床研究中，FAS 是保守的，但更接近于真实世界的疗效评价。应用 PPS 可以显示干预措施按规定的方案使用的效果，但可能会比以后实践中的疗效偏大。权衡两者利弊，同时用 FAS 和 PPS 进行统计分析为宜。在确证性试验的方案有效性评价时，宜同时用全分析集和符合方案集进行统计分析。当以上两种数据集的分析结论一致时，可以增强试验结果的可信性。当不一致时，应对其差异进行清楚的讨论和解释。如果符合方案集中被排除的受试者比例太大，则会影响试验的有效性分析。

2. 缺失值及离群值的处理方法　缺失值，是临床研究中的一个潜在的偏倚来源，因此，病例报告表中原则上不应有缺失值，尤其是重要指标（如主要的疗效和安全性指标）必须填写清楚。对病例报告表中的基本数据，如性别、出生日期、入组日期和各种观察日期等不得缺失。试验中观察的阴性结果、测得的结果为零和未能测出者，均应有相应的符号表示，不能空缺，以便与缺失值相区分。

离群值问题的处理，应当从医学和统计学专业两方面去判断，尤其应当从医学专业知识判断。离群值的处理应在盲态检查时进行，如果试验方案未预先指定处理方法，则应在实际资料分析时，进行包括和不包括离群值的两种结果比较，研究它们对结果是否不一致以及不一致的直接原因。

（1）基于完整观测的方法：

①完整案例分析（Complete Case Analysis）：指把那些有缺失值的受试者全部排除，只分析有完整数据的受试者。完整案例分析的缺点：它是对意向性治疗（Intention-To-Treat，ITT）原则的违背，并由此可能造成偏倚，它可能造成很大的信息丢失。受试者只是因为很少的缺失值便要排除在分析之外，必然会损失这些受试者可获得的其他数据信息。会造成纳入分析的样本量大大减少，从而降低了统计把握度。

②有效案例分析（Available Case Analysis）：即根据观察到的数据进行分析，只是删掉那些需要统计分析的变量缺失的受试者。因此其分析的样本量会随着

不同的变量而变化。

(2) 填补法：指对缺失值用受试者某个可能出现的特定假设值来填补代替，主要分为单一填补和多重填补两大类。

单一填补 (single imputation) 是给每一个缺失值构造一个替代值，再对填补后的完整数据集用相应分析方法分析。其目的是为了尽量利用所有最初被调查的对象进行分析，减少样本量的丢失。单一填补由于填补的数据是唯一的，没有体现出缺失数据的不确定性，因而往往会造成一定的偏差。

①均值填补法：即用同一个变量的其他受试者的均值来填补缺失值。采用这种方法，保持了各个时间点所有受试者的总体均数，但是在重复测量数据的临床研究中，它没有考虑到受试者的缺失值与其他时间点测量之间的关系，也就是稀释了各个时间点测量之间的联系。

在随机对照试验中，对于基线指标，原则上不允许缺失，否则剔除全分析集 (FAS) 人群；对于治疗后指标，在分析 FAS 时，对主要疗效指标的缺失通常采用末次观测值结转、基线观测值结转以及最差观测值结转等方法进行填补。

②末次观测值结转 (Last observation carried forward, LOCF)：即采用缺失值之前最近一次的观察数据来结转缺失值。这种方法简单、容易理解、易于操作，但是它的应用是建立在两个假设基础上的：所有缺失的数据都是完全随机缺失 (MCAR) 的；病人最后一次观察值到试验结束时的终点值是保持不变的。这两个假设在临床试验实际中是很难达到的，由此带来的后果是偏倚。LOCF 是一种权宜之计。

③基线观测值结转 (Baseline observation carried forward, BOCF)：即用基线水平值来结转缺失值。常见于一些慢性疼痛试验中，若病人退出试验，则可以假设他的疼痛会恢复到基线的水平，因此就用基线值来替代缺失值。BOCF 是一种比较保守的分析方法。

④ 最差观测值结转 (Worst observation carried forward, WOCF)，即用最差的观察值来结转缺失值。WOCF 相对于 BOCF 更为保守，做法比较极端，对试验结果的估计一般都会产生偏倚。

3. 数据转换方法 分析之前对关键变量是否要进行变换，最好根据以前的研究中类似资料的性质，在试验设计时即做出决定。拟采用的变换（如对数、平方根等）及其依据需在试验方案中说明，数据变换是为了确保资料满足统计分析方法所基于的假设，变换方法的选择原则应是公认常用的。一些特定变量的常用变换方法已在某些特定的临床领域得到成功地应用。

4. 统计分析方法 临床研究中数据分析所采用的统计分析方法和统计分析软件应是国内外公认的，统计分析应建立在正确、完整的数据基础上，采用的统计模型应根据研究目的、研究方案和观察指标选择，一般可概括为以下几个

☆ ☆ ☆ ☆

方面：

（1）描述性统计分析：包括一般多用于人口学资料、基线资料和安全性资料，对主要指标和次要指标的统计描述等。

（2）参数估计、可信区间和假设检验：是对主要指标及次要指标进行评价和估计的必不可少的手段。试验方案中，应当说明要检验的假设和待估计的处理效应、统计分析方法以及所涉及的统计模型。处理效应的估计应同时给出可信区间，并说明估计方法。假设检验应明确说明所采用的是单侧还是双侧，如果采用单侧检验，应说明理由。

（3）协变量分析：评价治疗方案有效性的主要指标除治疗方法作用以外，常常还有其他因素的影响，如受试者的基线情况、不同治疗中心受试者之间差异等因素，这些因素在统计学中可作为协变量处理。在试验前应认真识别可能对主要指标有重要影响的协变量及如何进行分析以提高估计的精度，补偿处理组间由于协变量不均衡所产生的影响。在多中心临床试验中，如果中心间处理效应是齐性的，则在模型中常规地包含交互作用项将会降低主效应检验的效能。因此对主要指标的分析如采用一个考虑到中心间差异的统计模型来研究处理的主效应时，不应包含中心与处理的交互作用项。如中心间处理效应是非齐性的，则对处理效应的解释将很复杂。

5. 安全性评价　常用统计指标为不良事件发生率和不良反应发生率。当试验时间较长、有较大的退出治疗比例或死亡比例时，需用生存分析计算累计不良事件发生率。在大多数的试验中，对安全性与耐受性的评价常采用描述性统计方法对数据进行分析，必要时辅以可信区间以利于说明。

三、统计分析报告

试验统计学专业人员写出的统计分析报告是提供给主要研究者作为撰写临床试验总结报告的素材。

试验统计学专业人员根据确认的统计分析计划书完成统计分析工作，在统计分析报告中首先简单描述临床试验的目的、研究设计、随机化、盲法及盲态审核过程、主要指标和次要指标的定义、统计分析集的规定等。其次对统计分析报告中涉及的统计模型，应准确而完整地予以描述，如选用的统计分析软件、统计描述的内容、对检验水准的规定，以及进行假设检验和建立可信区间的统计学方法。如果统计分析过程中进行了数据变换，应同时提供数据变换的基本原理及变换数据的理由和依据。统计分析结论应使用精确的统计学术语予以阐述。最后，应按照统计分析计划书设计的统计分析格式详细给出统计分析结果。

对治疗方案有效性评价应给出每个观察时间点的统计描述结果。列出检验统计量、P 值。例如两个样本的 t 检验的结果中应包括每个样本的数量、均值和标准差、中位数、最小和最大值、两样本比较的 t 值和 P 值；用方差分析进行主要指标有效性分析时，应考虑治疗、中心和分析指标基线值的影响，进行协方差分析。对于交叉设计资料的分析，应包括：治疗顺序资料、每个阶段开始时的基线值、洗脱期及洗脱期长度、每个阶段中的脱落情况，还有用于分析治疗、阶段、治疗与阶段的交互作用方差分析表。

安全性评价主要以统计描述为主，包括用药情况（用药持续时间、剂量、药物浓度）、不良事件发生率及不良事件的具体描述（包括不良事件的类型、严重程度、发生及持续时间、与试验药物的关系）；实验室检验结果在试验前后的变化情况；发生的异常改变及其与试验用药物的关系及随访结果。

第五节　常用的统计分析软件

目前全球现有统计软件不下百余种，其中包括较为知名的 SAS、SPSS、STATA、S-Plus、MINITAB、R 等软件，这些软件经过数十年众多用户的使用，以及开发者的大力维护和更新，使它们的功能越来越强，使用越来越方便，以满足用户功能多极化的需求,这些统计软件也是生物医学研究中极为重要的工具。我国近些年也相继推出不少很好的统计软件如 SPLM、PEMS、CHISS、NOSA、DAS、SDAS 等。

一、SAS 软件简介

SAS 系统全称为 statistics analysis system，是一个模块化、集成化的大型应用软件系统，是用于决策支持的大型集成信息系统，但该软件系统最早的功能限于统计分析，至今，统计分析功能仍是它的重要组成部分和核心功能。

SAS 系统是一个组合软件系统，它由多个功能模块组合而成，其基本部分是 BASE SAS 模块。BASE SAS 模块是 SAS 系统的核心，承担着主要的数据管理任务，并管理用户使用环境,进行用户语言的处理,调用其他 SAS 模块和产品。也就是说，SAS 系统的运行，首先必须启动 BASE SAS 模块。它除可单独存在外，也可与其他产品或模块共同构成一个完整的系统。各模块的安装及更新都可通过其安装程序非常方便地进行。SAS 系统具有灵活的功能扩展接口和强大的功能模块,在 BASE SAS 的基础上,还可以增加不同的模块而增加不同的功能。主要模块有：① SAS/STAT（统计分析模块），几乎覆盖了所有的实用数理统计分析方法，是国际统计分析领域的标准软件。② SAS/GRAPH（绘图模块），可将数据及其包含着的深层信息以多种图形呈现出来，如直方图、圆饼图、星形图、散点相关图、曲线图、三维曲面图、等高线图及地理图等。③ SAS/QC（质量

☆ ☆ ☆ ☆

控制模块），为全面质量管理提供了一系列工具。它也提供一套全屏幕菜单系统引导用户进行标准的统计过程及试验设计。④ SAS/ETS（经济计量学和时间序列分析模块），提供丰富的计量经济学和时间序列分析方法，是研究复杂系统和进行预测的有力工具。⑤ SAS/ASSIST（辅助模块），为 SAS 系统提供了面向任务的菜单界面，借助它可以通过菜单系统来使用 SAS 系统其他产品。它自动生成的 SAS 程序既可辅助有经验的用户快速编写 SAS 程序，又可帮助用户学习SAS。⑥ SAS/ACCESS（外部数据连接和访问模块），提供了与许多流行数据库软件的接口，利用 SAS/ACCESS，可建立外部其他数据库的一个统一的公共数据界面。

SAS 系统的优点是其编程操作功能的强大。尽管高级版本的 SAS 出现了可视化窗口，然而要想完全发挥 SAS 系统强大的功能，充分利用其提供的丰富资源，掌握 SAS 的编程操作是必要的，只有这样才能体现出 SAS 系统在各个方面的特长。但由于 SAS 系统完全针对专业用户进行设计，其操作以编程为主，人机对话界面不太友好，非专业的初学者应用较为困难。

二、SPSS 软件简介

SPSS 是世界上最早的统计分析软件，由美国斯坦福大学的三位研究生于1968 年研究开发成功，同时成立了 SPSS 公司。2009 年 7 月 28 日，IBM 公司收购统计分析软件提供商 SPSS 公司，而且更名为 IBM SPSS。SPSS 软件最初全称为"社会科学统计软件包"（solutions statistical package for the social sciences），但是随着 SPSS 产品服务领域的扩大和服务深度的增加，SPSS 公司已于 2000 年正式将英文全称更改为"统计产品与服务解决方案"（statistical product and service solutions）。

SPSS for Windows 是一个组合式软件包，它集数据录入、整理、分析功能于一身。用户可以根据实际需要和计算机的功能选择模块，以降低对系统硬盘容量的要求。SPSS 的基本功能包括数据管理、统计分析、图表分析、输出管理等等。SPSS 统计分析过程包括描述性统计、均值比较、一般线性模型、相关分析、回归分析、对数线性模型、聚类分析、数据简化、生存分析、时间序列分析、多重响应等几大类，每类中又分好几个统计过程，比如回归分析中又分线性回归分析、曲线估计、Logistic 回归、Probit 回归、加权估计、两阶段最小二乘法、非线性回归等多个统计过程，而且每个过程中又允许用户选择不同的方法及参数。SPSS 也有专门的绘图系统，可以根据数据绘制各种图形。SPSS for Windows 的分析结果清晰、直观、易学易用，而且可以直接读取 EXCEL 及 DBF 数据文件，现已推广到多种各种操作系统的计算机上。

SPSS 是世界上最早采用图形菜单驱动界面的统计软件，它最突出的特点就是操作界面极为友好，输出结果美观漂亮。它将几乎所有的功能都以统一、规范的界面展现出来，使用 Windows 的窗口方式展示各种管理和分析数据方法的功能，对话框展示出各种功能选择项。用户只要掌握一定的 Windows 操作技能，精通统计分析原理，就可以使用该软件为特定的科研工作服务。SPSS 采用类似 EXCEL 表格的方式输入与管理数据，数据接口较为通用，能方便地从其他数据库中读入数据。其统计过程包括了常用的、较为成熟的统计过程，完全可以满足非统计专业人士的工作需要。输出结果十分美观,存储时则是专用的SPO格式,可以转存为 HTML 格式和文本格式。

SPSS 虽然界面非常友好，但却不是功能很强的数据管理工具，其主要用于对一个文件进行操作，难以胜任同时处理多个文件的任务。SPSS 不具备扩展性，无法编写新算法，只能使用软件提供的固定功能。虽然随着版本的升级与更新，其解决的问题和领域也向多元化发展，力图包含更多的方法，解决更多的问题，但与 SAS 相比仍有不足。

三、R 软件简介

R 软件是一套完整的数据处理、计算和制图软件系统。它可以提供一些集成的统计工具，但更大量的是它提供各种数学计算、统计计算的函数，从而使使用者能灵活机动的进行数据分析，甚至创造出符合需要的新的统计计算方法。其功能包括：数据存储和处理系统；数组运算工具（其向量、矩阵运算方面功能尤其强大）；完整连贯的统计分析工具；优秀的统计制图功能；简便而强大的编程语言：可操纵数据的输入和输出，可实现分支、循环，用户可自定义功能。

该语言的语法表面上类似 C，但在语义上是函数设计语言（functional programming language）的变种并且和 Lisp 及 APL 有很强的兼容性。特别的是，它允许在"语言上计算"（computing on the language）。这使得它可以把表达式作为函数的输入参数，而这种做法对统计模拟和绘图非常有用。

R 是一个免费的自由软件，它有 UNIX、LINUX、MacOS 和 WINDOWS 版本，都是可以免费下载和使用的。在 R 主页那儿可以下载到 R 的安装程序、各种外挂程序和文档。在 R 的安装程序中只包含了 8 个基础模块，其他外在模块可以通过 CRAN 获得。

四、Stata 软件简介

Stata 是一套提供其使用者数据分析、数据管理及绘制专业图表的完整及整合性统计软件。它拥有很多功能，包含线性混合模型、均衡重复反复及多项式普罗比模式。用 Stata 绘制的统计图形相当精美。

Stata 采用最具亲和力的窗口接口，使用者自行建立程序时，软件能提供具

☆ ☆ ☆ ☆

有直接命令式的语法。Stata 提供完整的使用手册，包含统计样本建立、解释、模型与语法、文献等超过一万余页的出版品。除此之外，Stata 软件可以透过网络实时更新每天的最新功能，更可以得知世界各地的使用者对于 STATA 公司提出的问题与解决之道。使用者也可以透过 Stata Journal 获得许许多多的相关讯息及书籍介绍等。

Stata 的统计功能很强，除了传统的统计分析方法外，还收集了近 20 年发展起来的新方法，如 Cox 比例风险回归，指数与 Weibull 回归，多类结果与有序结果的 logistic 回归，Poisson 回归，负二项回归及广义负二项回归，随机效应模型等。Stata 的作图模块，主要提供如下八种基本图形的制作：直方图（histogram），条形图（bar），百分条图（oneway），百分圆图（pie），散点图（twoway），散点图矩阵（matrix），星形图（star），分位数图。这些图形的巧妙应用，可以满足绝大多数用户的统计作图要求。在有些非绘图命令中，也提供了专门绘制某种图形的功能，如在生存分析中，提供了绘制生存曲线图，回归分析中提供了残差图等。

第 4 章
临床研究中的数据管理

临床研究数据质量是评价临床研究结果的基础。为了确保临床研究结果的准确可靠、科学可信，国际社会和世界各国都纷纷出台了一系列的法规、规定和指导原则，用以规范临床研究数据管理的整个流程。同时，现代临床研究的发展和科学技术的不断进步，特别是计算机、网络的发展又为临床研究及其数据管理的规范化提供了新的技术支持，也推动了各国政府和国际社会积极探索临床研究及数据管理新的规范化模式。

第一节　数据管理概述

一、数据管理的定义

数据管理是利用计算机硬件和软件技术对数据进行有效的收集、存储、处理和应用的过程。其目的在于充分有效地发挥数据的作用。实现数据有效管理的关键是数据组织。随着计算机技术的发展，数据管理经历了人工管理、文件系统、数据库系统三个发展阶段。在数据库系统中所建立的数据结构，更充分地描述了数据间的内在联系，便于数据修改、更新与扩充，同时保证了数据的独立性、可靠、安全性与完整性，减少了数据冗余，因此提高了数据的共享程度及数据管理效率。

临床研究的数据管理工作贯穿于临床研究的始终，涉及临床研究管理的方方面面，数据管理质量的好坏直接关系到试验结果的可靠性。随着计算机技术的发展，数据管理作为一门专门的学科，已包括研究计划阶段开始的数据管理设计、试验过程的数据管理实施、数据管理质量控制与质量保证技术等。

数据管理的目的是确保数据的可靠、完整和准确。数据管理过程包括数据接收、录入、清理、编码、一致性核查、数据锁定和转换。数据管理的目标是获得高质量的真实数据。因此，临床研究数据管理的各个阶段需要在一个完整、可靠的临床研究数据管理系统下运行，临床研究项目团队必须按照管理学的原

☆☆☆☆

理建立起一个体系，即数据管理系统，对可能影响数据质量结果的各种因素和环节进行全面控制和管理，使这些因素都处于受控状态，使临床研究数据始终保持在可控和可靠的水平。此处的数据管理系统不是指狭义的计算机系统，而是一种广义的数据质量管理体系（Quality Management System，QMS），它是临床研究项目管理系统的一个组成部分。

二、数据管理的国内外现状

1. 国内临床研究数据管理现状　我国的临床研究数据管理工作尚处于初步发展阶段，关于具体的数据管理、操作的法规和规定目前仍处于空白。由于缺乏配套的实施细则和有效的监管措施，导致我国在临床研究数据管理方面的规范化程度不高，临床研究数据管理质量良莠不齐。其次，国内临床研究数据管理系统的开发和应用尚处于起步阶段，临床研究的数据管理模式大多基于纸质病例报告表的数据采集阶段，电子化数据采集与数据管理系统应用有待提高。同时，由于缺乏国家编码标准，同类研究的数据库之间难以做到信息共享。

随着近几年建设创新型国家政策的提出，科研创新作为国家战略对我国临床研究数据进行规范管理的要求已非常紧迫，其发展的挑战和机遇均十分巨大。

2. 国际临床研究数据管理现状　国际临床研究数据管理首先要符合临床研究质量管理规范的原则性要求。同时，各国还颁布了相应的法规和指导原则，为临床研究数据管理的标准化和规范化提供具体的依据和指导。如：美国21号联邦法规第11部分对临床研究数据电子存档的规定（2003年8月）、美国食品药品监督管理局颁布的临床研究中采用计算机系统的指导原则等。而且，由各国临床研究方面的学者和专家组成的临床研究数据管理组织经过长期的研究和讨论，还形成了临床数据质量管理规范，是更为全面和细化的临床研究数据管理技术指导，为现行的法规和规定尚未涉及的临床研究数据管理方面提供有关可接受的操作流程。

总之，国际社会和发达国家均已建立了临床研究数据管理的若干法规、规定和技术指导原则，以保证试验数据的质量。而我国这方面的起步较晚，发展缓慢，临床研究数据管理欠规范化。目前，科研创新的国家战略计划又对临床研究数据规范化管理提出了更加紧迫的需求。鉴于其重要性和紧迫性，在积极总结和调研临床研究数据管理工作的当前技术水平和发展趋势的基础上，制订了相关技术指南。

第二节　原始数据收集工具设计

一、病例报告表的设计

1. 病例报告表的定义　病例报告表（case report form，CRF）或病例记录表（case record form）是临床研究中十分重要的研究资料。在临床研究方案确定之后，CRF 的填写质量则是该项临床研究是否能够成功的关键，也是关于该研究统计、分析、总结的重要依据。

CRF 根据研究方案的要求，有效、完整地收集临床研究数据，它承载了每一位研究对象的数据，是连接原始数据和统计结果的桥梁，为后续的数据分析和结果报告服务，同时也是原始病历隐私过滤的工具。

我们不妨这样理解，即临床研究的过程就是临床研究人员完成 CRF 的过程，如果所有的 CRF 填写合格，进入统计阶段，这个研究就基本结束了。但如果 CRF 填写得十分混乱，各种数据无法统计，即使是一个十分漂亮的试验方案，也不能得出科学、可靠的数据来。因此，CRF 应当受到足够的重视，现对 CRF 的设计做简要的讨论，以期提高 CRF 的质量和临床研究水平。

2. CRF 设计的科学性和严谨性要求　CRF 是根据临床研究方案设计和产生的，用以记录每例研究病例整个研究进程情况的数据资料。我国《药品临床研究管理规范》（GCP）中将它定义为："指按试验方案所规定设计的一种文件，用以记录每一名受试者在试验过程中的数据"。CRF 的内容要与方案完全一致，如果方案做出修改，且其修改的内容影响到资料的记录，CRF 也要做相应的修改，确保 CRF 的科学性。

要避免 CRF 出现漏项。CRF 将文字叙述的试验方案表达为记录表格式研究文本，它应当包含方案的每个程序和操作步骤，以便实施和记录。如果 CRF 对某些数据缺少记录空间或要求，那么结束时就无法统计数据，如主要数据遗漏，将造成严重损失，因此，CRF 的严谨性是十分重要的。

3. CRF 设计的完整性及简洁性要求

（1）CRF 应当和临床方案的设计要求一样，常见 CRF 组成包括封面、标题、填表说明、目录、流程图、筛选期、基线情况、访视期、临床总结页、签字确认页等。

（2）CRF 封面包括研究项目名称或编号、受试者姓名或字母缩写、随机分组编号或入组号码、入组日期和试验结束日期、研究中心或医院名称等。有的 CRF 封面还要求填写疾病诊断，如果这项临床试验有不同病种的受试者参加，为了区别出来是可以的，如果整个试验只是一种疾病或病种，就没必要填写。

☆ ☆ ☆ ☆

（3）根据研究流程图，确定每个周期应该任何给药、做什么检查，各项问题应与方案中规定的检查次序保持一致。不同随访阶段所做的检查，应列在不同随访日期页上。

（4）CRF 在正式内容开始前应当有填写标准操作程序（SOP），清楚地告诉填表人使用何种钢笔填写，如何填写，如何修改，以及何时填写等，如果遇到紧急情况应当与谁联系，比如发生严重不良事件（SAE）时应当向谁报告等。这些说明和要求要尽可能阐述详细、明确。在 SOP 中要使用规范的语言和文明、客气的语气，尽量不使用命令语态。常见到 CRF 的填写说明上充满了"不得使用铅笔""不得任意修改"等命令口气的叙述，让人看了心里十分不舒服。为了便于临床医师操作，把临床研究流程图放在前面，后面可以放知情同意书。知情同意书与 CRF 放在一起便于保存。

（5）CRF 除了要设计完整以外，其内容要简明扼要，比如有多项血液学检查的指标，在 CRF 上只填写与该项研究最密切相关、最重要的项目。CRF 中不应收集和该项研究无关的数据。但如果临床上出现某些检查项目不正常，而 CRF 中未要求记录，那么可能是一种原来未发现的不良反应，此时需在 CRF "其他"项目中记录。设计 CRF 的"全面完整"和"简明扼要"似乎矛盾，但如果完全领悟了研究项目的关键并熟悉临床情况，要做到这一点也是不难的，这也是 CRF 设计的水平和技巧所在。

4.CRF 的表格设计　要便于填写及资料输入。一般来讲，表格的设计形式有 2 种，封闭式或选择式的及开放式的。前者只需研究人员在表格上画勾或叉，而后者则要求研究人员用文字填写具体内容。这 2 种形式在 CRF 中都需要，因为它们各有自己的优势和用途。选择式的表格是为了便于资料的计算机输入和统计，将能够量化的指标都做成数字式的，比如性别，男是"0"，女是"1"，身体器官或系统也可以编成数字。好处是可以减少临床研究人员填表的复杂程度，减少出错的机会，提高工作效率。但是有些情况下 CRF 不能设为选择式的，比如对不良事件或不良反应的描述、处理方法和记录时，要用开放式的表格，需要研究人员详细、准确填写。因此表格的设计形式根据具体情况各有差异，不能要求完全一致。

二、调查问卷的设计

问卷调查是最常用的调查研究方法。问卷可收集具体客观的事实性数据以验证假设，问卷在收集资料的方法上具有明显的简易性、可变通性及低成本性。

1.问卷的设计要求

（1）问卷不宜过长，问题不能过多，一般控制在 20min 左右回答完毕。

（2）能够得到被调查者的密切合作，充分考虑被调查者的身份背景，不要提出对方不感兴趣的问题。

（3）要有利于使被调查者作出真实的选择，因此答案切忌模棱两可，使对方难以选择。

（4）不能使用专业术语，也不能将两个问题合并为一个，以至于得不到明确的答案。

（5）问题的排列顺序要合理，一般先提出概括性的问题，逐步启发被调查者，做到循序渐进。

（6）将比较难回答的问题和涉及被调查者个人隐私的问题放在最后。

（7）提问不能有任何暗示，措辞要恰当。

（8）为了有利于数据统计和处理，调查问卷最好能直接被计算机读入，以节省时间，提高统计的准确性。

2. 问卷问题设置类型

（1）封闭式问题：是指向被调查对象提问的同时，调查对象只能对问题所预先设定的答案进行选择。特点是设计较复杂，适于对研究问题的影响因素基本了解，可以探索作用强度，能收集定量资料，资料的整理与分析比较容易。缺点是预设的选项或答案常不够全面。

（2）半封闭式问题：是指由研究者提供一些可能的答案之外，受访者仍可以表示这些答案以外的其他意见，通常研究者顾及选项可能无法罗列所有可能答案，多会另外设计一个"其他"项，使受访者也能自由发挥其各自不同的意见。

（3）开放式问题：指受访者对问题的反应方式不受限制，由被调查者自由回答。开放式问题易于设计，适用于不了解内容的探索性研究，但难以获得定量资料，数据的整理与分析会产生很大的不便与困难。所以完全以开放式问题组成的问卷并不多见，通常情况下，在大部分封闭式问题的问卷中出现 $1 \sim 2$ 个开放式问题。

3. 问卷页面布局　决定着问卷内容的严密性，问卷包括：问卷标题、前言说明、问题核心、受访者基本资料、编码、备查项目几部分组成。

（1）问卷标题：是问卷调查的研究主题，使受访者一开始便知道接受什么样的调查访问。同时，有助于研究者撰写题目时具有针对性，不至于偏离研究方向。标题应简明扼要，易于引起受访者的兴趣。如"上海市居民居住质量状况调查""某地某病中医证型的调查"等。

（2）前言说明：力求简明扼要，常以简短的信出现，旨在向受访者说明调查的目的与意义。包括：问候语与感谢词、本问卷调查的机构及访员身份、调查对象决定的方式、调查目的及用途、填表方式、受访者意见的重要性以及恳求合作、基本数据的保密承诺、访问时间以及作答问卷的说明指示等，以取得受访者的认同与信任，乐于接受调查。

（3）问题核心：主要包括背景资料、人口学项目和研究项目等，是问卷的主要研究内容，内容设计的质量直接影响整个调查的价值。背景资料是调查对象姓名、住址、单位、电话等内容，人口学项目是年龄、性别、民族、婚姻状况、教育程度、职业等项目，研究项目是根据研究目的和观察指标确定的具体调查内容。

问卷的研究项目，应尽量选择客观的测量指标，尽量少用不能准确度量的重复性差的主观指标，对症状、心理学指标等主观指标进行收集，宜做成量表。提问设计必须注意以下几个方面：提问必须依据研究目的提出、避免双重提问、避免含糊不清、避免抽象问题、避免诱导或强制的问题、问题的排列要按一定的逻辑顺序、敏感性问题的处理宜慎重。

（4）编码部分：为了检查问卷及快速、准确地将资料输入计算机，防止信息丢失，每一份问卷都要赋予一个辨识码，每个提问及选择答案用数字编号。各种项目都要写明计算机编码：二分类名义变量（如男和女，编码为 1 和 2）；多分类无序名义变量（如某病的证 1，证 2，证 3，……）以及多分类有序变量（等级变量，编码为 1，2，3，……，K）；连续型变量（计量资料，填写实际观测值）。在印制问卷时，每个问题后面应有整齐的所需数量的小方格，以便对问题进行编码和输码。在条件许可时，还可以使用读卡机读卡。

（5）备查项目部分：一般包括调查者、回答者、填表者、调查日期、被调查者住址等。

备查项目的完整，有利于调查表的逻辑检查、错误校正、缺项补充、责任追查、复查随访等。

第三节　数据管理的基本要求

一、数据管理的人员要求

1. 数据管理相关人员及职责　数据管理相关人员包括负责人、研究者、监查员及数据管理员等，其相应职责如下：

（1）负责人：项目负责人是保证临床数据质量的最终责任人。负责人应制定质量管理评价程序、质量管理计划与操作指南。

（2）研究者：研究者应确保以 CRF 或其他形式报告的数据准确、完整与及时，而且应保证 CRF 上的数据与受试者病历上的源数据一致，并必须对其中的任何不同给出解释。

（3）监查员：应根据源文档核查 CRF 上的数据，一旦发现其中有错误或差异，应通知研究者，以确保所有数据的记录和报告正确和完整。

☆ ☆ ☆ ☆

临床监查中常见问题有：①知情同意书缺失或签署存在问题；②无原始病历或原始病历中无记录（缺失或不全）；③CRF 填写空缺、错误或不规范；④不良事件的记录不完整；⑤检验结果不能溯源（实验室数据、心电图、X 射线片等）；⑥试验药物管理不当。监查员对以上数据问题进行检查和督促整改。

（4）数据管理员：数据管理员应按照研究方案的要求，参与设计 CRF，并建立和测试逻辑检验程序。在 CRF 接收后，录入人员要对 CRF 作录入前的检查；在 CRF 数据被录入数据库后，利用逻辑检验程序检查数据的有效性、一致性、缺失和正常范围等。数据管理员对发现的问题应及时清理，可以通过比对 CRF 中其他部位的数据作出判断以解决问题，也可通过向研究者发放数据质疑表而得到解决。数据管理员应参加临床研究者会议，为研究团队及时提出改善与提高数据质量的有效措施。

2. 数据管理人员的资质及培训　负责临床研究数据管理的人员必须经过专业的培训，以确保其具备工作要求的适当的资质。数据管理专业培训应包括但不局限于：

（1）数据管理部门标准操作程序和部门政策；

（2）临床研究数据标准化文档及存档规则；

（3）数据管理系统及相关的计算机软件的应用与操作能力的培训；

（4）各项法规和行业标准；

（5）保密性和数据安全性培训。

此外，数据管理人员还应该通过继续教育不断提升专业素质，以保障数据管理工作的高品质完成。

二、数据管理的主要内容

数据管理的主要内容包括 CRF 的设计与填写、数据库的设计、数据接收与录入、数据核查、数据质疑表的管理、数据更改的存档、医学编码、试验方案增补修改、实验室及其他外部数据、数据盲态审核、数据库锁定、数据备份与恢复、数据保存、数据保密及受试者个人私密性的保护等。

1. CRF 设计与填写

（1）CRF 的设计：临床研究主要依赖于 CRF 来收集试验过程中产生的各种临床研究数据。CRF 的设计必须保证收集试验方案里要求的所有临床数据。CRF 的设计、制作、批准和版本控制过程必须进行完整记录。

CRF 的设计、修改及最后确认会涉及多方人员的参与，包括项目负责人、研究者、监查员、数据管理和统计人员等。一般而言，CRF 初稿由负责人完成，但其修改与完善由上述各方共同参与，最终定稿必须由负责人完成。

（2）CRF 填写指南：是根据研究方案对于关键字段和容易引发歧义的条目

进行特定的填写说明。

CRF 填写指南可以有不同的形式，并可以应用于不同类型的 CRF 或其他数据收集工具和方式。对于纸质 CRF 而言，CRF 填写指南应作为 CRF 的一部分或一个单独的文档打印出来。对电子 CRF 或 EDC 系统而言，填写指南也可能是针对表格的说明，在线帮助系统，或是系统提示以及针对录入的数据产生的对话框。

保证临床研究中心在入选受试者之前获得 CRF 及其填写指南，并对临床研究中心相关工作人员进行方案、CRF 填写和数据提交流程的培训，该过程需存档记录。

（3）注释 CRF：是对空白的 CRF 的标注，记录 CRF 各数据项的位置及其在相对应的数据库中的变量名和编码。每一个 CRF 中的所有数据项都需要标注，不录入数据库的数据项则应标注为"不录入数据库"。注释 CRF 作为数据库与 CRF 之间的联系纽带，帮助数据管理员、统计人员和程序员了解数据库。注释 CRF 可采用手工标注，也可采用电子化技术自动标注。

（4）CRF 的填写：临床研究者必须根据原始资料信息准确、及时、完整、规范地填写 CRF。CRF 数据的修改必须遵照标准操作程序，保留修改痕迹。

2. 数据库的设计　临床研究方案设计具有多样性，每个研究项目的数据收集依赖于临床研究方案。临床研究数据库应保证完整性，并尽量依从标准数据库的结构与设置，包括变量的名称与定义。就特定的研究项目来说，数据库的建立应当以该项目的 CRF 为依据，数据集名称、变量名称、变量类型和变量规则等都应反映在注释 CRF 上。数据库建立完成后，应进行数据库测试，并由数据管理负责人签署确认。

3. 数据的接收与录入　数据可以通过多种方式进行接收，如传真、邮寄、可追踪有保密措施的快递、网络录入或其它电子方式。数据接收过程应有相应文件记录，以确认数据来源和是否接收。提交数据中心时应有程序保证受试者识别信息的盲态。

数据录入流程必须明确该试验的数据录入要求。一般使用的数据录入流程包括：双人双份录入，带手工复查的单人录入，和直接采用电子数据采集方式。数据录入方式和采用时间的选择取决于资源技术水平。

4. 数据核查　目的是确保数据的有效性和正确性。在进行数据核查之前，应列出详细的数据核查计划，数据核查包括但不局限于以下内容：

（1）确定原始数据被正确、完整地录入到数据库中：检查缺失数据，查找并删除重复录入的数据，核对某些特定值的唯一性（如受试者 ID）。

（2）随机化核查：在随机对照试验中，检查入组随机化实施情况。

（3）违背方案核查：根据临床研究方案检查受试者入选 / 排除标准、试验用药计划及合并用药（或治疗）的规定等。

（4）时间窗核查：核查入组、随访日期之间的顺序判断依从性情况。

（5）逻辑核查：相应的事件之间的逻辑关联来识别可能存在的数据错误。

（6）范围核查：识别在生理上不可能出现或者在研究人群的正常变化范围外的极端数值。

数据管理人员应对方案中规定的主要和次要有效性指标、关键的安全性指标进行充分的核查以确保这些数据的正确性和完整性。数据核查应该是在未知试验分组情况下进行，数据质疑表内容应避免有偏差或诱导性的提问，诱导性的提问或强迫的回答会使试验的结果存有偏差。数据核查可通过手动检查和电脑程序核查来实现。数据核查程序应当是多元的，每个临床研究人员有责任采用不同的工具从不同的角度参与数据库的疑问清理工作。有时，在数据清理过程中无须研究中心批准，数据管理员便可对数据按照事先特许的规定进行修订，主要是指定由具备一定资历的数据管理人员对于明显的拼写错误进行更正，或根据研究中心提供的计量单位进行常规的数值转换。这些数据清理惯例必须在数据管理计划中明确详细地列举，并明确地告知研究中心，同时保留可溯源性。

5. 数据质疑表的管理　数据核查后产生的质疑表以电子或纸质文档的形式发送给监察员由其整理并转交给研究者。研究者对疑问做出书面回答后，监察员将已签字的质疑表复印件返回到数据管理部门。数据管理员检查返回的质疑表后，根据质疑表对数据进行修改。质疑表中未被解决的质疑将以新的质疑表形式再次发出。质疑表发送和返回过程将重复进行，直至数据疑问被清理干净。数据管理部门保存质疑表电子版。由研究者签名的质疑表复印件待研究完成后连同 CRF 一起返还给研究中心。

6. 数据更改的存档　错误的数据在数据清理过程中会被纠正。数据质疑表或数据核查文件作为数据更改的记录必须由研究者签名。在电话会议中认可的数据更改，应由批准更改的研究中心代表和数据中心代表同时签署讨论和批准的记录。

7. 医学编码　临床研究中收集的病史、不良事件、伴随药物治疗建议使用标准的字典进行编码。编码的过程就是把从 CRF 上收集的描述与标准字典中的项目进行匹配的过程。医学编码员须具备临床医学知识及对标准字典的理解。临床研究中采用的字典应在研究方案中明确规定。CRF 上出现的项目不能够直接与字典相匹配时，应当通过数据质疑表与研究者沟通以获得更详细的信息来进行更确切的编码工作。医学编码应在锁库前完成。

广泛使用的标准字典有 MedDRA，WHOART，ICD10 等。数据管理部门应建立标准流程，适时更新字典并保证医学和药物编码在不同版本字典之间的一致性。临床研究使用的字典版本应储存在数据库里。

8. 试验方案增补修改　是临床研究的一个有机组成。当有新的信息要求时就需要修改试验方案。不是所有的试验方案增补都需要变更 CRF，需要制定相应的流程处理此种情况。纸质 CRF 修改后需要一段时间送达研究中心，到那时研究中心通常已经接收到机构 / 伦理审查委员会（IRB/IEC）对方案修订的批准。如果是使用临床研究电子数据管理系统（EDC）系统，修改 eCRF 是远程操作即时获得，所以对 eCRF 的修改必须在 IRB 批准之后。

9. 实验室及外部数据的处理　在临床研究的组织实施过程中，有一些临床研究方案中规定采集，但是在研究者的研究基地以外获得的，由其他供应商（如中心实验室）提供的外部数据。外部数据类型比如：生物样本分析数据：实验室数据、药代学 / 药效学数据、生物标记物的检测数据等；外部仪器检测数据：如血生化、心电图、血流仪、生命体征监测、影像学检查等。

下列这些方面可能会影响外部数据的完整性，在建立数据库期间应注意：关键变量的定义和必需内容、数据编辑和核查程序、记录格式和文件格式（例如，SAS、ASC Ⅱ）、数据传输、数据库更新、数据储存和归档等。

为了确保有足够的信息可供用于外部数据的鉴别和处理，选择关键变量（唯一地描述每一个样本记录的数据）时必须谨慎。若无关键变量，将会对病人、样本和访视与结果记录的准确配对造成困难。

本地实验室数据的收集一般经过纸质 CRF，需强调本地实验室使用的分析单位与正常值范围，重视对缺失数据、异常数据，以及重复数据等的检查。中心实验室数据的收集主要通过电子化的文件形式传输。在研究开始之前，数据管理员要为中心实验室制定一份详细的数据传输协议，对外部数据的结构、内容、传输方式、传输时间及工作流程等作具体的技术要求。

数据管理员在外部数据加载入数据库前应对其进行检查。数据进入数据库后，启动逻辑检验程序，数据管理员也需要对其作相应的关联检查和医学审查，并对发现的问题启动质疑。

对于实验室和其他外部数据审查中发现的问题，临床研究监查员要对这些数据作 100% 的源数据核查。临床研究监查员对外部数据的监查与对研究中心的监查过程相同。

实验室数据的报告可采用实验室变化表和实验室数据分析图表等。

10. 数据的盲态审核　无论临床研究过程是开放的还是盲法操作，在临床研究数据库锁定前，均应由项目负责人、研究者、监查员、数据管理人员和统计分析师在盲态下共同最终审核数据中未解决的问题，并按照临床研究方案进行统计分析人群划分、核查严重不良事件报告与处理情况记录等。

如双盲临床研究还需检查紧急揭盲信件和临床研究总盲底是否密封完好，如有紧急破盲情况发生，需有紧急破盲理由及处理报告。

☆　☆　☆　☆

　　11. **数据库锁定**　是临床研究过程中的一个重要里程碑。它是为防止对数据库文档进行无意或未授权的更改，而取消的数据库编辑权限。数据库锁定过程和时间应用明确的文档记录，对于双盲临床研究，数据库锁定后才可以揭盲。

　　（1）数据库锁定清单：数据库锁定时，必须有证据显示数据库的数据编辑权限在定义好的时间点之前收回，并将这一证据记录在文件中。为了减少数据库锁定之后重新开启数据库的需要，应事先定义好一个有组织的程序，并且严格遵守这个程序，以保证完成所有数据处理，完成数据质量等级评定，通知了试验相关工作人员，并且所有相关人员批准锁定试验数据库。数据管理员应制定数据库锁定清单。

　　数据库锁定清单应涵括以下内容：所有的数据已经收到并正确录入数据库；所有的数据质疑表已经解答并进入数据库；非病例报告表数据（例如，中心实验室电子数据）已经合并到试验数据库中，并完成了与试验数据库的数据一致性核查；已完成医学编码；已完成最终的数据的逻辑性和一致性验证结果审查；已完成最终的明显错误或异常的审查；已完成数据质量审核，并将质量审核中发现的错误发生率纪录在文档中；根据标准操作程序更新并保存了所有试验相关文档。

　　一旦完成上面所述步骤，就应书面批准数据库锁定，并由试验相关人员（数据管理人员，生物统计师，临床监查员代表，研究者代表等）签名及签署日期。一旦获得数据库锁定的书面批准文件，就应收回数据库的数据编辑权限，并将收回数据编辑权限的日期记录在文档中。

　　针对期中分析，应严格按照方案中规定时间点或事件点进行分析，期中分析数据库锁定过程与最终分析的数据库锁定要求可能有所不同，但是所有数据库锁定的要求以及采取的步骤都应记录在文件中，还应报告截止至进行期中分析时的数据情况、时间情况及终点事件情况等。

　　（2）数据库锁定后发现数据错误：如果数据库锁定后发现有数据错误，应仔细地考虑、处理并纪录这些错误数据。最重要的是，应评估这些数据错误对安全性分析和有效性分析的潜在影响。然而，并非所有发现的数据错误都必须更正数据库本身。数据错误也可以记录在统计分析报告和临床报告文档中。尽管一些研究者选择更改发现的数据库中的所有错误，但一些研究者可能只更改对安全性／有效性分析有重要影响的数据错误。最重要的是，研究者应事先确定一个程序来决定应处理哪些数据错误和记录这些数据错误。

　　如果一个数据库锁定后又重新开锁，这个过程必须谨慎控制，仔细记录。重新开锁数据库的流程应包括通知项目团队，清晰地定义将更改哪些数据错误，更改原因以及更改日期，并且由主要研究者，数据管理人员和统计分析师共同签署。数据库的再次锁定应遵循和数据库首次锁定一样的通知／批准过程。

12. **数据备份与恢复**　在整个研究的数据管理过程中，应及时备份数据库。通常是在另外一台独立的计算机上进行备份，并根据工作进度每周对备份文件进行同步更新。最终数据集将以只读光盘形式备份，必要时，未锁定数据集也可进行光盘备份。

当数据库发生不可修复的损坏时，应使用最近一次备份的数据库进行恢复，并补充录入相应数据。

相关计算机必须具有相应的有效防病毒设置，包括防火墙、杀病毒软件等。

13. **数据保存**　目的是保证数据的安全性、完整性和可及性。

保证数据的安全性主要是防止数据可能受到的物理破坏或毁损。在进行临床研究的过程中，把所有收集到的原始数据（如 CRF 和电子数据）存储在安全的地方，诸如受控的房间，保证相应的温度、湿度，具有完善的消防措施，防火带锁文档柜。这些原始文档是追踪到原始数据的审核路径的一部分，应如同电子审核路径对数据库的任何修改或备份所做记录一样，严格进行保护。建议数据至少保存 10 年。数据的内容及其被录入数据库的时间、录入者和数据在数据库中所有的修改历史都需要保存完整。保证数据的可及性是指用户在需要时能够自如登录和获取数据，以及数据库中的数据可以按照需要及时传输。

14. **数据保密**

（1）数据保密：是临床研究过程中应该遵守的基本原则，研究机构应建立适当的程序以保证数据库的保密性，包括建立及签署保密协议以规范相应人员的行为，以及建立保密系统以防止数据库的泄密。

（2）受试者个人私密性的保护：临床研究受试者的个人私密性应得到充分的保护，受保护医疗信息包含：姓名、生日、单位、住址；身份证／驾照等证件号；电话号码、传真、电子邮件；医疗保险号、病历档案、账户；生物识别（指纹、视网膜、声音等）；照片；爱好、信仰等。个人私密性的保护措施在设计数据库时就应在技术层面考虑，在不影响数据的完整性和不违反 GCP 原则的条件下尽可能不包括上述受保护医疗信息，比如：数据库不应包括受试者的全名，而应记录下全名的缩写。以中文姓名为例，应该采用该受试者姓的首字母和名字的首字母。

三、临床研究数据档案

1. **临床研究数据归档的要求**　在临床研究完成后，应对研究过程中的文档进行存档。表 4-1 中总结了临床研究数据归档保存的各类型信息：

☆ ☆ ☆ ☆

表 4-1　临床研究数据归档要求表

归档内容	要求
临床研究数据	试验中收集的所有数据。这些数据既包括记录在病例报告表上的数据也包括非病例报告表收集的数据（例如实验室检查结果，心电图检查结果以及受试者电子日记）
外部数据	外部收集并将导入至临床研究数据管理系统（CDMS）的数据，包括所有导入的数据及其文件和用于外部数据质量控制的所有文件
数据库元数据信息	临床研究数据结构相关信息。这类典型信息是表、变量名、表单、访视和任何其他相关对象，也包括编码列表
数据管理计划书	数据管理计划的微软 Word 或 PowerPoint 文档可以转成 PDF 格式文件或打印成纸张文件归档保存
编码词典	如果数据是使用公司内词典或同义词表自动编码，那么使用的词典和统一词表都应归档保存
实验室检查参考值范围	实验室检查的参考值范围。如果临床研究过程中使用多个版本的参考值范围，那么每个版本的参考值范围都应归档保存
稽查轨迹	试验稽查轨迹的整个内容，并使用防修改的方式
逻辑检验，衍生数据变更控制列表	以工作清单、工作文件、工作报告的形式提供逻辑检验定义和衍生数据的算法，以及它们的变更控制记录
数据质疑表	所有数据质疑表，传递数据质疑表的相关邮件及数据质疑表解答的复印件。纸张形式的数据质疑表可以扫描归档保存，并且为扫描文件添加索引
程序代码	数据质量核查程序的代码，衍生数据的代码及临床研究数据统计分析的程序代码。程序代码文档应归档保存。最理想情况是，这些文件以在线方式保存，并编制索引或超链接
病例报告表的映像 PDF 格式文件	对于纸张的病例报告表临床研究来说，CRF 映像文件通常可以通过扫描方式获得，并将这些扫描文件转成 PDF 格式。对于电子数据采集的临床研究来说，电子表单的 PDF 格式映像文件可以通过 EDC/M 应用创建
其他	与数据管理相关的其他文件

2. 临床研究数据的归档格式　表 4-2 中列举不同类型的临床研究数据及其常用的归档格式。

☆☆☆ ☆

表4-2   临床研究数据的归档格式表

格式	描述
CSV	以逗号为分隔符的 ASCII 文本文件，可以使用文本编辑器、文字处理器及 Excel 电子表格软件编辑
XML	以 ASCII 技术为基础，便于不同系统间结构化信息的转换
SAS 版本 5 传输文件	SAS 公司提供的开源格式文件。通常用来提交临床研究数据
Adobe PDF	应用广泛的文本输出格式

对于使用纸质病例报告表的临床研究，临床研究中心应保存一份纸质病例报告表的复印件。对于使用电子数据试验，临床研究数据管理系统的供应商应为临床研究中心提供一份所有电子病例报告表的 PDF 文件格式以备案。

第四节   数据管理软件系统

一、数据管理系统的选择原则

数据管理的软件系统包括单机版的数据管理软件和基于网络技术的软件系统。临床研究的规模（可以用研究样本量、实时性要求、研究周期、CRF 观察项目数和研究中心数来综合表示）有大有小，所以对数据处理的要求差异很大。根据研究课题规模的不同，一般可以参照表4-3 进行数据管理软件的选择使用。

表4-3   不同研究规模的数据管理软件选择表

研究规模					数据管理软件
样本量	实时性要求	研究周期	CRF 观察项目数	研究中心数	
小	低	短	少	单中心	EXCEL、EPIDATA、ACCESS 等
中	低	中	中	多中心	EPIDATA、ACCESS、VFP、VB 等
大	高	长	多	多中心	SQL、ORACLE 等，C/S*、B/S* 结构

*C/S 结构，即 Client/Server（客户机 / 服务器）结构，是通过将任务合理分配到 Client 端和 Server 端，降低了系统的通讯开销，可以充分利用两端硬件环境的优势。B/S 结构，即 Browser/Server（浏览器 / 服务器）结构，是随着 Internet 技术的兴起，对 C/S 结构的一种变化或者改进的结构，用户界面完全通过浏览器实现。介于以上三种情况之间的可根据实际情况酌情选择

二、电子数据管理系统

1.电子数据管理系统的概念   数据管理是临床研究质量控制与质量保证的关键环节之一。临床研究的结果是否被认可，关键是研究数据的质量。临床

☆　☆　☆　☆

研究数据适当的管理保证了数据的完整性、可靠性和准确处理，并保证了数据的真实性。目前美国 60% 以上的临床试验都在使用 EDC，并且每年在 EDC 上的投入都在增长。而中国 90% 以上的临床试验都采用纸质 CRF 及 Excel、FoxPro、Access 等管理软件。时间久了，各研发部门，数据管理及统计分析部门都渐渐地认识到了临床数据规范化管理的重要性以及 EDC 的优势。因此，临床数据管理电子化是临床研究发展的必然趋势。

传统的临床研究数据获取方式以书面研究病历或中医临床研究病例表为工具，称为书面数据获取（Paper Data Capture，PDC），而 EDC 是电子化的数据获取方式。EDC 从临床研究机构直接获取电子化的数据，实现更加及时、可靠的数据管理方式。

临床研究电子数据管理系统（EDC）依据美国临床研究数据管理协会《临床试验数据管理规范》，欧洲临床研究数据管理协会《数据管理计划编写指南》，日本制药工业协会《临床试验中数据管理业务》等国外临床数据管理（CDM）的规范与指南，以及 ICH、WHO 与我国的 GCP 有关规定设计的。用户自定义 CRF 表，自定义录入界面，多种数据质量核查方案确保数据准确化和标准化，实现信息共享降低数据管理维护成本，通过电子签名和稽查痕迹等来保证整个系统的安全性，多种类型的系统自动通知与信息交互功能对试验全程进行监督和管理。支持包括图片、影像等多种格式的数据录入，具有强大的数据查询、导航、视图、汇总分析功能。系统提供了一个集成式的 EDC 综合数据管理平台，改变了以往纸质化临床研究时，数据采集速度慢，数据核查滞后，数据清理困难、试验周期长和数据质量不高的状况，保障了临床试验数据的质量，有效缩短临床研究的周期，为临床研究早出结果赢得了宝贵的时间。

2. 电子化数据管理系统的特色

（1）网络化集成化管理：基于浏览器如 IE 访问，无须安装客户端。

（2）数据输入阶段的逻辑核查：在数据输入阶段就开始对输入的数据做简单的逻辑核查，通过灵活配置，能够极大地提高数据的输入质量，大幅度降低疑问数量。

（3）支持复杂的工作流程：如受试者的状态管理，受试者资料锁定。

（4）全面的信息监控：对所有的受试者信息、EDC 项目信息进行全面监控，信息添加修改都有系统日志进行记录，保证数据库信息的安全。

（5）灵活的查询统计机制：提供了视图、导航、关联表等一系列的查询方案。

（6）支持多种格式数据文件导出：库中数据均可生成直接导入到 SAS、SPSS 等专业医学统计软件中的数据文件。

（7）互联网信息无缝集成：互联网海量信息的自动搜索、信息自动推荐

☆ ☆ ☆ ☆

功能。

（8）实时多样的用户交互：提供站内消息、系统通知等多种方式的用户交互，方便了临床监查员（CRA）和临床协调员（CRC）、研究者以及其他部门的交流。

（9）严格的权限管理模块：多种用户角色管理、菜单授权、数据表授权。

（10）灵活的扩展机制：可以针对用户的特殊要求进行灵活客户化过程。

3. 电子化数据管理系统的基本要求　包括系统可靠性、临床研究数据的可溯源性及数据管理系统的权限管理三个方面。

（1）系统可靠性：是指系统在规定条件下、规定时间内，实现规定功能的能力。临床研究数据管理系统必须经过基于风险考虑的验证，以保证数据完整、安全和可信，并减少因系统或过程的问题而产生错误的可能性。

临床研究数据管理系统的验证包括以下方面内容：

①证明系统满足特定的使用目的；

②系统的访问控制，以及用户管理；

③确保数据的完整性，包括防止数据的删除或丢失；

④防止数据和文档未经授权的更改；

⑤稽查轨迹；

⑥灾难恢复计划／备份；

⑦系统维护和变更控制；

⑧用户培训。

数据管理软件开发产商必须对其软件进行严谨的设计、严肃的验证，以及严格的检测。数据管理软件开发商应提供系统设计与使用说明书。临床研究数据管理软件终端用户，需有在本地进行安装调试、测试和人员培训的记录。

（2）临床研究数据的可溯源性：临床研究数据管理系统必须具备可以为临床研究数据提供可溯源性的性能。CRF 中数据应当与源文件一致，如有不一致应作出解释。对 CRF 中数据进行的任何更改或更正都应该注明日期、签署姓名并解释原因（如需要），并应使原来的记录依然可见。

临床研究数据的稽查轨迹，从第一次的数据录入以致每一次的更改、删除或增加，都必须保留在临床研究数据库系统中以保证从原始资料到申报数据全过程的透明度。稽查轨迹应包括更改的日期、时间、更改人、更改原因、更改前数据值、更改后数据值。此稽查轨迹为系统保护，不允许任何人为的修改和编辑。稽查轨迹记录应存档并可查询。

（3）数据管理系统的权限管理：临床研究数据管理系统必须有完善的系统权限管理。纸质化或电子化的数据管理均需要制定 SOPs 进行权限控制与管理。对数据管理系统中不同人员或角色授予不同的权限，只有经过授权的人员才允许操作（记录、修改等），并应采取适当的方法来监控和防止未获得授权的人的操作。

☆　☆　☆　☆

电子签名是电子化管理系统权限管理的一种手段。对于电子化管理系统来说，系统的每个用户都应具有个人帐户，系统要求在开始数据操作之前先登录帐户，完成后退出系统；用户只能用自己的密码工作，密码不得共用，也不能让其他人员访问登录；密码应当定期更改；离开工作站时应终止与主机的连接，计算机长时间空闲时实行自行断开连接；短时间暂停工作时，应当有自动保护程序来防止未经授权的数据操作，如在输入密码前采用屏幕保护措施。

4. 电子化数据管理系统的作用

（1）提高数据质量

①通过数据管理员（DM）对登录病例信息的实时管理，大大减少全部病例完成后 DM 的数据管理工作量，并提高了 DM 的数据管理质量。

②在数据采集时，采用有效值校验的方式，可以保证数据采集的准确性。

③通过数据输入阶段就开始对输入的数据做简单的逻辑核查，极大地提高数据的输入质量，大幅度降低疑问数量。

④多样的用户交互：提供站内消息、系统通知等多种方式的用户交互，方便了 CRA 和 CRC、研究者及其他部门的交流。

（2）提高工作效率

①试验监察员可以在整个数据采集过程中对数据进行实时监察，对中心已录入数据核查并质疑，保证了数据的质量、缩短了试验周期。

②通过 EDC 系统及时准确地即时相互沟通解决了原始纸件的 CRF 病历采集在差旅及沟通上浪费了大量宝贵的时间和经费，在遇到不能及时通报的应急问题，还可能会出现中心间的连锁事件。

5. 电子化数据管理系统的功能要求

（1）在线进行 CRF 表设计：可视化设计电子病例报告表（e-CRF），可快速、方便、严格按照 EDC 规范建立和设计界面丰富的病例报告表。

（2）数据录入灵活：电子化数据管理系统应便于数据录入。

①基于 Web 协同管理：基于 Web，可在不同地区的中心随时登录系统，支持将临床试验中各地研究资源共享，可实现试验协同。

②录入方便：在线录入数据结构化的方式来实现病例数据的录入方便性，同时添加了录入字典项，让数据录入更快捷。

③字段逻辑控制：对录入字段逻辑控制方便，实时提醒用户录入正确数据。

（3）满足数据质量核查与质疑：电子化数据管理系统应便于数据质量核查与质疑。

①对重要数据的缺失值、离群值、偏离正常值范围、时间序列等进行全方位的核查，确保了数据的有效性和完整性。

②数据质疑管理：数据核查者可对数据库中的任何数据提出质疑，并将质

☆ ☆ ☆ ☆

疑结果通知给录入人员，以此来监控数据的正确性。

③质量管理：对录入的数据，按照一定的抽查比例来对全部数据进行随机抽取，以此作数据抽查的样本。预先通过设置正确率，抽查后由系统计算得到正确率，看是否达到要求，最后生成 QA 报告。

（4）系统满足全面安全管理：电子化数据管理系统应满足全面安全管理要求。

①全过程数据监控：全过程监控数据的逻辑，任何数据的工作流控制，对数据的修改历史痕迹的记录，实现信息安全可控。

②数据权限控制：在系统中按功能应用定义了不同的用户角色和权限，密码和用户身份验证安全，电子签名，SSL 加密。

（5）灵活的数据导出：电子化数据管理系统应能提供强大的数据导入 / 导出的临床数据集迁移工具，可以导出 SAS、Excel 等格式，为后续统计分析做准备。

（6）查询统计：电子化数据管理系统应能提供比较全面的查询统计功能。

①基本查询：根据唯一或多重的查询条件的设定来对全部数据进行筛查。

②高级查询：在数据库中多个关联表之间实现数据的查询。

③全文检索：支持对单表中的所有数据进行模糊检索。

④汇总绘图：将数据表中的数据按组或类别以各种绘图的方式进行展示，更直观、方便查看数据。

三、电子数据管理中的标准应用

1. CDISC 标准　数据管理标准临床数据交换标准协会（CDISC）已广泛应用于临床研究中，它能够优化临床研究数据采集、传递、储存，并简化申办者 / 研究者向管理部门递交数据的程序，从而提高临床研究的效率。CDISC 包含临床数据采集标准（CDASH）、实验室数据模型（LAB）、操作数据模型（ODM）、研究数据表格模型（SDTM）、分析数据库模型（ADaM）等模块，见表 4-4。

表 4-4　CDISC 的细分标准

标准	描述	与 EDC 对应关系
CDASH	临床数据获取协调标准。用于病例报告表中数据收集字段的内容标准，直接用于 eCRF 建库临床数据采集整合标准提供规范描述了 CRF 数据的基本数据采集域和变量，包括标准问题文字描述、实践指南和最佳操作实践。包括 16 个主要域，支持自定义域	CRF 建库要使用标准 CDASH 域、变量和受控术语 生成 aCRF 导出 CDASH 标准域数据，XPT、ODM 格式

标准	描述	与 EDC 对应关系
LAB	用于交换临床试验中获得的实验室数据的标准，为实验室数据的获取和交换提供了标准的模型	
ODM	操作数据模型，XML Schema 规范，定义了按照监管要求获取、交换、递交和归档临床研究数据的内容和格式标准。为 Define-XML 和 Dataset-XML 和 SDM-XML 和 CTR-XML 提供了通用的基础标准，并且都是通过扩展 ODM 而来的	EDC 系统之间的数据交换 比如上海申康就使用了此标准统一管理多个课题的研究数据
Define-XML	基于 ODM 的源数据标准，用来描述 SEND、SDTM 和 ADaM 的源数据。以便向监管部门告知使用了哪些数据集，变量，受控术语，以及其他的特定的源数据	
Dataset-XML	用来描述 SEND、SDTM 和 ADaM 的数据集。用来替代 SAS 的 SPT 格式，相比于 SPT 格式，它删除了 SAS 传输文件的限制，比如：8 个字符变量名称的限制和 200 个字符文本字段长度的限制。Dataset-XML 与 Define-XML 是互补的标准	
SDTM	研究数据制表模型。数据组织和格式化的标准，用于向监管部门递交统一标准的数据，提高审评效率	EDC 系统一般无法直接生成，需要导出 CDASH 数据并进行外部转换
ADaM	分析数据模型。制定了创建分析数据时所要执行的标准	
SEND	非临床数据交换标准：描述了非临床研究数据的域和变量的 SDTM 实施指南	

　　2. CDASH 标准　　面向临床研究的数据管理，使用的比较多的是 CDISC 的主要模块 CDASH，用于 eCRF 的创建。CDASH 标准由 CDISC 于 2008 年 10 月制定，其目的是简化和规范各个临床研究中心的数据采集，为设计病例报告表提供标准。CDASH 由一个基本的数据采集字段集（包括域、定义变量名称、解释、元数据）组成，适用于临床研究阶段绝大多数病例报告表的设计（表 4-5 和表 4-6）。

表 4-5　CDASH 标准域

域名	中文全称	英文全称
AE	不良事件	Adverse events
CO	评注、备注	Comments
CM	过去和同期服用药物	Prior and concomitant medications
DM	人口学统计资料	Demographics
DS	处理	Disposition
DA	药物清点	Drug accountability
EG	心电图测试结果	ECG test results
EX	接触	Exposure
IE	入组和排除标准	Inclusion and exclusion criteria
LB	化验检测结果	Laboratory test results
MH	病史	Medical history
PE	体检	Physical examination
DV	方案偏离	Protocol deviation
SC	受试者属性	Subject characteristics
SU	药物滥用	Substance use
VS	生命体征检查	Vital signs

表 4-6　CDASH 常用的域和字段

域名	域中文名称	变量 ID	变量名称
AE	不良事件	AEYN	有无 AE
		AETERM	不良事件
		AEOCCUR	特定的不良事件
		AESTDAT	开始日期
		AESTTIM	开始时间
		AEENDAT	结束日期
		AEENTIM	结束时间
		AEONGO	是否持续
		AESEV	严重程度
		AETOXGR	毒性分级
		AESER	是否为严重不良事件

☆ ☆ ☆ ☆

续表

域名	域中文名称	变量 ID	变量名称
		AESCONG	先天性异常或出生缺陷
		AESDISAB	重大伤残
		AESDTH	死亡
		AESHOSP	住院
		AESLIFE	危及生命
		AESMIE	其他重要医学事件
		AEREL	与研究治疗之间的关系
		AEACN	对研究治疗采取的措施
		AEACNOTH	其他措施
		AEOUT	结局
		AEDIS	导致研究中止
IE	入排标准	IEYN	是否满足所有标准
		IEINC	入选标准
		IEEXC	排除标准
		IECAT	标准类型分类（受用于内嵌格式）
		IETESTCD	受试者不符合的标准编号
		IETEST	标准描述
LB	实验室检查	LBPERF	是否进行实验室检查
		LBDAT	检查日期
		LBTIM	检查时间
		LBCAT	模块名称
		LBSCAT	子模块名称
		LBTPT	计划时间点
		LBORRES	试验结果
		LBTEST	试验名称
		LBORRESU	单位
		LBORNRLO	实验室参考范围下限
		LBORNRHI	实验室参考范围上限
		LBCLSIG	临床意义
		LBNAM	实验室名称

续表

域名	域中文名称	变量 ID	变量名称
CM	用药信息	CMTRT	药物名称 / 疗法
		CMOCCUR	特定的药物 / 疗法
		CMINGRD	活性成分
		CMINDC	适应证
		CMDSTXT	单次剂量
		CMDOSTOT	每日总剂量
		CMDOSU	药物单位
		CMDOSFRM	剂型
		CMDOSFRQ	频率
		CMROUTE	给药途径
		CMSTDAT	开始日期
		CMSTTIM	开始时间
		CMPRIOR	是否在研究开始前服用过任何药物
		CMENDAT	结束日期
		CMENTIM	结束时间
		CMONGO	是否正在进行中
MH	既往病史	MHYN	有无病史
		MHCAT	既往病史分类
		MHSCAT	既往病史亚分类
		MHTERM	病史名称
		MHONGO	疾病目前是否还在持续
		MHCTRL	疾病是否得到了控制
		MHOCCUR	是否患有特定疾病
		MHSTDAT	疾病开始日期
		MHENDAT	疾病结束日期
		MHDAT	病史采集日期
DM	人口学资料	BRTHDAT	出生日期
		AGE	年龄
		DMDAT	采集日期
		SEX	性别（F：女性；M：男性）
		ETHNIC	族群
		RACE	人种

☆ ☆ ☆ ☆

续表

域名	域中文名称	变量 ID	变量名称
PE	体格检查	PEPERF	是否进行了体格检查
		PEDAT	检查日期
		PETIM	检查时间
		PESPID	编号
		PETEST	检查了哪些身体系统
		PERES	检查结果
		PEDESC	异常具体说明
		PECLSIG	检查结果是否有显著临床意义
EG	心电图检查	EGPERF	是否进行心电图检查
		EGMETHOD	测量方法
		EGPOS	受试者的姿势
		EGDAT	测量日期
		EGTPT	计划进行测量的时间点
		EGTIM	测量时间
		EGTEST	心电图检查名称
		EGORRES	检查结果
		EGORRESU	检查结果单位
		EGCLSIG	临床意义
DS	试验完成情况	EPOCH	试验阶段
		DSDECOD	受试者状态
		DSTERM	详细说明受试者状态
		DSSTDAT	发生的日期
		DSENTIM	完成或者退出的时间
		DSUNBLND	破盲
		DSCONT	受试者继续试验
		DSNEXT	下一个试验阶段
DA	药物发放回收（与试验无关）	DAPERF	是否对药物分发和回收进行了记录
		DACAT	药物类型
		DASCAT	药物的名称
		DADAT	日期
		DATEST	分发还是回收
		DAREFID	治疗标签标识符
		DAORRES	数量
		DAORRESU	单位

续表

域名	域中文名称	变量 ID	变量名称
VS	生命体征	VSPERF	是否采集生命体征数据
		VSDAT	测量日期
		VSTIM	测量时间
		VSSPID	生命体征编号
		VSTPT	计划测量时间点
		VSTEST	生命体征测量名称
		VSORRES	测量结果
		VSORRESU	测量结果单位
		VSCLSIG	结果是否有显著临床意义
		VSLOC	测量部位
		VSPOS	受试者姿势
Subject (SC)	受试者特征	SCPERF	是否采集受试者特征
		SCTEST	受试者特征是什么
		SCORRES	受试者特征
SU	嗜好品使用	SUNCF	受试者是否使用了嗜好品
		SUCAT	嗜好品类别
		SUDSTXT	使用嗜好品数量
		SUDOSU	使用嗜好品单位
		SUDOSFRQ	频率
		SUSTDAT	开始日期
		SUENDAT	结束日期
		SUCDUR	持续时间
		SUCDURU	持续时间单位
EX	暴露（受试者治疗情况）（与试验相关）		
CO	注释		
DV	方案偏离		

CDASH 应用到 EDC 系统的 eCRF 建库中，通过病例报告表注释（CRF annotation，aCRF）进行呈现。aCRF 是在空白的 CRF 中，在记录数据的位置上，对递交的数据集以及数据集中变量相应的名字进行标注的过程，它用文件记录来说明临床试验病例报告表的表格、变量条目名称、列表、访视及其他任何数

据记录，也包括数据变量代码列表。

3. 医院接口标准化　医师以本院病人为研究对象开展临床研究，部分研究的源数据来自于医院的 HIS、LIS 系统，如果采用电子数据管理系统同步临床数据的临床数据抓取（Bridge）方式，代替了人工录入 HIS、LIS 数据，就大大提高了录入效率、录入准确性。

Bridge 包括四大功能：①建立 EDC 与临床数据的中间库或通过服务接口连接，临床数据定时推送入组病人的 HIS、LIS 数据给 EDC；② EDC 上将 HIS、LIS 字典内置，接收临床数据时智能匹配；③ EDC 上以 HIS、LIS 字典为基础新建项目的 eCRF，配置变量的关联；④ EDC 上支持按病人 PID、访视时间窗间隔抓取，EDC 上可以对接收记录进行多维度筛选，EDC 上将临床数据抓取到 CRF 中。

对于结构化数据，建议首选医院的病案首页和 LIS 数据。病案首页是由于 2020 年国家卫健康委办公厅发布《关于启动 2020 年度级和三级公医院绩效考核有关工作的通知》（国卫办医函〔2020〕500 号，以下简称《通知》），通知要求各有关医院应当按照《卫生部关于修订病案首页的通知》（卫医政发〔2011〕84 号）、《国家卫计委办公厅关于印发住院病案 数据填写质量规范（暂）和住院病案数据质量管理与控制指标（2016 版）的通知》（国卫办医 发〔2016〕24 号）要求，使《疾病分类代码国家临床版 2.0》和《手术操作分类代码国家临床版 3.0》，填写住院病案首页，并按照《绩效考核与医疗质量管理住院病案数据采集质量与接标准（2020 年版）》将 2020 年住院病案数据上传国家医院质量监测系统。这就为简化 Bridge 的设计提供了基础。只要将国家卫健委病案首页数据结构和 LIS 数据结构内置到 EDC 系统，对接成本降大大降低，可以实现标准化数据对接（图 4-1）。

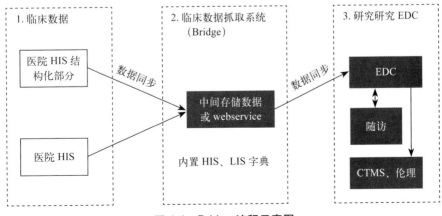

图 4-1　Bridge 流程示意图

☆ ☆ ☆ ☆

如果对于非结构化数据，目前主流的会采用光学字符识别（optical character recognition，OCR）、自然语言处理（natural language processing，NLP）技术对诊疗文本进行数据的自动化提取。

四、EpiData 软件

EpiData 是一个免费的单机版数据录入和数据管理软件。开发者是丹麦欧登塞（Odense，Denmark）的一个非营利组织。

EpiData 的特点是：单机单用户系统，不受网络连接的限制；直观方便、简单易学、实用性强、对计算机要求不高、数据录入、核查、转换功能强。记录数最好不要超过 200 000 ～ 300 000 条（Case），整个录入界面不要超过 999 行（Variable）；对数值或字符串编码进行解释的文字长度最多 80 个字符，编码长度最多为 30 个字符。该软件适用于小型的临床研究，可满足临床研究数据的二次数据，一致性比对等质量管理要求。

EpiData 的免费下载网址为：http：//www.epidata.dk/download.php

第 5 章

试验性研究设计

第一节　随机对照试验

一、随机对照试验的定义

随机对照试验（randomized controlled trial，RCT）是在人群中进行的、前瞻性的、用于评估医学干预措施效果的试验性对照研究。它把研究对象随机分配到不同的比较组，每组施加不同的干预措施，然后通过一定时间的随访观察，估计比较组间重要临床结局发生频率的差别，以定量估计不同措施的作用或效果的差别。除对照和随机分组外，随机对照试验通常还会采用分组隐匿、安慰剂、盲法、提高依从性和随访率、使用维持原随机分组分析等降低偏倚的措施。随机对照试验是目前评估医学干预措施效果最严谨、最可靠的科学方法，被认为是临床研究金标准式的设计类型。

二、随机对照试验基本原理

按照试验组与对照组的形成机制，可分为平行设计、交叉设计、析因设计等。

1. 平行设计随机对照试验　是指试验组与对照组平行开展，其基本原理如图 5-1 所示。

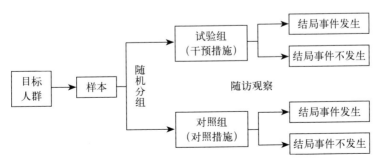

图 5-1　平行随机对照试验设计示意图

2. 交叉设计随机对照试验　是指每个受试者随机地在两个或多个不同试验阶段分别接受指定的处理（试验药或对照药）。这是一种将自身对照和成组设计相结合的试验设计方法，可以控制个体间的差异，同时减少受试者人数。其基本原理如图 5-2 所示。

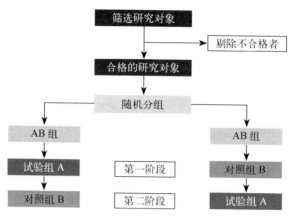

图 5-2　2X2 交叉设计随机对照试验示意图

3. 析因设计随机对照试验　是一种多因素的交叉分组试验，通过处理的不同组合，对两个或多个处理同时进行评价。析因设计的随机对照试验可以检验药物（干预）间是否有交互作用（拮抗、协同），寻找药物（干预）配伍的最佳组合。其基本原理如图 5-3 所示。

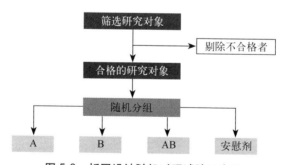

图 5-3　析因设计随机对照试验示意图

三、随机对照试验的三要素设计

1. 研究对象的设计　作为研究对象必须满足对干预因素敏感、对处理因素有比较稳定的反应性、作为研究对象具有可行性等。受试对象为病人时，应包括诊断标准（西医诊断标准、中医疾病诊断标准、中医证候诊断标准）、纳入与排除的标准。研究对象的设计原则参考绪论部分。

2.干预与对照措施的设计　干预与对照措施是随机对照试验的研究因素，也可称之为处理因素或试验因素，是根据不同的研究目的欲施加给受试对象的某种或某些因素，是研究者希望通过研究能够科学地考察其作用大小的因素。处理因素的强度称为水平，如以药物、毒物作为处理因素，剂量、浓度、作用时间等就是水平。在临床研究的全过程中，要抓住主要处理因素，区分处理与非处理因素。

处理因素必须标准化。处理因素要始终保持不变，按一个标准进行试验。如果试验的处理因素是药物，那么药物的成分、剂型、含量、出厂批号、给药时间、给药途径等必须保持不变，按一个标准进行试验。如果试验的处理因素是手术，那么就不能开始时不熟练，而应该在试验之前使熟练程度稳定一致。

3.效应指标的设计　效应指标是处理因素作用于受试对象所引起的反应强弱，它通过具体的效应指标来表达。效应指标的选择应根据研究目的，结合专业知识，在仪器和试剂允许的条件下，选择对说明实验结论最有意义的客观指标。效应指标选择应注意以下几点：①关联性：效应指标与研究目的有本质联系；②客观性：尽量选用客观性强的指标；③灵敏性：尽量选用灵敏度高的指标；④精确性：包括准确度与精密度。

(1) 主要疗效指标：是能够为临床研究目的提供可信证据的指标，应选择易于量化、客观性强的指标，并在相关研究领域已有公认的准则或标准。临床研究如果能够用结局指标作为判断疗效的标准，具有更高的论证强度。主要疗效指标通常设置一个，是临床研究样本量估算的依据。

(2) 次要疗效指标：是指与研究主要目的有关的附加支持指标，也可以是与研究次要目的有关的指标。次要疗效指标可以设置多个，可以是率指标，也可以是计量资料类指标。

(3) 结局指标：是指对病人影响最大、最直接、病人最关心、最想避免的临床事件，包括疾病终点（如死亡、残疾、功能丧失）和某些重要的临床事件（如糖尿病并发视网膜病变引起失明等）。结局的测量指标往往可以用率来表示，如病死率、治愈率、缓解率、复发率和生存率等。结局指标的可靠性程度高，在样本量和研究周期许可的情况下，应优先考虑将结局指标作为主要效应指标。

(4) 替代指标：是指一种能够代替重要的临床结局的实验室测量指标、临床症状或体征，经过干预可使其变化。在结局指标不可行（如需要很长时间）的情况下，就需要采用替代指标来评估干预措施的效果。比如评价中西医结合治疗恶性肿瘤的临床研究，比较理想的评价指标应该是生存率，但随访周期长，短期之内很难得到结果，因此可以将肿瘤的瘤体大小作为替代指标，评价治疗的短期效果。一个合格的替代指标必须满足两个条件：①可以完全解释由治疗引起的临床结局变化的净效应；②该指标与真正的结局指标有因果关系，可以

☆ ☆ ☆ ☆

预测疾病结局。

（5）安全性指标：用于评价干预措施的安全性，是非常重要的一个方面，一般可包括研究过程中出现的不良事件、与安全性相关的实验室理化检查指标、与预期不良反应相关的检测指标等，也包括病人接受干预后的一些症状表现。在中医临床研究中往往容易忽视安全性指标的观察与报告，应加以重视。

（6）软指标：是指基于病人主观感觉的指标，如焦虑、疲乏、食欲不振、记忆减退等难以量化，而需由经过系统训练的医护人员根据一定的法则，运用一定的方法和技术所构建的特定工具，诸如问卷、量表等进行测量，并根据测量结果推测病人或被访者的健康相关状况。软指标的测量方法主要有观察法、访谈法、量表法和问卷法。观察法和访谈法属于定性研究范畴。量表法在中医学中的应用广泛，中医计量诊断、中医证候规范化研究都使用量表进行中医软指标的测量。

由于软指标的测量与研究者或研究对象的主观感觉密切结合，如果将其作为主要效应指标，应尽可能采用双盲的随机对照试验。

4. 不良事件与干预措施的关系　不良事件的发生可能与所评价的干预措施有关，也有可能是无关的，应从专业层面对关联性进行评价。

（1）肯定有关：使用的干预措施及反应发生时间顺序合理；停止使用干预措施以后反应停止，或迅速减轻或好转；再次使用，反应再现，并可能明显加重；同时有文献资料佐证；并已排除原患疾病等其他混杂因素影响。

（2）很可能有关：无重复应用被评价干预措施史，余同"肯定"，或虽然有联合使用其他干预措施，但基本可排除联合使用其他干预措施导致反应发生的可能性。

（3）可能有关：使用的干预措施发生时间关系密切，同时有文献资料佐证；但引发不良反应的干预措施不止一种，或原患疾病病情进展因素不能除外。

（4）可能无关：不良反应与使用干预措施相关性不密切，反应表现与该干预措施已知不良反应不相吻合，原患疾病发展同样可能有类似的临床表现。

（5）无关：不良反应出现不符合试验已知的反应类型；受试者临床状态或其在试验期间采用的治疗方式可能产生该反应，受试者状态改善或停止其他治疗反应消除，重复使用其他治疗方式反应出现。

四、随机对照试验的样本量估算

随机对照试验多数情况下的设计是为了比较两组效应指标的差异，根据效应指标为计量资料和分类资料的不同情况，可分别采用两组间均数比较或两组间率的比较的样本量估算公式进行计算。在同样的要求和条件下，完全随机设计所需样本含量最大，故一般按照完全随机设计估计样本含量。

☆ ☆ ☆ ☆

1. 样本量估算公式

按照 1 ∶ 1 进行组间例数分配，两组间均数差异比较的样本量估算

公式为：$n=\left[\dfrac{(Z_\alpha+Z_\beta)\times\sigma}{\delta}\right]^2$；两组间率的差异比较的样本量估算公式为：

$n=\dfrac{(z_\alpha+z_\beta)^2\times p\times(1-p)}{(p_1-p_2)^2}$。公式中的 Z_α 为检验水准 α 的正态分布分位数，通常

双侧检验时取 Z_α=1.96，单侧检验时取 Z_α=1.645；Z_β 为 Ⅱ 类误差 β 的正态分布分位数，当 β=0.1 时，Z_β=1.282，当 β=0.2 时，Z_β=0.842；σ 为计量资料的标准差，表示变异程度；δ 为预期的两组均数差值的大小；p_1 和 p_2 分别为两组的率，p 为 p_1 和 p_2 的平均值的大小。

2. 效应指标为计量资料时的样本量估算举例

【案例】　某药厂观察两种降压药 A、B 的疗效，经预试验测得 A、B 治疗后血压下降的均数分别为 18mmHg 和 10mmHg，标准差分别为 12.1mmHg 和 10.9mmHg。试问在 α = 0.05，1-β = 0.9 的条件下，每组需要多少病人进行临床研究？

【样本量估算】　本例中，Z_α=1.96，Z_β=1.282，σ 为计量资料的标准差，为避免样本量估算过小的风险，取较大的标准差 12.1mmHg，δ 为预期的两组均数差值的大小，本例 δ=18 − 10=8mmHg。将以上参数值代入计算公式为：

$n=\left[\dfrac{(1.96+1.282)^2\times12.1}{8}\right]^2$=24，所以每组需要 24 例病人。

3. 效应指标为分类资料时的样本量估算举例

【案例】　某研究者观察两种降压药 A、B 的疗效，经预试验测得 A、B 两药治疗的有效率分别为 80% 和 60%。试问在 α=0.05，1 − β=0.9 的条件下，每组需要多少病人进行临床研究？

【样本量估算】　本例中，Z_α=1.96，Z_β=1.282，p_1 为 A 药的有效率（本例中为 80%=0.8），p_2 为 B 药的有效率（本例中为 60%=0.6），p 为 p_1 和 p_2 的平均值，p= (0.8+0.6)/2=0.7。将以上参数值代入计算公式为：$n=\dfrac{(1.96+1.282)^2\times0.7\times(1-0.7)}{(0.8-0.6)^2}=$ 55.2，所以每组需要 56 例病人。

五、随机对照试验的统计分析

随机对照试验的统计分析，除了根据数据特征选择合适的统计方法以外，由于前瞻性研究可能存在的数据不完整、基线不均衡等情况，应重点关注。

1. 统计分析数据集　因随机对照试验是前瞻性研究，随着研究的开展不可

避免的会出现研究对象失访、中途退出等脱落情况，造成研究资料的不全。与之相对应，在统计分析阶段常划分为三个统计分析数据集来做出全面分析。

（1）全分析集（full analysis set，FAS）：是指尽可能接近符合意向性分析原则（ITT）的理想的受试者集，该数据集由所有随机化的受试者中以最小的和合理的方法剔除后得出的。在很多的临床研究中，FAS是保守的，但更接近于真实世界的临床疗效。

意向性分析原则是指将所有随机化的受试病人作为所分到处理组的病人进行随访、评价和分析，而不管其是否依从计划的治疗过程。这种保持初始随机化的做法对于防止偏性是有益的，并且它为统计学检验提供了可靠的基础。但是，实际操作中往往难以达到，所以常采用全分析集进行分析。在选择全分析集进行统计分析时，对主要指标缺失值的估计，可以采用最接近的一次观察值进行结转。

（2）符合方案集（per protocol set，PPS）：亦称为"合格病例"或"可评价病例"样本。它是全分析集的一个子集，这些受试者对方案具有较好的依从性（例如，至少接受2/3以上疗程的治疗，用药量为规定的80%～120%，主要观察指标不缺失，基本没有违背试验方案等）。不同临床试验中，依从性的要求不同。应用PPS可以显示试验药物按规定的方案使用的效果，但可能比以后实践中的疗效偏大。权衡两者利弊，一般同时采用FAS和PPS进行统计分析为宜。

（3）安全性评价集（safety set，SS）：是指所有受试者随机化后至少接受一次治疗的受试者集，用于安全性评价。对于不符合纳入标准的研究对象被误纳入研究，接受了至少一次治疗，在疗效评价时被剔除出全分析集，但必须被计算到安全性评价集。

在很多的临床研究中，FAS是保守的，但更接近真实世界的临床疗效。应用PPS可以显示被评价干预措施按规定的方案使用的效果，但由于对研究对象做了很多限制，可能较以后实践中的疗效偏大。权衡两者利弊，同时用FAS和PPS进行统计分析为宜。

2.缺失值的处理方法　在临床研究中，最常见的问题是由于失访、未检测、中途退出等原因造成研究数据的缺失。在统计学上，将含有缺失数据的记录称为不完全观测数据。缺失值的存在会影响统计的把握度和变异度。临床研究中缺失值越多，把握度就越低，并且缺失值的存在导致数据变化的变异度被低估了；缺失值的存在，最重要的问题就是它可能造成很多偏倚，例如影响治疗组间的可比性和研究样本对目标疾病人群的代表性。

国际上比较公认的缺失值分类标准是，缺失值一般分为三种不同的类型。

①完全随机缺失：即数据的缺失不依赖于任何测量值（无论是已观察到的还是未观察到的）。

②随机缺失：即数据的缺失仅仅依赖于观察到的测量值，但不依赖于未观察到的测量值。

③非随机缺失：即数据的缺失既不是 MCAR 也不是 MAR 的。

在收集数据的过程中应当尽量地减少和避免缺失值的发生。但实际上，缺失值在各类临床研究中几乎是不可避免的，缺失数据常见的处理方法有两种：一是剔除不完全的个体或指标，只对完全数据进行分析，称为基于完整观测的方法。该方法是在剔除缺失数据后对剩余完整数据进行常规的统计分析。由于这种方法损失了信息，势必导致检验效能的降低，一般不推荐使用。二是根据已有信息，按某种原理对缺失数据进行估计，得到完整的资料，再用常规统计方法进行分析，称为填补法。详见统计分析部分。

3. 随机对照试验统计分析报告一般内容

(1) 研究人群情况：包括研究人群在各中心的分布、入组、脱落，各分析数据集的人数情况等。通常以列表和流程图的形式对病例入组情况和各中心分析的病例分布进行统计学描述。剔除病例、脱落病例应以列表的形式具体列出，并注明具体的原因，明确其归入的数据集。

(2) 人口学及基线资料的可比性分析：这一部分既是对临床一般资料的描述，同时也是对随机分组效果的评价，评价组间均衡性。通常，计数资料的描述采用 (n，%) 表示，组间比较采用 x^2 检验；计量资料的描述符合正态分布时采用均数 ± 标准差表示，组间比较采用 t 检验或方差分析，不符合正态分布时的描述采用中位数（四分位间距），组间比较采用秩和检验。

(3) 有效性评价：主要针对主要疗效指标、次要疗效指标、结局指标、替代指标、卫生经济学指标进行分析。由于随机对照试验实现了组间均衡，通常采用计量资料和计数资料组间比较的方法进行假设检验，计算 95% 置信区间等经典方法。

(4) 安全性评价：主要是罗列发生的不良事件，对实验室检查异常的个案进行描述性分析。在此基础上进行组间发生率的比较。安全性评价重点关注发生不良反应的个案临床意义，组间发生率的统计学意义并不重要，因为通常情况下不良事件的发生率较低，一般的样本量情况下很难有统计学意义的差异。

(5) 协变量分析：理论上随机分组能保证所有协变量在治疗组与对照组之间的平衡，但在实际试验中仅用随机分组很难保证所有协变量的平衡，如有时会出现个别基线指标的不均衡、研究中心间的不均衡，这种现象很常见。协变量分析是关于如何调节协变量对因变量的影响作用，从而更有效地分析处理效应的一种统计分析技术，可以弥补因基线不均衡而带来的偏倚。如果终点变量为定量指标，则可采用协方差分析；如果终点变量为发生率，则可采用 CMH 卡方进行调整；当终点变量为分类指标时，可采 Logistic 回归或分类数据模型

CATMOD 调整；当终点变量为事件发生的时间时，可用 Cox 回归进行协变量调整。

六、特殊类型的随机对照试验

1. 整群随机对照试验　是将研究对象以群组为单位进行随机分配的一种试验设计，而不是将单个观察个体随机分配到不同干预组的研究方法，也称为组随机试验（group randomized trials）。例如同一家庭医师的所有病人或是同一班级的学生被随机分配到试验组或对照组进行干预。整群随机对照试验设计是对人群水平的干预措施、效应估计偏倚及对照组的污染等问题的一个解决办法。

（1）整群随机对照试验临床资料的特点：该类型试验的研究个体之间不具有相互独立性；从试验中获得的数据的主要特征是反应变量的分布在个体间不具有独立性，而是存在地理距离内、某行政划区内或特定空间范围内的聚集性；同一群内个体的反应比不同群间个体的反应有更大的相似性，从而造成的群间变异是群随机试验有别于个体随机试验的主要特点。

（2）整群随机对照试验的适用范围：该方法主要适用于非个体治疗性干预评价研究，如生活模式的改变、群体健康教育、社区干预措施等。在这些研究中，随机化的单位可以不同，可以是相对较小的组，如家庭或整个社区，也可以是工地、医院、班级等。在很多情况下，医疗卫生干预是在群体水平上实施的，如针对社区人群的健康教育、针对医师实施指南的干预等，这种情况下很难以个体为单位进行随机分组；同时，整群随机试验设计可以更好地避免不同干预之间的污染，如疫苗的接种，因此在公共卫生与医疗服务领域有着广泛而重要的用途。

（3）整群随机对照试验的优缺点：

①优点：可以解决大人群的群体干预措施的评价。在很多情况下，医疗卫生干预是在群体水平实施的，如针对社区人群的健康教育、针对医师实施指南的干预等，这种情况下很难以个体为单位进行随机分组；同时，整群随机试验设计可以更好地避免不同干预之间的污染，因此在公共卫生与医疗服务领域有着广泛而重要的用途。

②缺点：在整群随机化对照试验里，通常群组的数量相对较少，因此并不能保证比较组间基线特征差异完全由机会造成。在设计方面由于同群的个体往往较不同群的个体在干预结果上具有更为相似的结果（非独立性），因此在同样的样本量下，整群随机对照试验提供的信息会少于个体化随机试验。

2. 成组序贯试验　相对于固定样本的试验先确定研究对象的样本量，待全部试验结束后整理和分析资料从而得出结论而言，成组序贯设计是每一批受试对象试验后，及时对主要指标（包括有效性和安全性）进行分析，一旦可以作出结论（无论是有统计学意义还是无统计学意义）时即停止试验。因此，成组序贯试验既可避免盲目加大样本而造成的浪费，又不至于因样本过小而得不到有统计学意义的结论。

成组序贯设计是期中分析的扩展，常用于大型的观察期较长的，或事先不能确定样本含量的临床试验。可以及时下结论，对病人有利，无效立即停止试验，有效及时推广，可节省样本数 30% ~ 50%。在多指标的医学研究中，序贯试验比较困难，应根据具体情况采用析因设计或计量诊断技术等。如果采用序贯试验，则应将多个指标的综合评值指标作为判断标准。

成组序贯设计的盲底要求一次产生，分批揭盲。每一批受试对象中试验组与对照组的例数相等或比例相同，且不宜太少，批次以不大于 5 为宜，以减少多次揭盲带来的信息损耗。可预先规定阳性结论所允许的假阳性率（α）和阴性结论所允许的假阴性率（β），一般 α、β 定为 0.05 或 0.1。这与临床病例总结不同，序贯试验是建立在严格的数理统计原则上得到的结论。

3. 分步楔形设计　对于一些已经有有效证据或是不能够马上在全人群中进行的干预措施，可用此设计来克服实验性方法无法克服的实用的或伦理的障碍。它使得干预措施分步启动，不会延迟。最终，整个人群接受干预，但是实施的步调是随机化确定的。将干预措施分步逐步推进，最后全覆盖，分步楔形设计既是探索性的研究过程，同时又是对有确切效果措施的推广应用过程。

4. N of 1 设计　又称单病例随机对照试验，是指应用随机对照试验的原理，以单个病例自身作为对照，评价多种药物的有效性及安全性，以筛选出最适宜的药物（图 5-4）。

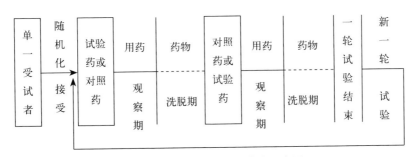

图 5-4　单病例随机对照试验示意图

传统的试验旨在估计一项干预措施在人群中的平均效应。N of 1 设计是指每个受试个体按照随机确定的次序或计划接受干预措施。可以用来评价个体间及个体内的变化，以及了解理论上预计引起这种变化的中介者。单病例随机对照试验的应用条件是非自限性疾病，病情较稳定且需较长时间服药的慢性疾病，也适用于一些少见病、特殊病的治疗试验。它的优点是结果有直接价值，短时间内从多种干预中选出最有效的方案，病人依从性高，可作为新药开发的前期试验。缺点是基线不可比，外推性受限制。

单病例随机对照试验的需要注意的问题是：其随机分组的对象是药物或干预措施，而不是病人。双盲设计是不可缺少的环节。洗脱期的确定应合适。试验所用药物应有起效快、停药后药效消失快的特点。在结果解释是需注意结论的外推性。

5. **随机撤药设计**　指所有符合纳入标准的病人全部接受治疗，以鉴别能够从治疗中受益的病人亚群，然后将该亚组中的病人随机分为试验组与对照组，对照组撤药后，对两组疗效进行比较（图 5-5）。随机撤药设计的应用条件为：所研究疾病为非自限性疾病，病情较为稳定；撤药不会造成严重的伤害。

该设计的优势在于将治疗无反应的病人识别并排除出试验，可以将无效治疗的时间最小化。同时，可以及时评估治疗是否需要继续或停止。由于撤药产生的效应值较大，因此可以最大程度节约样本量。该设计缺陷为，在分析治疗效果时纳入的人群为治疗有效的人群，因此与对照组比较时治疗效果可能被高估。

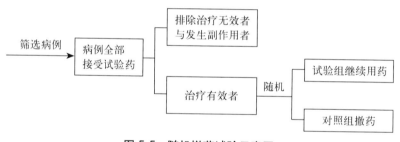

图 5-5　随机撤药试验示意图

第二节　非随机对照试验

非随机对照试验是指未按随机化原则将研究对象分组，而是由临床医师确定研究对象的分组或按不同地点加以分组，一组作为试验组，另一组作为对照组。经过一段时间观察后比较两组的疗效。它的优点是临床医师和病人均容易接受，研究工作容易进行。缺点是两组基本的临床特点和主要预后因素可能分布不均衡，缺乏严格的可比性，使两组的结果产生偏差。

如果将试验组和对照组按照时间先后来分，则形成历史性对照试验设计；如果按照病人的偏好来分，则形成偏好试验设计；如果将对照比较的对象变成目标值，则就是单组试验目标值法的设计。

一、历史性对照试验

历史性对照试验是将现在患某病的病人作为试验组，对之采用新的干预措施。对照组不是在同时期确立的，而是将过去某一时期患同种病的病例（同一地方过去的病例或者来自文献报告的病例）作为对照组，这些病人患病时接受过传统疗法或某种干预措施，然后比较两组的结果以判断新的干预措施的疗效。历史性对照试验的优点是提高病人依从性，节省研究经费和时间；缺点是方案实施过程中存在较大的偏倚影响。

1.历史性对照试验的条件和资料来源　历史对照试验可以选择以文献资料作对照，也可以不同时期与试验组疾病诊断相同的病人作为对照。采用文献资料作对照要求该病的自然史、诊断标准和治疗措施在一段时间内比较稳定或变化不大，以比较和评定目前干预措施的疗效。但由于不是同一时期的病例，因此应注意两组病例在人口学特征、病情特点与预后因素等方面的可比性。特别是关于研究对象特征的详细描述在大多数文献资料中极少见到，故在比较时应十分谨慎。将本单位的历史资料作为对照的研究，因为同一单位疾病的诊断标准及预后措施的变化容易掌握，会增加可比性。

2.历史性对照试验的优缺点

（1）历史对照试验的优点：由于在研究中给予所有的研究对象均为新的干预措施，病人和临床医师均易接受，所以较易实施，避免了一些医学研究的伦理问题。由于是与以前的资料作比较，过去的病历资料作为历史性对照的丰富资料，减少了一个研究组，从而节省了研究经费和时间。因同期治疗方案只有一个，没有选择性，可高度减少自愿参加者的偏差。

（2）历史对照试验的缺点：该方案最主要的缺点是试验组和既往治疗组间的可比性，因为疾病自然史可随时间的变化而发生变化，疾病的诊断方法和标准、纳入和排除标准、治疗方法和水平也会因时而异，这就使今昔两组病例在疾病的特征和预后因素等方面不可比，从而使研究工作难以实施。

二、前后对照试验

前后对照试验（before-after Trials，BAT）是 RCT 的一种特殊类型。它是将同一受试对象在应用处理措施或者对照措施前后的观察指标进行对比研究。试验过程分为试验前、后相等的两个阶段。第一阶段使用对照措施，第二阶段使用试验性措施。试验结束时，将前后两阶段的观察效果进行比较。

1.前后对照试验的适用范围　前后对照试验多用于慢性疾病、病程较长或是慢性复发性疾病的研究。在备选的干预措施必须有至少两种的处理措施，临床试验的前后两个阶段观察期或用药期必须相等。由于是前后两个阶段，中间应设置洗脱期，研究对象的病情许可洗脱期的不治疗。

2. 前后对照试验的优缺点　前后对照试验的优点是消除了个体差异的影响，一个研究对象接受了对照组和试验组的干预措施，可以节约样本量，所需样本量小，统计效率高。由于所有病人的方案都一样，病人的依从性也高。前后对照试验的缺点是试验的前后两阶段相隔一段时间，两个阶段病人的情况会有差异，影响可比性。可研究的病种范围也会受到限制。

三、偏好试验和随机知情同意设计

随机化在实际或伦理上的障碍有时可以利用非标准化设计得到解决。当病人具有强烈的治疗方法偏好时，就根据病人的偏好进行分组或是在得到知情同意前就随机分配，病人可能更适当。偏好试验在执行时有两种方式：

1. 部分随机偏好设计　流程是：首先进行合格研究对象的筛选，筛选满足研究所需的诊断标准、纳入标准，且不符合排除标准的病人；对合格的研究对象进行知情同意，征询病人对分组的偏好，如果该病人有一定的入组倾向，则根据病人的意愿分入相应的组别；如果病人没有相应的偏好（入组倾向），则按照随机原则进行分组。记录病人的偏好和分组结果，用于后续的统计分析。病人的偏好既是校正因素，也是分层因素。

2. 完全随机偏好设计　流程是：首先进行合格研究对象的筛选，筛选满足研究所需的诊断标准、纳入标准，且不符合排除标准的病人；对合格的研究对象进行知情同意，征询病人对分组的偏好，记录病人的偏好（偏好 A、偏好 B、无偏好），按照随机原则进行分组。病人的偏好只是作为一个校正的影响因素。

四、单组试验目标值法

单组试验目标值法，是类实验设计的一种，系指在事先指定某种结局指标临床目标值的前提下，通过无同期对照的单组临床试验考察相应指标结果是否在指定的目标值范围内，以此来推断某种干预措施的有效性和安全性的一类方法。该方法在某些医疗器械临床试验中的应用已得到美国 FDA 的认可，并将其作为随机对照临床试验不适合时的替代方法之一。临床研究的某些领域，因实施随机对照试验的困难，也可以尝试采用单组试验目标值法。

1. 单组试验目标值法原理　单组临床试验目标值法是指在事先指定某种结局指标临床目标值的前提下，通过无同期对照的单组临床试验考察相应指标结果是否在指定的目标值范围内，以此来推断某干预手段（药物、器械、诊疗方案等）的疗效或安全性的一类方法。单组试验是类实验研究的一种。类实验研究是缺少实验研究某项特征（如随机、对照）时的一类设计，由 RCT 演变而来。

由于在研究设计中缺少平行对照组，因此很难对试验效应做出正确的、无偏的评价。为了弥补单组试验缺少对照这一重大设计缺陷，在试验设计中引入目标值这一具有总体特征的参数作为对照，以增加试验效应评价的可靠性。

所谓目标值法，就是根据前期研究或行业内公认的诊治某类疾病所能获得的最好效应指标值，制定本次研究的试验效应所预期取得的效应指标值大小，作为本次研究在不设立对照组情况下，试验组所至少应取得的试验效应的目标。单组试验与目标值法只有紧密结合，才能保证研究的科学性。单组试验与目标值法相结合的统计学推断原理是样本与总体的比较，而平行随机对照试验的统计推断原理是两样本的比较。

2. 单组试验目标值法的实施步骤　根据目标值法进行临床试验的步骤为：

（1）评价指标确定。根据专业知识确定本研究方案的有效性和（或）安全性指标，这些指标可充分反映其有效性和安全性。

（2）目标值确定。根据历史数据确定这些指标的目标值。

（3）样本量估算。根据目标值确定该临床试验所需受试者人数。

（4）疗效观察。将所有受试者均接受该诊疗方案，观察其有效性和安全性指标。

（5）最后，估计出点估计值及 95% 可信区间，然后与目标值进行比较，得出结论。

3. 单组试验目标值法科学性保证的关键点

（1）评价指标及其目标值、靶值的设定：评价指标及其目标值的设定是本研究方法最重要的关键点，包括评价指标的选择和评价指标目标值、靶值设定3 个方面。

①疗效评价指标的选择：中医临床研究疗效评价指标的选择必须满足代表性、客观性和可参考性 3 个特征。代表性是指评价指标最能代表该干预措施干预效果的主要疗效评价指标，为业界公认的指标。客观性是指评价指标不能是中医量表一类的主观指标，必须是实验室检查、影像学检查、死亡终点指标等，不受主观因素干扰的评价指标。可参考性是指该评价指标已经被作为同类研究的主要疗效评价指标，有可供参考的文献。

②目标值的设定：美国 FDA 对目标值的定义为："从大量历史数据库的数据中得到的一系列可被广泛认可的性能标准"。在中医临床研究中，单组试验目标值的确定需要通过多个在同一条件下的研究的疗效评价指标的整体情况来确定，一般需要循证医学的 Meta 分析来支持。如果没有已经发表的系统评价支持，则需要在研究设计前期做一个系统评价，将系统评价的结果作为目标值的依据。系统评价收集的文献要求纳入标准、排除标准和诊断标准一致，文献收集的范围要相对全面，这样才具有代表性。目标值可以理解为目前行业内公认的诊治

☆☆☆☆

该类疾病的疗效水平。

③靶值的确定：单组试验的靶值是指所要研究的干预措施疗效评价指标预计可以达到的水平，是体现所要研究的干预措施优于目前行业内公认疗效水平的优效性。靶值要求优于目标值，靶值确定的关键在于确定临床优效界值。具有临床意义的优效界值，即本次研究的疗效水平要比目标值高多少才被认为具有临床意义，需要由专业内的专家集体决定。

（2）病例标准的设定：病例标准包括纳入标准、排除标准和诊断标准3个标准。3个标准必须与确定目标值时所参考的原始研究或系统评价的三标准一致，否则不同标准下的研究不具有可比性。

（3）统计学推断：单组试验目标值法的统计学结果表达采用点估计与区间估计相结合的方式，统计学结论包括两个部分：一是疗效评价指标优于目标值，差异有统计学意义（$P < 0.05$）；二是疗效评价指标达到靶值水平，即疗效评价指标等于靶值（$P > 0.05$）或者疗效评价指标优于靶值（$P < 0.05$），而不能是疗效评价指标劣于靶值（$P < 0.05$）。统计学结论的两个部分同时满足，才可被认为是具有临床价值。

（4）研究结果的解释：由于单组试验目标值法不是严格的RCT，在方法学上属于类实验范畴，所以研究的证据级别要低一些，其外推性受到一定的限制，研究结果的解释必须限定在一定的范围内。这个限定范围主要是指严格的诊断标准、纳入标准和排除标准范围以内。

第三节　试验性研究报告规范

一、随机平行对照试验报告规范的通用格式

1995年，为了改进随机对照试验报告质量，一个由临床试验学者、统计学家、流行病学家和生物医学编辑组成的国际小组制定CONSORT声明，即临床试验报告的统一标准（consolidated standards of reporting trials, CONSORT）。1999年，CONSORT制定组织依据最新的关于偏倚产生的证据，对最初的CONSORT清单和流程图进行了修订，见表5-1。

表5-1　随机平行对照试验报告规范的通用格式——CONSORT声明

条目（共22条）		定义及说明
标题和摘要	1	以结构式摘要报告目的、对象和方法、治疗、主要结果和结论
前言	2	简要介绍研究的背景、科学意义和立论依据

条目（共 22 条）		定义及说明
方法		
对象	3	诊断标准、纳入 / 排除标准、研究场所、资料收集的来源
治疗措施	4	试验治疗和对照治疗的详细用药方案、疗程及依从性
试验目的	5	特定的目的和假设
评价的结局	6	主要及次要结局的名称、测量方法和时段
样本量	7	说明样本量估算的依据
随机化		
随机分配的方法	8	具体说明用什么方法进行随机分配
分配方案的隐藏	9	说明随机分配方案的执行过程，有无做到治疗方案的隐藏
实施	10	说明随机分配方案的制作者、试验对象的纳入和分组执行者
盲法	11	说明受试对象、治疗实施者、结局评估者是否对其设盲
统计学方法	12	用于结局资料组间比较的分析方法（包括亚组和校正分析）
结果		
受试对象流程图	13	以示意图表示受试对象纳入试验各阶段的数目和流失情况
对象纳入的期间	14	说明从纳入第一例到最后一例的时间段及随访情况
基线资料	15	各组纳入病例的基线人口学和临床特征（通常列表比较）
纳入分析的例数	16	说明各组纳入分析的例数和退出 / 失访例数，意向性治疗分析
结局和效应大小	17	报告每一主要及次要结局，给出原始数据及分析结果
亚组或校正分析	18	对事先说明的亚组和校正因素进行附加的资料分析
不良事件	19	报告各组的不良事件、副作用或药物不良反应
讨论		
对结果的解释	20	结合研究的目的或假设、可能存在的偏倚，对结果进行解释
结果的推广应用性	21	试验结果对实际应用的意义和价值
概括证据	22	根据当前其他研究所获得的证据，对该试验结果进行概括

二、整群随机对照试验的报告规范的通用格式

整群随机对照试验在公共卫生与临床服务领域的应用日益广泛，并为医疗卫生干预提供了重要的证据。对这类研究结果的正确评价有赖于充分、准确的报告，见表 5-2。CONSORT 扩展声明是当前权威的整群随机对照试验报告规范。

☆☆　☆　☆

表 5-2　整群随机对照试验的报告规范的通用格式——CONSORT 扩展声明

内容与主题	项目	描述
标题与摘要		
设计	1	研究对象是如何分配到各个干预组的（如"随机分配"或"随机化"），并详细说明分配是以整群为单位进行的
介绍		
背景	2	科学背景与原理的解释，包括使用整群设计的原理
方法		
研究对象	3	研究对象和群组的入选标准，数据收集的机构和地点
干预	4	各组干预的详细描述，干预对个体水平还是群体水平（或者都有），以及何时、如何实施
目标	5	设定的目标和假说，以及它们针对个体水平还是群体水平（或者两者都有）
结局	6	明确定义主要和次要结局指标，它们针对个体水平还是群体水平（或者两者都有），如果可能，描述改进结局测量质量的方法（如多次观察，对测量者进行培训）
样本大小	7	总样本量大小如何确定（包括计算方法，群组的数量，群组大小，群内相关系数及其不确定的指标），如果可能对中期分析和终止试验的条件进行解释
随机化		
序列的产生	8	产生随机分配序列的方法，包括任何限定情况（如分组、分层、匹配）
分配隐藏	9	按照产生的序列进行随机分配的方法，详细说明分配基于整群而不是个体，清楚阐明在分配干预之前序列是否被隐藏
实施	10	谁产生分配序列，谁登记研究对象，谁指派研究对象到相应的组
盲法	11	研究对象、实施干预者、评价结局者是否对分组未知？如果是，盲法是否成功
统计方法	12	比较各组主要结局的统计方法，指出如何处理整群设计效应；其他分析方法，如亚组分析和调整分析
结果		
研究对象的流动	13	各个阶段群组和研究对象的流动情况（强烈推荐使用流程图）。特别是报告各组接受随机分配、接受干预、完成试验和进入分析的群组和研究对象的数量。描述实际研究偏离研究方案的程度及原因。
研究对象的征集	14	征集研究对象和随访的日期范围

续表

内容与主题	项目	描述
基线数据	15	如果可能，报告各组个体水平和群体水平的基线人口学特征和临床特征
分析的数量	16	纳入每个分析的各干预组的群组和研究对象的数量（分母），以及是否进行了 ITT 分析。如果可行，用绝对数的形式来表达结果（如 10/20，而不是 50%）
结局和估计	17	对每个主要和次要结局，如果可能，应报告个体或群体水平上每个组的综合结果，估计效应大小和精密度（如 95% 可信区间），报告各主要结局的群内相关系数
辅助分析	18	报告进行的其他所有分析，包括亚组分析和调整分析，阐明哪些分析是预先设定的，哪些是探索性的，从而关注多重分析问题
不良反应事件	19	各个干预组所有重要的不良反应事件或副作用事件
讨论		
解释	20	结合研究假设、潜在偏倚或不精确的来源
可推广性	21	试验结果向个体和（或）整群（如果相关）的可推广性（外部有效性）
证据总体	22	结合现有的证据对结果进行全面的解释

三、非劣效性和等效性试验报告规范的通用格式

随着有效药物的大量出现，有突破性疗效的药物越来越少，临床试验的目的也有所转变，在阳性对照试验中，更多的情形是探索新药与标准药物相比疗效是否不差或相当，并不一定必须超过标准药物，由此提出了非劣效性和等效性试验。鉴于非劣效性或等效性研究报告中存在的问题，在 McAlister 和 Sackett 的工作基础上，来自世界卫生组织的 Gilda Piaggio 博士领衔一个写作小组对 CONSORT 清单做了修改和扩展。扩展的内容主要集中于非劣效性试验，但也对等效性试验提出了一些参考意见，见表 5-3。

表 5-3　非劣效性和等效性试验报告规范的通用格式

内容与主题	条目编号	条目描述
标题和摘要	1	受试者是被如何分配到干预组的，明确说明试验是一个非劣效性或等效性试验
介绍背景	2	基本原理的科学背景和解释，包括非劣效性或等效性设计的理论基础

☆☆☆☆

续表

内容与主题	条目编号	条目描述
方法		
受试者	3	受试者的入选标准（详细说明非劣效性或等效性试验的受试者是否与确立参照处理有效性的试验的受试者相似）
干预措施	4	每个试验组要接受的干预措施的细节，详细说明非劣效性或等效性试验中用到的参照处理是否与以前确立有效性的试验中用到的处理相同（或非常相似），以及实际上他们是什么时候如何接受的干预
目的	5	特定的研究目的和研究假设，包括有关非劣效性或等效性的假设
结局	6	对主要结局和次要结局的测量做出清楚的定义，详细说明非劣效性或等效性试验中用到的结局是否与以前确立参照处理有效性的试验中用到的结局相同（或非常相似）。同时，说明用于提高测量质量的方法
样本量	7	样本量是如何确定的，需要详细说明样本量的计算是否按照非劣效或等效性标准，而且需要指明选定等效性差值的理论基础
随机化系列的产生	8	产生随机分配序列号的方法，包括任何限定情况（如分组、分层）
分配隐匿	9	按照产生的序列实施随机分配的方法，指明在给予干预前是否隐匿序列号
实施	10	谁产生分配序列号，谁征集受试者，谁将受试者分配给各处理组
盲法	11	受试者，干预措施的执行者及结局的评价人员是否知道各处理组的分配情况。如果相关，如何评价盲法的成功与否
统计方法	12	用于对主要结局进行组间比较的统计方法，指明是否用了单侧或双侧可信区间的方法。进一步分析的方法，如亚组分析和调整分析
结果		
受试者流程	13	受试者经历每个试验阶段的流程（强烈建议绘成图表）。对于每一个处理组，明确报告受试者有多少人得到随机分配，接受了预定的处理，完成了试验方案并依据主要结局进行了分析。对试验中与原计划有出入的方案进行描述并给出理由
征集受试者	14	规定征集和随访的周期和日期
基线数据	15	每个处理组的人口统计学基线数据和临床特征
分析的数目	16	分析中每组受试者（分母）的人数，以及是否进行 ITT 和（或）替代分析。可行的话，将结果以绝对值标出（如 10/20，而不是 50%）

续表

内容与主题	条目编号	条目描述
结局和估计	17	对于每一个主要和次要结局，列出每组的结果和估计的效果大小及其精度。对于非劣效或等效性假设的结局，可以利用图形表示可信区间和等效性差值
辅助分析	18	为了应对多样性问题，需要对任何其他的分析做出报告，包括亚组分析和调整分析，揭示哪些是预期的，哪些是探索性的
不良反应	19	每个干预组中发生的所有重要的不良反应或副反应
讨论		
解读	20	对结果进行解读，考虑非劣效或等效性假设以及其他试验假设，发生潜在偏倚或偏差的来源，以及与分析和结局的多样性产生关联的危险
可推广性	21	试验结果的可推广性（外部有效性）
总体证据	22	结合现有的证据，对结果进行全面解读

四、非随机对照试验报告规范的通用格式

美国疾病预防控制中心（CDC）HIV/AIDS 综合防治研究（PRS）小组通过总结 HIV 行为干预研究的 RCT 和非随机研究结果获得证据。PRS 小组发现很多研究报告未能包含对解读研究必要的信息（如干预的时间和剂量及效应大小的数据）。为提高对艾滋病防治行为干预研究的综合能力，PRS 小组于 2003 年 7 月 24 ~ 25 日在亚特兰大召开了 CDC 下属期刊编辑会议。会议讨论的关注点不仅是 HIV 行为干预，还延伸到一般的行为干预和公共卫生干预措施。与会者达成共识，认为更清晰和标准的研究评价报告不应只包括随机设计，还要扩展到非随机对照设计，由此提出非随机对照设计报告规范（TREND），见表 5-4。

表 5-4　非随机对照试验研究报告规范的通用格式——TREND 清单

内容与主题	项目	描述
标题和摘要	1	①研究对象如何分配到各个干预组；②摘要结构化；③研究对象或抽样的相关信息
介绍		
背景	2	①科学背景与理论的解释；②行为干预设计中应用的理论
研究对象	3	①入选标准；②征集受试者的方法；③征集环境；④数据收集的环境和地点

续表

内容与主题	项目	描述
干预	4	各组干预的细节以及何时、如何实施
目标	5	设定的目标和假说
结局	6	明确定义主要和次要结局指标，描述收集数据的方法和提高测量水平的方法及与证实测量工具有效性相关的信息，如对心理和生物学特性的测量
样本大小	7	样本量大小如何确定，如有可能，应解释中期分析和终止试验的条件
分配方法	8	①分配单位；②分配方法；③为减少因非随机化而可能出现的偏倚所采取的措施
盲法	9	研究对象、干预实施人员、结局评估人员是否并不知晓分组情况？如果是，盲法是否成功，如何评价？
分析单位	10	①描述用于评价干预措施效果的最小分析单位；②如果分析单位和分配单位不同，需要使用分析方法来进行换算
统计方法	11	①比较各组主要结局使用的统计学方法，包括相关数据的综合法；②其他分析方法，如亚组分析和调整分析；③如果用到缺失数据，还应考虑到缺失数据的处理方法；④统计软件或程序
结果		
研究对象的流动	12	各个阶段研究对象的流动情况，如登记、分配、实施干预、随访、分析（重点建议使用流程图）
征集研究对象	13	征集和随访的时间范围
基线数据	14	①各组基线人口学特征和临床特征；②与特定疾病预防研究有关的每个受试状况的基线特征；③总体和研究人群中失访组与在访组基线情况的比较；④基线研究人群和关注的目标人群的比较
基线一致性	15	各研究组基线一致性的数据和用于控制基线差异的统计方法
分析的数字	16	①纳入每个分析组的研究对象数目（分母），尤其是结局不同时会发生变化的分母，如可能用绝对数字来表述结果；②是否进行了意向性分析，如果没有，应说明分析中如何处理不依从的研究对象数据
结局和估计	17	①对每个主要和次要结局，报告各组综合结果，估计效应大小，使用可信区间描述精确度；②列入无效和负性结果；③如有其他干预的因果通路，还需附加列入
辅助分析	18	总结分析结果，包括亚组分析和调整分析，阐明哪些分析是预先设定的，哪些是探索性的
不良反应事件	19	各个干预组所有重要的不良反应事件或副作用

内容与主题	项目	描述
讨论		
解释	20	①结合语研究假设、潜在偏倚的来源或测量的不精确性及累加分析有关的风险，对结果进行解释；②关于结果的讨论，应考虑干预措施起作用的机制（因果通路）或可选的机制及解释；③讨论实施干预的成功和阻碍，干预的真实性；④对研究、计划或决策建议的讨论
可推广性	21	试验结果的可推广性（外部有效性）
证据总体	22	结合现有的证据，对结果进行全面解释

五、随机对照试验 Meta 分析报告规范的通用格式

1999 年加拿大渥太华大学成立了由 David Moher 领导的专家小组，召开 Meta 分析质量（the quality of reporting of Meta-analyses of randomized controlled trail，QUOROM）会议，对 RCT 的 Meta 分析报告质量进行了方法学的评价，并提出了一套 Meta 分析的统一报告格式，也称评价指南，即 QUOROM 规范。

QUOROM 清单所涉及的条目分为题目、摘要、引言、方法、结果和讨论 6 大部分，其中摘要为结构式的，由目的、资料来源、综述方法、结果和结论 5 个条目组成；方法部分包括文献检索方法、选择方法、真实性评价方法、资料提取方法、研究特征介绍、数据定量合成方法 6 个条目，结果部分包括试验流程图、研究特征、数据定量合成 3 个条目，共计 6 个部分 18 个条目。流程图则给出了关于鉴定、纳入和排除于 Meta 分析的随机对照试验数量和被排除的原因（表 5-5）。

表 5-5　随机对照试验 Meta 分析报告规范的通用格式

标题	次标题	要求
题目		能鉴定出是否为 RCT 的 Meta 分析或系统综述
摘要		使用结构化的格式
	目的	明确描述临床问题
	资料来源	列出文献数据库和其他信息来源
	综述方法	概括研究选择的标准（如研究对象、干预、结局和研究设计）；详细描述真实性评价、资料提取和数据定量合成的方法，以及研究的特征，使读者能够重复
	结果	描述纳入和排除 RCT 的特征，给出定性、定量的分析结果（例如点估计值及可信区间）及亚组分析结果

标题	次标题	要求
	结论	对主要结果加以论述
引言		明确描述临床问题、干预的生物学合理性和系统综述的理由
方法	文献检索	详细介绍信息来源(如文献数据库、注册库、个人档案、专家信息、机构、手工检索),对检索的限制(如年代、发表状态、发表语言等)
	选择	描述纳入、排除标准(定义对象、干预、主要结局和研究设计)
	真实性评价	描述评价标准和过程(例如设盲的情况、质量评价方法及评价结果)
	资料提取	描述提取过程和方法(例如双人平行摘录)
	研究特征	描述研究设计的类型、对象特征、干预方案、结局定义、研究来源、临床异质性评估
	数据定量合成	描述主要效应测量指标(例如相对危险度),合并结果的方法(统计学检验与可信区间)、缺失资料的处理、统计学异质性评价、敏感性分析和亚组分析,发表偏倚的评估
结果	试验流程图	提供 Meta 分析流程的概括图示
	研究特征	描述每个试验的特征(例如年龄、样本量、干预、剂量、疗程、随访期限)
	数据定量合成	报告符合入选标准和有效性评价的研究情况,给出简单的合并结果(按每种治疗、每种主要结局进行合并),提供按意向治疗分析原则计算效应大小和可信区间所需要的数据(例如四格表资料、均数和标准差、比例)
讨论		总结关键的发现,根据内外部真实性讨论临床相关性,根据已有的各种证据解释 Meta 分析的结果,描述 Meta 分析过程中潜在的偏倚(例如发表偏倚),提出进一步研究的建议

六、临床试验方案的标准条目

临床研究方案是临床研究设计、实行、报告和评价的基础。《规范临床研究方案内容》(Standard Protocol Items:Recommendations for Interventional Trials 2013),简称 SPIRIT 2013 声明,规定了一个临床研究方案必须报告的条目指引的系统建立和范围,包含 33 个条目清单,可应用于所有的临床研究。清单完整描述了临床方案应该准备什么,而非如何去设计或者施行一个试验。通过提供关键内容的指引,SPIRIT 推荐旨在促进高质量临床研究方案的制订。遵循该建议亦将有助于提高方案的透明度和完整性,这将使研究者、受试者、病人、赞助者、资助者、研究伦理委员会或机构评议委员会、同行评议者、杂志、试验注册机构、决策者、协调者及其他相关主体均受益，见表 5-6。

表 5-6 SPIRIT 2013 条目清单：临床试验方案及相关文件发表条目建议

条目	编号	描述
试验管理信息		
题目	1	题目应描述该研究的设计、人群、干预措施，如果适用，也要列出题目的缩写
试验注册	2a	试验的标识符和注册名称。如果尚未注册，写明将注册机构的名称
	2b	WHO 临床试验注册数据所包括的所有数据集（附表，可查阅 www.annals.org）
试验方案的版本	3	日期和版本的标识符
基金	4	基金的财政、物资和其他支持的来源和种类
角色和责任	5a	方案贡献者的名称、附属机构和角色
	5b	试验赞助者的名称和联系方式
	5c	如有试验资助者和赞助者，其在研究设计、收集、管理、分析及诠释资料、报告撰写、出版等环节的角色，以及谁拥有最终决策权
	5d	试验协调中心、指导委员会、终点判定委员会、数据管理团队和其他监督试验的个人或团队的组成、作用及各自的职责，如果适用（参见 21a 有关于资料监控委员会的内容）
引言		
背景和理念	6a	描述研究问题，说明进行试验的理由，包括对相关研究（已发表的与未发表的）中每个干预措施的有效性及不良反应的总结
	6b	对照组选择的解释
目的	7	特定的目的或者假设
试验设计	8	试验设计的描述，包括试验种类（如平行组、交叉、析因及单一组），分配比例及研究框架（如优劣性、等效性、非劣势性、探索性）
方法		
受试者、干预措施、结局指标		
研究设置	9	研究设置的描述（如小区诊所、学术性医院）、资料收集的国家名单、如何获得研究地点的信息数据

条目	编号	描述
合格标准	10	受试者的纳入、排除标准。如适用，行使干预措施的研究中心和个人的合格标准（如外科医师、心理治疗师）
干预措施	11a	每组的干预措施，有足够的细节可以重复，包括怎样及何时给予该干预措施
	11b	中止或者修改已分配给受试者干预措施的标准（如由于危害或受试者要求或病情的改善/恶化等而改变药物的剂量）
	11c	提高干预方案依从性的策略，及其他监督依从性的措施（如药物片剂的归还，实验室的检查等）
	11d	在试验期间允许或禁止使用的相关护理和干预措施
结局指标	12	主要、次要和其他结局指标，包括特定的测量变量（如收缩压），量化分析（如从基线开始的改变；最终值；至终点事件发生的时间等），整合数据的方式（如中位数、比例）及每个结局指标的时间点。强烈推荐解释所选有效或危害结局指标与临床的相关性
受试者时间表	13	招募、干预措施（包括预备期和洗脱期）、评估和访问受试者的时间表。强烈建议使用示意图
样本量	14	预计达到研究目标而需要的受试者数量以及计算方法，包括任何临床和统计假设
招募	15	为达到足够目标样本量而采取的招募受试者策略
干预措施的分配方法（针对对照试验）		
分配序列产生	16a	产生序列分配的方法（如计算机产生随机数字）及分层法中任何需考虑的因素。为了减少随机序列的可预测性，任何预设的限定细则（如区组法）应以附件的形式提供，而试验招募者或干预措施分配者均不应获得这些数据
分配隐藏机制	16b	用于执行分配序列的机制（如中央电话；按顺序编码，密封不透光的信封），描述干预措施分配之前的任何为隐藏序号所采取的步骤
分配实施	16c	谁产生分配序号，谁招募受试者，谁给受试者分配干预措施
盲法	17a	分配干预措施后对谁设盲（如受试者、医护提供者、结局评估者、数据分析者）及如何实施盲法
	17b	如果实施了盲法，在怎样的情况下可以揭盲，以及在试验过程中揭示受试者已分配的干预措施的程序

条目	编号	描述
数据收集、管理和分析方法		
数据收集方法	18a	评估和收集结局指标、基线和其他试验数据的方案,包括任何提高数据质量的相关措施(如重复测量法、数据评估者的培训),以及研究工具(如问卷、化验室检测)可靠性和准确性的描述。如数据收集表没有在研究方案中列出,应指明可以找到其内容的信息数据
	18b	提高受试者参与性和完成随访的方案,包括退出或更改治疗方案的受试者需收集的结局数据
数据管理	19	录入、编码、保密及储存的方案,包括任何用来提高数据质量的相关措施(如双重录入、资料值的范围检查)。如数据管理的具体程序没有在研究方案中列出,应指明可以找到其内容的信息数据
统计方法	20a	分析主要和次要结局指标的统计方法。如统计分析方案具体程序没有在研究方案中列出,应指明可以找到其内容的信息数据
	20b	任何附加分析的方法(如亚组分析和校正分析)
	20c	统计分析未依从研究方案的人群定义(如按照随机化分析)和其他统计方法用来处理丢失数据(如多重插补)
监控方法		
资料监控	21a	数据监控委员会的组成;简介其角色和汇报架构;表述其是否独立于赞助者和存在利益冲突;如具体的章程没有在研究方案中列出,应指明可以找到其内容的信息数据。反之,如不设数据监控委员会亦需解释其原因
	21b	描述中期分析(或者)和停止分析的指引,包括谁(可以)将取得这些中期分析的结果及中止试验的最终决定权
危害	22	有关干预措施或试验实施过程中出现任何不良事件和其他非预期反应的收集、评估、报告和处理方案
审核	23	审核试验实施的频率和措施,以及这种审核是否会独立于研究者和赞助者
伦理与传播		
研究伦理的批准	24	寻求研究伦理委员会 / 机构审查委员会(REC/IRB)批准的计划
研究方案的修改	25	向相关人员(如研究者、REC/IRB、试验受试者、试验注册机构、期刊、协调者)沟通重要研究方案修改(如纳入标准,结局指标,数据分析等)的计划

☆☆☆☆

条目	编号	描述
知情同意	26a	谁将从潜在的受试者或监护人获得知情同意及如何取得
	26b	如需收集和使用受试者的数据和生物标本作其他附属研究，应加入额外同意条文
保密	27	为了保密，在试验前、进行中及完成后如何收集、分享和保留潜在和已纳入的受试者的个人资料
利益申报	28	整个试验的主要负责人和各个研究点的主要负责人存在的财政和其他利益冲突
数据采集	29	谁可以取得试验最终数据库的说明；以及限制研究者取得试验最终资料的合同协议的披露
附属及试验后的护理	30	如果有的话，附属及试验后的护理，以及对于参与试验而引起危害而赔偿的相应条款
传播政策	31a	试验者及赞助者将试验结果向受试者、医疗专业人员、公众和其他相关团体传递的计划（如通过发表、在结果数据库中报导或者其他数据分享的安排），包括任何发表限制
	31b	合格的著作权指引及（使用任何专业作者的描述）会否使用专业撰写人员
	31c	如果适用，确保公众取得整个研究方案，及受试者层面的数据集和统计编码的计划
附录		
知情同意材料	32	提供给受试者和监护人的同意书模板和其他相关文件
生物学标本	33	如临床试验或未来的附属试验需采集生物学标本进行基因或分子测试，其收集、实验室分析和储存的方案

* SPIRIT 检查清单的版权属于 SPIRIT Group

本章案例思考题

案例 5-1

【案例描述】 手术部位感染（SSI）是常见的院内获得性感染，术前预防性使用抗菌药物对于减少术后 SSI 的发生具有重要作用。2016 年 WHO 预防 SSI 全球指南建议半衰期较短的抗菌药物在手术切皮前 1h 内给药。但有研究者认为该时间窗偏宽，纷纷试图去寻找更为精准的给药时间窗。为此，来自瑞士巴塞尔大学的 Weber 教授开展了一项大样本的 RCT 研究，其结果于 2017 年

4 月发表在 Lancet Infect Dis 杂志。该研究共纳入 5580 例接受普通外科、骨科或血管外科手术的病人，按照 1 ∶ 1 随机分成两组，分别在手术切皮前 30 ～ 60min（早期给药组）或手术切皮前 0 ～ 30min（晚期给药组）给予头孢呋辛，其中结直肠手术病人均加用甲硝唑，病人和结局评价者均设盲，主要终点指标是术后 30d 内 SSI 发生率。结果显示，早期给药组共完成 2778 例病人，中位给药时间为手术切皮前 42min；晚期给药组共完成 2782 例病人，中位给药时间为手术切皮前 16min。术后 30d 内 SSI 发生率早期给药组为 4.9%，晚期给药组为 5.1%，两组无显著性差异。术后 30d 内全因死亡率和平均住院天数两组均无显著性差异。

【案例分析】 案例所述随机对照试验采用的对照类型是什么？盲法类型是什么？研究的三大基本要素分别是什么？请计算该研究的脱落率。

案例 5-2

【案例描述】 2017 年在国际顶级期刊 JAMA 杂志发表了 2 篇关于针灸临床疗效的文章。文章 1 对电针治疗女性压力性尿失禁（SUI）的效果进行了研究。这项多中心、随机对照临床试验在中国的 12 个医院进行，招募 504 名 SUI 病人。病人按 1 ∶ 1 的比例被随机分配到电针组和假电针组。在 504 名参与者中，482 人完成了研究。治疗 6 周后，电针组平均漏尿量减少 9.9g vs 对照组 2.6g，两组间差值 7.4g（95% CI，4.8 ～ 10.0；$P < 0.001$）。电针组治疗相关不良事件率为 1.6%，对照组为 2.0%。研究表明，与假电针相比，电针治疗 6 周可以减少女性压力性尿失禁病人的漏尿量。文章 2 的研究目的在于验证单独使用针刺或者联合克罗米芬是否能提高患多囊卵巢综合征（PCOS）妇女的活产率。该随机对照试验从 2012 年 7 月开始招募受试者到 2015 年 10 月最后一位活婴出生，共纳入 1000 位患有多囊卵巢综合征的育龄妇女参与。针刺组是在穴位上进行针刺加电刺激，针刺对照组是在非穴位上进行针刺加假电刺激。针刺组和针刺对照组分别同时配合口服克罗米芬（CC）或安慰剂。克罗米芬和安慰剂的给予是双盲的，针灸和假针灸的给予是单盲的，只有进行治疗的针灸师知道病人接受的究竟是真针灸还是假针灸。四组各 250 人，以活产率作为首要结局指标。试验完成时各组的活产率分别是：针刺 +CC 组 29.4%（69/235），针刺 + 安慰剂组 13.9%（31/223），针刺对照 +CC 组 28.0%（66/236），针刺对照 + 安慰剂组 16.8%（39/232）。

【案例分析】 文章 1 与文章 2 同为随机对照试验，设计方法有何区别？文章 1 和文章 2 的对照类型分别是什么？分别计算文章 1 和文章 2 的脱落率。

案例 5-3

【案例描述】 VCS 是新一代的钙调磷酸酶抑制剂（CNI），具有治疗全身、

☆ ☆ ☆ ☆

肺部和皮肤的自身免疫病的适应证。为了进行验证其疗效，开展了一项随机、前瞻性、双盲、安慰剂对照的临床试验。在活动性红斑狼疮病人中，使用霉酚酸酯联合小剂量糖皮质激素的背景治疗下，比较了两种不同剂量的 VCS 和安慰剂治疗在 24 周（主要终点）和 48 周（次要终点）时的有效性（CRR）。该研究共招募了来自全世界 20 个国家 79 家中心的 264 名病人，将病人随机分配，其中 88 名被分至安慰剂组，88 名被分至低剂量 VCS 组，88 名被分至大剂量 VCS 组。最终，安慰剂组、低剂量 VCS 组和大剂量 VCS 组分别有 70 名、73 名和 80 名病人完成 48 周的治疗。小剂量 VCS、大剂量 VCS 和安慰剂组病人在 24 周时的 CRR 分别是 32.6%、27.3% 和 19.3%。小剂量 VCS 和大剂量 VCS 在 48 周时的 CRR 均优于安慰剂组。

【案例分析】 请根据案例实际情况，回答该研究如何实现双盲，请介绍具体操作方法。

案例 5-4

【案例描述】 免疫治疗为肿瘤的治疗开辟了一条新的治疗路径，但是目前疗效仍然有限：在肺癌病人中有效率仅 20% ～ 25%，这意味着 4 ～ 5 个病人只有 1 个病人能获益。有研究者发现，免疫疗法与化疗之间存在一定的协同作用，如传统的化疗对黑色素瘤的转移灶疗效甚微，但是接受免疫疗法的进展期病人再给予 1 ～ 2 个周期的化疗后却产生戏剧性的反应。大家都知道免疫治疗毒性低，化疗毒性大，这对于开展化疗 + 免疫治疗的临床试验是一个巨大的挑战——病人不愿被随机纳入到单纯化疗组。事实上，目前一项研究就存在小细胞肺癌病人不愿加入单纯化疗组的情况。免疫疗法获益越是明显，将病人随机分组就越是困难，这就要求研究组设计更加合理的临床试验。

【案例分析】 请根据案例实际情况，更加合理的临床试验可能是什么类型？请详细介绍设计细节。

案例 5-5

【案例描述】 巨细胞病毒（CMV）属于疱疹病毒组 β 亚家族成员，在人群中感染广泛，发展中国家感染率为 80% ～ 90%，发达国家也高达 60% ～ 80%。通常 CMV 呈隐形感染，但病毒终身存在体内，潜伏于外周血单核细胞、骨髓造血干细胞、肾脏、唾液腺、乳腺等，呈现潜伏 - 激活特性。一旦病人免疫力下降，受染细胞分化成熟或急性炎症细胞大量分泌细胞因子，均可出现 CMV 的再激活。早在 2008 年，Limaye 等调查了美国 2 家医院的 6 个 ICU 病区，发现高达 33% 的脓毒血症的 ICU 免疫抑制病人存在 CMV 的再激活，但研究并未揭示 CMV 的激活只是在 ICU 疾病中恰好存在，还是作为一个共同病原而致病。

☆　☆　☆　☆

那么抑制 CMV 是否对于 ICU 病人有益呢？ Limaye 又发起了另一项随机对照试验发表在近期的 JAMA 上。研究共纳入 160 例 CMV 血清学呈阳性的 ICU 病人，随机分为更昔洛韦组（$n=80$）和安慰剂组（$n=80$）。更昔洛韦组静脉给予更昔洛韦 5mg/kg，一天 2 次，7d 后转为口服直至出院。其中共有 132 例病人完成该研究，研究的主要终点为与死亡率强相关的 IL-6 在第 7 天、第 14 天与第 1 天的水平差异。

【案例分析】　请根据案例实际情况，回答该研究如何实现双盲，请介绍具体操作方法。

第 6 章

观察性研究设计

临床研究按照有无人为设计干预因素，可分为试验性研究和观察性研究。临床研究中的试验性研究，即随机对照试验。观察性研究则是研究者不人为设计干预因素，只是对自然发生的不同研究对象接受不同干预方法的现象和有关因素进行资料收集和分析。观察性研究根据有无设计对照组分为分析性研究（前瞻性的队列研究和回顾性的病例对照研究）和描述性研究（无方向的横断面研究）。

第一节 观察性研究共性方法

观察性研究主要采用调查的方式，收集资料和分析资料，所以又称为调查性研究。

一、医学调查研究的基本程序

1. 确定调查对象和调查指标 是调查研究的两个基本要素，即进行调查研究要根据调查目的确定调查什么范围内的什么对象及从调查对象身上观测哪些具体内容或项目。统计学要求调查对象是具有同质的总体或样本，调查指标要尽量用客观性强、灵敏度高和精确性好的定量指标，少用定性指标。

2. 确定调查方法 常用的调查方法有普查、抽样调查、典型调查三种。

（1）普查（全面调查）：一般用于了解总体在某一特定"时点"上的情况，如某年某地某病时点患病率等。理论上只有普查才能取得总体参数且无抽样误差，但往往系统误差和过失误差较大。疾病普查的适用范围一般是：发病率较高的疾病；灵敏度和特异度较高的检查或诊断方法；普查方法便于操作、易于接受且具有实施条件。普查一般应尽可能在短时间内完成，故不适于病程较短的急性病。普查成本高，除非十分必要，一般不宜采用。

（2）抽样调查：是一种非全面调查，它是医学科研中最为常用的方法。抽样调查是从总体中抽取一定数量的观察单位组成样本，然后根据样本信息来推断总体特征。抽样调查中，通常采用随机抽样的方法获得样本，使样本对总体具有较好的代表性。抽样调查只观察总体中的一部分观察单位，节省人力、物力和时间，并可获得较为深入细致和准确的资料，在实际工作中应用最多，是值得提倡的研究方法，并且许多医学问题只能作抽样调查，如药物疗效观察等。此外，抽样调查还可用于评价普查的质量。

常见的抽样调查方法有：单纯随机抽样、系统抽样、整群抽样和分层抽样等。各种抽样方法的抽样误差规律是：整群抽样≥随机抽样≥系统抽样≥分层抽样。实际问题中，常常把两种或几种抽样方法结合起来使用，如分层整群随机抽样等。

（3）典型调查：亦称案例调查。即在对事物进行全面分析的基础上，选择典型的人或单位进行调查。如调查疾病的个别典型病人，研究其病理损害等；调查几个卫生先进或后进单位，用以总结经验教训。典型常常是同类事物特征的集中表现，是有利于对事物特征进行深入的研究，若与普查相结合，则可分别从深度和广度说明问题。由于典型调查没有贯彻随机抽样的原则，不宜进行统计推断，但在一定条件下，结合专业知识，可对总体特征做经验推论。

3. 确定样本含量　抽样调查不可避免地存在抽样误差，如何使样本比较好地代表总体，一方面要根据调查研究的目的、内容和观察对象的分布特征选定适宜的抽样研究方法，另一方面要保证适当的样本含量。样本含量的估计原则是在保证研究结果具有一定的推断精度和检验效能的前提下，确定最少的样本含量。采用抽样调查的方法收集研究对象，研究的效应指标包括计量资料和计数资料两种情况，以下以单纯随机抽样的样本量估算公式进行计算。

（1）样本量估算公式：当效应指标是计量资料时，目标对象是无限总体时的计算公式为：$n=\left(\dfrac{Z_{\alpha}\sigma}{\delta}\right)^2$；当效应指标是分类资料，目标对象是无限总体时的计算公式为：$n=\dfrac{z_{\alpha}^2\pi(1-\pi)}{\delta^2}$；不管是计量资料，还是分类资料，当目标对象是有限总体时，须在无限总体基础上进行校正，校正公式为：$n_C=\dfrac{n}{1+\dfrac{n}{N}}$。公式中 Z_{α} 为检验水准 α 的正态分布分位数，通常取 $Z_{\alpha}=1.96$，σ 为计量资料的标准差，表示变异程度，π 为总体率的大小，δ 为专业层面允许误差的大小，N 为有限总体的大小。

（2）效应指标为计量资料的样本量估算举例

【案例】　为调查脂肪肝病人的血尿素氮（mmol/L）的平均水平，经预试验得到均值为 6.7mmol/L，标准差为 2.5mmol/L，假如临床允许误差为

☆ ☆ ☆ ☆

0.5mmol/L，则需要调查多少人？

【样本量估算】　本例中，Z_α=1.96，σ 为计量资料的标准差，本例 σ=2.5，δ 为允许的误差大小，本例 δ=0.5。将以上参数值代入计算公式为：$n=\dfrac{1.96^2\times2.5^2}{0.5^2}=$ 96 人。所以，脂肪肝病人的血尿素氮平均水平的调查需要的样本量是 96 人。

（3）效应指标为分类资料的样本量估算举例

【案例】　为调查高血压病人中医证型的构成比，根据临床经验和前期预调查，得到肝火亢盛型的比例约为 30%，假定临床允许的误差为 5%，则需要调查多少人？

【样本量估算】　本例中，Z_α=1.96，π 为肝火亢盛型的比例，本例为 π=30%=0.3，δ 为允许的误差大小，本例 δ=0.05。将以上参数值代入计算公式为：$n=\dfrac{1.96^2\times0.3\times(1-0.3)}{0.05^2}$=323 人。所以，高血压病人中医证型构成的调查需要的样本量是 323 人。

（4）其他抽样方式时的样本量估算：单纯随机抽样和系统抽样的计算公式一致，分层随机抽样与整群抽样则需要在此基础上做一些调整。

分层随机抽样样本含量计算步骤：①求分层随机抽样总体参数估计值：参数估计值为对各层的参数估计值进行加权平均（权重为各层在总体中所占的比例）；②根据单纯随机抽样的样本含量计算式估计样本含量；③根据各层的大小按比例分配各层样本量。

整群抽样的样本含量估算方法：先使用单纯随机抽样的方法估计出 n，然后乘以设计效率 k 即可（如果整群抽样的方差是单纯随机抽样的 k 倍，就确定设计效率为 k）。至于抽取的群的数目及每群的平均大小，还涉及群间的变异与所需费用多少。

4. 确定资料收集方式　常见的资料收集方法有观察法、个人访谈法、报告法和问卷调查法等。

（1）观察法：是指调查人员不直接与受访者进行接触，而是通过旁观的方法获得对受访者情况的了解。使用观察法时，要求访问员具有较强的观察能力和心理分析能力，能够敏锐地发现受访者的各种无意识活动。

（2）个人访谈法：是指调查人员根据访问提纲，与受访者面对面交谈并收集资料。采用访谈法时，访问员需要及时掌握受访者的谈话内容，对于有价值的信息进行深入追问。优点是了解受访者的反应，可以探索深层次的问题，适合冗长问卷的调查，完成整份问卷的概率较高，可以让受访者产生视觉刺激且觉得有人在倾听，高度参与。缺点是成本高，时间长，受访者的匿名问题，受访者有时谈话漫无边际，很难进行定量分析等。

（3）报告法：是指由受访者填写有关报告表格，向调查人员报告自身情况。报告法是我国政府统计的传统方法，也是政府统计信息的主要来源。在组织良好的情况下，报告法能够在较低的成本下，快速地获得有关统计结果。

（4）问卷调查法：是指调查人员利用格式化的调查问卷，向受访者进行询问并获得符合分析要求的定量数据。常见的问卷调查方法包括：入户访问、街头拦截式访问、电话调查、邮寄问卷调查、电子邮件传送问卷、因特网中设置问卷和媒体问卷调查等。

5. 编制调查表或调查问卷　调查表或调查问卷是调查指标的载荷，一个好的调查表对调查研究起着至关重要的作用。根据调查目的和要求，将所需要调查的问题具体化，经过合理设计，转化为可回答和测量的条目，可以更好地获取被调查者的信息资料，以便进一步的统计分析，揭示调查事物的特征与规律。

6. 制订资料整理分析计划　通过调查收集到的原始资料还必须经过整理与分析，去粗取精，去伪存真，才能揭示出事物的本质和规律。其内容应包括以下几个方面：调查问卷的回收与核查、数据编码与录入、设计数据整理表和数据分组、数据汇总、数据分析等。

7. 制订调查的组织计划和质量控制方案　调查的计划阶段，还应该考虑调查的组织计划，一般包括组织领导、宣传发动、时间进度、调查员培训、分工协调、经费预算、调查表（问卷）准备和调查资料的检查等。在正式调查之前，先作小范围的预调查，以便检查整个调查设计和调查表（问卷）的科学合理性，并做必要的修改。特别是大规模的协作调查，有明确的组织计划才能使各协作单位步调一致，在有限的经费内按期完成研究任务。

质量控制是保证研究成功的基础。在调查计划方案中，应设计调查的质量控制措施和监督机制，具体包括质量控制的组织机构设置、质量控制方法、质量控制的监督机制等。对调查研究设计阶段、资料收集阶段、资料整理与分析阶段的全过程进行严格的质量控制，将各种偏倚控制在最低水平。

二、量表的信度、效度检验

1. 量表的定义　量表是由若干问题或自我评分指标组成的标准化测定表格，用于测量研究对象的某种状态、行为或态度。在医学研究领域中，有些疾病状态是可以通过仪器设备准确测量的，例如血压、白细胞计数、乙肝病毒抗原等，称之为硬数据。也有许多疾病状态是无法通过仪器设备精确测量的，例如疼痛、失眠、心理压抑、认知障碍、生存质量、生活自理能力的好坏等，称之为软数据。在医学实践中，对软数据只能通过测量这些状态的某些表征或通过研究对象的自我主观感受来间接的测评，这时候量表就成为最常用和可行的工具。

☆☆☆☆

量表一般由多项指标组成，这些指标可以是通过测量研究对象的某些特征而获得的定量数据，也可以是通过询问获得研究对象对某些感觉、特征、态度和行为的定性或定量的答案。这些指标或问题可能涉及总目标的某些方面，因此又可以将其分成若干维度，显然量表的测评结果具有多维性。量表的指标和问题可以是定性的，也可以是定量的，但最终都会得到一个总的定量的评分。该总评分将定量地描述研究对象的测评特征，并且方便进行对象间的比较。因此量表测评具有定量化特性。在制作过程中，量表的各项指标或问题都必须标准化和规范化。一般量表研制过程还做出了正常参照人群的量表常模，即标准值，供使用时参考，因此量表具有标准化特性。

2. 量表与问卷的区别

（1）问卷可以包含完全不同的独立的内容，用于评价不同的指标。如问卷可以询问调查对象的吸烟史、生育史、体育锻炼情况和饮食嗜好，这些内容可能是完全独立互不相关的，用于评价研究对象的不同特征。

（2）量表用于描述研究对象的一个特征，虽然量表用多个条目（问题）从各个方面来描述该特征，但各条目一般都是相关联的。例如评价医院医疗服务满意度的量表，可以包含对医院诊疗程序安排、医师诊疗的水平和态度、护士服务水平和态度、诊疗收费等各方面的问题，但这些问题都是围绕着一个核心，就是医院医疗服务提供的质量，因此各指标都是相关联的。

3. 量表的适用范围

（1）无法直接测量的指标，如临床医学研究中常见的病痛评价指标，包括疼痛、失眠、疲乏、活动能力障碍、残疾等，特别是近几十年来发展的评价健康水平的生存质量指标。

（2）抽象的概念和态度，如社会医学中常常涉及的指标，包括幸福感、满意度、社会交流能力等。

（3）复杂的行为或神经心理状态，如心理学研究中的儿童多动症、认知障碍、阅读障碍、运动协调性低下、情绪抑郁、焦虑症等。

4. 量表的制定原则　要设计出理想的量表，准确地测定目标特征，获取可靠数据，必须考虑以下原则：

（1）适合性原则：设计量表时要考虑研究的需要，同时也要考虑被调查者的实际情况。所以，量表设计的一个首要原则就是要从被调查者的角度出发，为他们着想，设计适合他们的问题，尽可能地减少他们在填答问题时的困难与麻烦，减少他们填答问题所需要的时间和精力。

（2）有效性原则：量表的问题必须围绕研究课题和研究假设进行设计，凡是对于研究课题及其理论假设来说是多余的问题，都必须删去，可有可无的问题，一律不列入问卷，不知道以后如何分析的问题，也不要提出。设计者对问卷的设计要有一个总体框架，对设计的每一个问题所起的作用十分清楚，对一个理论假设需要哪些指标来测量，也应十分明确。

（3）可行性原则：量表调查需要被调查者的密切合作，因此，在设计量表时，量表中的问题必须符合被调查者回答问题的能力和意愿。问卷的问题要简洁，语言要通俗易懂，使被调查者能够顺利地完成。同时要考虑完成调查的时间要合适，量表内容太多，调查时间太长，都可能影响调查质量。

5.量表制定的流程

（1）明确目标（假设与概念）的范畴和内容：首先设立研究工作组，包括研究领域有关的专家及服务对象（例如病人及正常人）等各层次人员。研究工作组通过复习文献著作，讨论明确量表要评价的目标，包括目标的概念定义、范畴、内容等。

（2）探索量表的维度（内涵）和方面：这步工作是定义测量概念及分解，由核心小组给出所测定概念的可操作化定义及构成，如满意度指什么，包含哪些领域和方面，每项领域和方面的含义与内涵等。该过程需要核心小组充分讨论，并请专家组评议完成。

（3）建立条目池和筛选条目：核心小组向议题小组成员解释所测概念、领域和方面的定义和内容，然后由议题小组成员分别独立地根据其个人的理解和经验写出与以上概念有关的条目建议。再将提出的量表条目整理汇总，形成条目池。

（4）量表的定性评价：当完成条目池后，必须对条目进行测评和筛选，方法有两类：定性评价和定量评价。定性评价常用专家咨询法和 Delphi 法。专家咨询一般采用座谈会形式，邀请有关专家对每项条目的重要性、关联性、可行性等进行讨论，寻求一个共同的意见。这里要注意，如果参加座谈会的专家较多，应该将专家按专业、年龄等分组，以组为单位召开座谈会，以提高效率。Delphi 法一般采用向专家发信，由专家单独对各条目的重要性进行评价。信中可要求专家对每项条目的重要性、必要性和可行性进行定量评分，并可以对个别条目提出具体的修改意见。根据 Delphi 法调查的结果，可对各条目进行排序，淘汰排列在后面的条目，修改条目的措辞，并帮助拟定各条目的权重。

（5）量表的预调查和定量评价：当形成初步量表后，可以进行小样本测量对象的预调查，对量表的可理解性，使用语言的流畅性，以及量表的信度、效度等进行定量评价。根据预调查和量表定量考评的结果，进一步对量表进行修订完善，形成最终量表。

量表效度的好坏取决于测量指标的定义、内涵和调查设计，信度的好坏取决于测量的过程。一般来说，效度好的测量指标，信度也好；但信度好的测量指标，效度不一定好。相比而言，效度更重要，一个效度很低的调查即使信度高也没有意义。因此，从一开始编制量表就应该注重提高效度，尽可能地收集各种效度证据。对于一项研究来说，保证效度是通过科学的设计和选择正确的测量指标以减少偏倚；保证信度是通过选择测量方法（工具）、提高测量技术以减少测量误差。

（6）建立常模：某些量表在完成研制后，还必须进行一个较大样本含量的正常测试对象的抽样调查，根据抽样调查的结果建立量表各条目的权重值，各领域的权重值和总评分的计算公式，以及正常人群的标准值范围，好、中、差等不同等级人群的评分值范围等，供应用时参考，这就是所谓的常模。

6.量表的效度分析 效度即量表的有效性和正确性，亦即准确度。指测量指标或观测结果在多大程度上反映了事物的客观真实性。一个量表的效度越高，说明量表的结果越能显示其所测对象的真正特征。常用的效度考评指标包括内容效度、结构效度及标准关联效度等。

（1）内容效度：也称吻合效度、内在效度或一致性效度，是指一种测量方法或测量指标得到多少专家的认同。通常是请一批有代表性的专家独立对各项预选指标的效度进行评判，用一致率的高低说明效度大小。如果量表的条目包含了所测概念的各具体方面而且具有一定的比例，则可认为有较好的内容效度；否则视为内容效度不好。

（2）结构效度：也称构思效度或特征效度，说明量表的构造是否符合有关的理论构想和框架，也就是检验量表是否真正测量了所提出的理论构思。因而结构效度是最重要的效度指标之一。其评价较复杂，通常用一种叫验证性因子分析（confirmatory factor analysis，CFA）的多元统计方法来解释众多条目之间的内在联系，看是否与理论构想一致。常用的测量结构效度的软件有 AMOS、LISREL 等。

（3）标准关联效度：也称效标效度，是量表得分与某种外部标准（效标）间的关联程度，常用测量得分与效度标准之间的相关系数表示。外部标准指该量表以外的一些客观指标或人们熟知的另一种量表，例如"金标准"。

7.量表的信度分析 信度指量表测量结果的可靠性、稳定性和一致性，亦即精确度。指在相同条件下，对同一客观事物重复测量若干次，测量结果的相互符合程度。比如，智商测验是否真正测量了智力的高低？生存质量量表是否真正测量人们的生存质量？抑郁量表是否真正测量病人抑郁的程度？一般认为信度反应测量中随机误差引起的变异程度的大小。

（1）重测信度：是在一定时间间隔中运用同一量表做重复测量所得的信度系数，也称为稳定系数，因为它说明了使用同一测量工具重复测量时个体分数的稳定性。在实际调查中，重测信度一般用两次测定间的相关系数 r 来表示，一般要求达到 0.7 以上。值得注意的是，重测信度考评中，不同种类的调查间隔期限不尽相同，原则上应在调查的主要内容还未发生变化的期间内进行。

（2）分半信度：前述的重测信度要对每个个体进行两次测定，比较麻烦。

为此，人们更愿意采用一次性测定的评价方法。分半信度是在一次测量后将条目分为等价的两部分，分别计算两部分的得分，并以其相关系数 r 作为信度指标。这实际上考察的是指标的一致性，但因测量同一特征的指标间关系密切，故具有一致性则说明结果可信。

（3）内部一致性信度：这是目前比较流行的信度评价方法，是分半信度的推广。它无需将条目分为两个部分，而是以条目之间的联系程度对信度做出估计。内部一致性信度的主要测评指标是克朗巴赫 α 系数（Cronbach's α），一般认为Cronbach's α 系数应达到 0.7 以上。

第二节 队列研究

队列研究是将人群按是否暴露于某可疑因素及其暴露程度分为不同的亚组，追踪其各自的结局，比较不同亚组之间结局频率的差异，从而判断暴露因子与结局之间有无因果关联及关联大小的一种观察性研究方法。

一、队列研究的基本原理

队列研究的特点是属于观察性研究、设立对照组、观察方向由"因"及"果"和能够验证暴露与疾病的因果关系的假设。

暴露是指研究对象接触过某种待研究的物质（如重金属）、具备某种待研究的特征（如年龄、性别、遗传特征等）或行为（如吸烟）。暴露在不同的研究中有不同的含义，暴露可以是有害的，也可以是有益的，但都是需要研究的。临床研究中的干预措施，若是由医师自由发挥，研究者只是旁观和记录干预的内容，这样的干预措施也可理解为暴露因素。

队列研究的基本原理如图 6-1 所示。

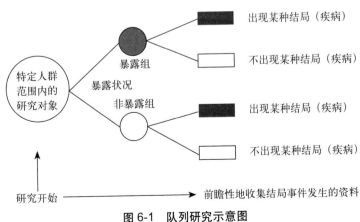

图 6-1 队列研究示意图

二、队列研究的优点与缺点

1. 队列研究的优点

(1) 可获得发病率或死亡率资料，可直接计算相对危险度。

(2) 因果时间顺序明确，检验病因假说能力较强，可证实病因联系。

(3) 有助于了解疾病的自然史，并可获得一种暴露与多种疾病结局的关系。

(4) 样本量大，结果比较稳定。

(5) 可了解基线率，为开展其他研究提供基础。

(6) 所收集的资料完整可靠，不存在回忆偏倚。

2. 队列研究的缺点

(1) 不适用于发病率很低的疾病病因的研究。

(2) 存在不可避免的失访偏倚。

(3) 研究费时间、费人力、费物力。

(4) 研究设计要求高，实施难度大。

三、队列研究的分类

1. 前瞻性队列研究　研究队列的确定是现在，根据研究对象现在的暴露情况分组，需要进行前瞻性随访，结局在将来某时刻出现。它的优点是：时间顺序增强病因推断可信度；直接获得暴露与结局资料，结果可信；能直接获得结局发生率。缺点是：所需样本量大，花费大，时间长，影响可行性。

前瞻性队列研究的选择指针是：要有明确的目的和检验假设；所研究疾病的发生率或死亡率不低于5‰；足够的观察人群和暴露情况，能完成随访并取得可靠的结局资料；有确定结局的简便、可靠、可行的手段；足够的人力、财力和物力。

2. 历史性队列研究　根据研究开始时研究者掌握的有关研究对象在过去某时刻的暴露情况的历史材料分组，不需要随访，研究开始时结局已出现。它的优点是：短期内完成资料的收集和分析；时间顺序仍是由因到果；省时、省力、出结果快。缺点是：缺乏混杂因素的资料，影响可比性；需要足够完整可靠的过去某段时间有关研究对象的暴露和结局的历史记录或档案材料。

3. 双向性队列研究　研究队列的确定是过去，根据研究对象过去某时刻的暴露情况分组，需要进行部分随访，部分结局可能已出现，部分结局可能在将来某时刻出现。

四、队列研究的设计与实施

1. 确定研究因素　研究因素包括主要暴露因素和可能影响结局的暴露因素

两个方面。主要暴露因素是研究的主要目标，可以从描述性研究和病例对照研究的文献基础上获得。可能影响结局的暴露因素主要考虑的是一些可能的混杂因素、人口学特征等。研究因素的测量在调查前有明确的规定，尽可能采用国内外统一的标准。

2. **确定研究结局**　结局是研究队列中预期结果事件。结局指标包括发病、死亡、痊愈、各种化验指标、生理特征的变化等。一次研究中，可能有多个结局指标，不同的研究中，应有特异性的结局指标。结局的测量同样要采用国际或国内通用的标准。

3. **确定研究对象**　暴露人群的选择可以是职业人群、特殊暴露人群、一般人群、有组织的人群团体等。对照人群应注意其与暴露人群的可比性（对照人群除未暴露于所研究的因素外，其他各种因素或人群特征应尽可能与暴露人群相同）。

4. **确定样本大小**

（1）样本量估算公式：在暴露组与对照组样本等量的情况下，可以用下面的公式计算组各组所需的样本量：$n=\dfrac{\left(z_\alpha\sqrt{2\overline{pq}}+z_\beta\sqrt{p_0q_0+p_1q_1}\right)^2}{(p_1-p_0)^2}$，其中 $p_1=p_0RR/[1+p_0(RR-1)]$，式中 p_1 与 p_0 分别代表暴露组与对照组的预期发病率，$\overline{p}$ 为两个发病率的平均值，$q=1-p$，RR 为相对危险度。Z_α 和 Z_β 为标准正态分布的分位数，常见的取值方法是 $\alpha=0.05$，单侧 $Z_\alpha=1.645$，双侧 $Z_\alpha=1.96$；$\beta=0.10$，$Z_\beta=1.282$。n 为一组的样本量，考虑可能存在失访等脱落情况，一般可以对样本量进行 10% ～ 20% 的扩大。

（2）样本量估算举例

【案例】　某医师采用队列研究的方法评价某药物预防脑卒中再发的效果，得知不用药者脑卒中的再发率为 23%，估计预防用药具有保护作用，RR 值为 0.5，设 $\alpha=0.05$，$\beta=0.10$，问需要多大样本量？

【样本量估算】　本例中因已知为保护因素，则可以按照单侧检验的参数进行计算，取 $Z_\alpha=1.645$，$Z_\beta=1.282$，本例中对照组脑卒中的再发率 $p_0=0.23$，则 $p_1=0.23\times0.5/[1+0.23\times(0.5-1)]=0.13$。代入公式，所以每组需要样本量 251 例。

$$n=\dfrac{\left(1.645\times\sqrt{2\times0.18\times0.82}+1.282\times\sqrt{0.23\times0.77+0.13\times0.87}\right)^2}{(0.13-0.23)^2}=251$$

5. **资料收集与随访**

（1）随访的对象和内容，暴露组和对照组要同等对待。

随访内容包括：①确定研究对象是否仍处于观察之中。②确定研究人群中的结局事件。③进一步收集有关暴露和混杂因素的资料，以备分析资料时用。

（2）随访的方法：利用门诊病历记录或住院病案；特殊疾病的随访；定期的体检、访问等；对环境做调查或检测等。

（3）观察终点和终止时间

①观察终点：指观察对象出现了预期的结局，至此就不再继续观察该对象。

②观察终止时间：指整个研究工作观察的截止时间。研究开始时间与观察终止时间之间的间隔期即随访期，可根据潜隐期确定。

6. 资料的整理与分析　原始资料要进行核查、检错、弥补，使之完整可靠。资料编码、归纳、输入计算机，利用适当的软件统计分析。

五、队列研究的统计分析

1. 统计学描述

（1）疾病发生指标的估计：暴露人年数：1 个人暴露 1 年就是 1 人年，1 人暴露 10 年或 10 人暴露 1 年都计算为 10 人年。在资料分析过程中，随访人群的性别、年龄和随访年代常与疾病发生有密切关系，是重要的混杂因素。因此，暴露人年的计算需要按性别、年龄和日历年等因素进行分层计算，得到各层的暴露人年数，为后面的发病率计算提供基数。

人年发病率：发病人数除以暴露人年数。

发病概率：观察时间较短，失访人数极少时，可计算发病概率。发病概率等于随访期内新发病例数除以队列研究的总人数。

累积发病概率：当随访时间较长时，随访人群必然有变动。必须将整个随访期分为若干个时间区间（如 1 年为 1 个区间），采用寿命表方法估计累积发病概率。

（2）疾病与暴露关联的指标：相对危险度（RR）：是暴露组的累积发病率与对照组的累积发病率之比。计算公式为：$RR=\dfrac{P_1}{P_0}$

归因危险度（AR）：是暴露组的累积发病率与对照组的累积发病率之差。计算公式为：$AR=P_1-P_0$

归因危险度百分比（ARP）：计算公式为：$ARP=\dfrac{P_1-P_0}{P_1}\times100\%$

人群归因危险度（PAR）：是人群中该疾病的发病率与非暴露人群的累积发病率之差。计算公式为：$PAR=P-P_0$

2. 统计学推断　进行暴露队列与非暴露队列的比较，可以用以下几种方法：

（1）x^2 检验：暴露队列与非暴露队列发病情况的比较。

（2）RR 的 95% 可信区间：RR 的 95% 可信区间与 1 比较，区间包含 1 表示暴露因素的致病作用假设无统计学意义，大于 1 表示暴露因素有致病作用，小于 1 表示暴露因素有保护作用。

如果结局指标是生存资料（结局指标包括结局和时间两个方面），则采用 COX 回归分析；如果是一般分类资料，则采用 logistic 回归分析。

（3）Mantel-Haenszel 分层分析：不同暴露水平对疾病发病或死亡的效应。

（4）剂量反应关系的分析（趋势检验）：对于多水平有序暴露因素，需要做趋势检验，探索是否存在剂量 - 反应关系。

第三节　病例对照研究

病例对照研究是以确诊的患有某特定疾病的病人作为病例，以不患有该病但具有可比性的个体作为对照，通过询问、实验室检查或复查病史，收集研究对象既往各种可能的危险因素的暴露史，测量并比较病例组与对照组中各因素的暴露比例，经统计学检验，若两组差别有统计学意义，则可认为因素与疾病之间存在着统计学上的关联。

一、病例对照研究的基本原理

病例对照研究与队列研究正好相反，是由果及因的研究，属于回顾性研究。病例对照研究设立对照组，其基本原理如图 6-2 所示。

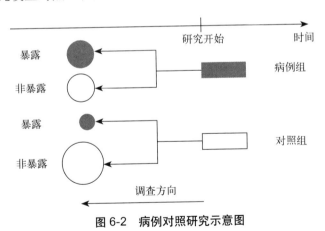

图 6-2　病例对照研究示意图

二、病例对照的优点和缺点

1. 病例对照研究的优点

（1）简便、省人力、物力、容易组织实施。

（2）探索尚不够明确的众多因素，一次调查可得到多个因素与一种疾病的联系。可广泛探索众多因素与某种疾病的关系，用以建立病因假设。

（3）所需样本少，短期内得出结果，适合于对病因复杂、发病率低、潜伏期长的疾病，特别适用于罕见病的病因或危险因素研究，因其以较小的样本可得出有价值的结果。

（4）可以对治疗措施的疗效与副作用做出初步评价。

2. 病例对照研究的缺点

（1）难以避免回忆偏倚。

（2）对因果推断的论证强度较低，特别是无法从时间先后上判断何为因，何为果，因此其结果需要进一步通过队列研究或其他前瞻性研究来论证。

（3）选择合理的对照较困难，代表性较差，容易产生选择性偏倚。

（4）一般不能直接计算发病率、死亡率和 RR，不能确定某因素与疾病间的因果联系。

三、病例对照研究的分类

1. 成组病例与对照研究　采用成组设计，从设计所规定病例组和对照组人群中，分别抽取一定量的研究对象，选择对照时没有特殊的规定，一般情况下对照组人数≥病例组人数。

2. 匹配病例与对照研究　采用配对或配伍组设计，要求对照组在某些因素或特征上与病例组保持一致，目的是对两组或多组进行比较时排除匹配因素的干扰。

3. 常见的衍生研究类型

（1）巢式病例对照研究：又称队列内病例对照研究，是将队列研究与病例对照研究相结合的一种研究方法。巢式病例对照研究的基本原理是：首先进行队列研究，收集每个队列成员的暴露信息以及有关的混杂资料，确认随访期内发生的每个病例，然后以队列中的病例作为病例组，对照组来自同一个队列，进行病例对照研究。

巢式病例对照研究的实施方法是：首先选择一队列，收集基线资料，采集所研究的生物学标志的组织或体液标本储存备用。接着进行随访观察，随访到出现能满足病例对照研究样本量的病例数为止。按病例进入队列的时间、疾病出现时间与性别、年龄等匹配条件，从同一队列选择 1 个或数个非病例作对照，抽取病例与对照的基线资料并检测收集的标本。最后进行资料处理，按匹配病例与对照研究方法处理资料。

（2）病例 - 队列研究：基本原理是研究开始时，在队列中随机选取一组样本作为对照组；观察结束时，队列中出现被研究疾病所有病例作病例组，与随机对照组进行比较。这种研究模式，可同时研究几种疾病，不同疾病有不同病例组，但对照组都是同一组随机样本。病例 - 队列研究适用于大样本队列中，随访一段时间后只能得到少量病人，其他大多数是截尾观察结果的情形。

病例 - 队列与巢式病例对照研究的区别是：①对照是随机选取，不与病例进行匹配；②随机对照组中成员如发生被研究疾病，既为对照，又同时为病例；③ 1 个随机对照组可以同时和几个病例组比较分析。

（3）病例交叉研究：日常生活中一些突发事件之后，常会伴随某些结果的发生。究竟是这些突发事件导致了结果的发生，还是仅仅由于机会所致，可由病例交叉研究来回答。病例交叉研究的基本原理是：在急性事件发生前一段时间与未发生事件的某段时间，比较同一研究对象的暴露情况，以分析暴露与某急性事件的相关性。如果暴露与罕见事件（或疾病）有关，那么刚好在事件发生前一段时间内的暴露频率应该高于更早时间内的暴露频率。

（4）病例交叉研究：其设计最早在 1991 年由美国 Maclure 提出。我们发现在日常生活中一些突发事件之后，常会伴随某些结果的发生。那么究竟是这些突发事件导致了结果的发生，还是仅仅由于机会所致？病例交叉研究来回答这个问题。

病例交叉研究的基本原理是：在急性事件发生前一段时间与未发生事件的某段时间，比较相同研究对象暴露情况。如果暴露与少见的事件（或疾病）有关，那么刚好在事件发生前一段时间内的暴露频率应该高于更早时间内的暴露频率。病例和对照，两部分的信息均来自于同一个体。"病例部分"→危险期，疾病或事件发生前的一段时间；"对照部分"→对照期，危险期外特定的一段时间。研究是对个体危险期和对照期内的暴露信息进行比较。例如，据报道某种药物可以引发猝死，如果该报道正确，则应该可以观察到服用此药物后一段时间内猝死增多，或者说在猝死前几天或几周内应有服药增多的报道。

四、病例对照研究的设计与实施

1. *提出假设*　根据以往疾病分布研究或现况调查结果并结合文献，提出病因假设。该假设通常是多因素，通过研究最终回答哪些是病因或危险因素。

2. *确定研究对象（病例和对照）*　基本原则是：代表性和可比性。代表性是指病例能代表总体的病例，对照能代表产生病例的总体人群或源人群。可比性是指两组人群的主要特征方面无明显差异。

（1）病例的选择：基本要求是诊断可靠，尽量使用金标准获得的诊断。尽量选择确诊的新病例，而回避现患病例或死亡病例。新发病例有回忆偏倚小、代表性好、容易合作、被调查因素的改变少等优点。

（2）对照的选择：对照组的候选对象必须来自于产生病例的总体，意味着对照一旦发生所研究的疾病，就能成为病例组的研究对象。对照可来自于研究的总体人群或抽样人群，医院中患有其他疾病的病人，病例组的亲属、邻居、同事、同学等。

3. 样本含量的估计

（1）非匹配设计病例对照研究

设病例数：对照数 =1 : c，则可以用下面的公式计算病例组所需的样本量：

$$n = (1+1/c)\frac{(z_\alpha+z_\beta)^2\overline{pq}}{(p_1-p_0)^2}$$

式中 p_1 与 p_0 分别代表病例组与对照组的预期暴露率，$\overline{p}$ 为两个暴露率的平均值，$q=1-p$。z_α 和 z_β 为标准正态分布下的面积，常见的取值方法是 $\alpha=0.05$，$z_\alpha=1.96$；$\beta=0.10$，$z_\beta=1.282$。n 为病例组的样本量，考虑存在失访的可能，一般进行样本量的 10% ～ 20% 扩大。对照数 =c×n。

（2）匹配设计的病例对照研究

1: r 匹配设计：根据病例组与对照组的某些特征（如性别、年龄等）进行匹配，病例组与对照组的比例为 1 : r。可以用下面的公式计算病例组所需的样本量：

$$n = [z_\alpha\sqrt{1+1/r\overline{p}(1-\overline{p})}+z_\beta\sqrt{p_1(1-p_1)/r+p_0(1-p_0)}]^2/(p_1-p_0)^2$$ 其中：p_1 与 p_0 分别代表病例组与对照组的预期暴露率，$p_1 = (1+OR \cdot p_0)/(1+OR)$ $\overline{p} = \dfrac{p_1+p_0}{z}$。$z_\alpha$ 和 z_β 为标准正态分布下的面积，常见的取值方法是 $\alpha=0.05$，$z_\alpha=1.645$；$\beta=0.10$，$z_\beta=1.282$。n 为病例组的样本量，考虑存在失访的可能，一般进行样本量的 10% ～ 20% 扩大。对照数 =r×n。

（3）病例对照研究样本量估算举例

【案例】　为研究亚甲基四氢叶酸还原酶基因多态性与突发性耳聋发病风险的关系，为进一步明确两者之间的关系，某研究者设计了一个按照 1 : 2 匹配的病例对照研究，查阅文献已有 Meta 分析示，对照组亚甲基四氢叶酸还原酶基因多态性阳性率约50%，OR 值为 2.0，设 $\alpha=0.05$，$\beta=0.10$，问需要多大样本量？

【样本量估算】　本例中因已知处理因素为基因多态性单因素，为了不受其他因素的干扰，故可以按照匹配设计的病例对照研究进行设计和样本量公式进行计算。取 $Z_\alpha=1.645$，$Z_\beta=1.282$，本例中对照组的阳性率 $p_0=0.50$，则 $p_1=0.50×2.0/[1-0.50+2.0×0.5]=0.67$，$\overline{p} = \dfrac{0.5+0.67}{2}=0.59$，$r=2$。以上参数代入公式：$n=[1.645×\sqrt{1+1/2×0.59×(1-0.59)}+1.282×\sqrt{0.67×(1-0.67)/2+0.5×(1-0.5)}]^2/(0.67-0.5)^2$，得到病例组需要样本量 219 例，则对照组需要 219×2=438 例。

4. 确定研究因素　暴露因素应是怀疑与所研究疾病有可能发生联系的因素，可从以下三方面考虑：

（1）描述性研究提出的研究线索。

（2）不同地区、不同人群中进行的病例对照研究提出的统计学关联的因素。

（3）其他学科领域提出的与疾病发生可能有关的因素或线索。

5. 资料的来源与收集

（1）资料来源：临床研究目的的病例对照研究资料可来自于：医院病案记录，疾病登记报告等摘录；检测病人的标本或病人所处的环境获得；对病例或对照的询问调查中取得。

（2）调查时遵循的原则：调查的过程是信息传达、接受和反应的过程，是属于行为科学的范畴，被调查者要通过感受、回忆、思维、联想和反应等过程来回答问题。实施时的基本原则是：调查表的设计需要各专家参加讨论；调查员要经过严格的培训；为调查的开展建立调查员手册；实施过程中要加强监督与审查，以保证资料的质量。

（3）调查表：也称"调查问卷"，通过把拟收集的数据项目用恰当的措辞构成一系列问题的答卷，是资料收集的最主要工具。病例对照研究的资料收集过程要采用调查表的形式进行回顾性资料的收集和记录，所以在研究实施前应设计好调查表。

五、病例对照研究的统计分析

1. 统计学描述

（1）研究对象的一般特征：以病例组和对照组作为分组依据进行分析。描述研究对象的人数及各种特征构成，如性别、年龄、职业、疾病类型分布等。频数匹配时应描述匹配因素的频数比例。

（2）描述疾病与危险因素关联的指标：比值比（OR）是指病例组的暴露比值除以对照组的暴露比值。OR 的含义与 RR（相对危险度）的含义相似，指暴露者的疾病危险性为非暴露者的多少倍。

2. 统计学推断

（1）x^2 检验：检验病例组与对照组暴露率差异有无统计学意义。

（2）OR 值及 OR 的 95% 可信区间：OR 的 95% 可信区间与 1 比较，区间包含 1 表示暴露因素的致病作用假设无统计学意义，大于 1 表示暴露因素有致病作用，小于 1 表示暴露因素有保护作用。OR 值及 95% 可信区间的计算，采用 logistic 回归分析方法。

（3）Mantel-Haenszel 分层分析：将可能的混杂因素进行分层，估计各层的 OR 值。

（4）多个暴露水平的剂量 - 反应相关分析。

第四节 描述性研究

描述性研究是利用已有的资料或调查资料,将疾病或健康状态在不同时间、地区或人群的分布情况定量地、客观真实地描绘出来,包括现况研究、疾病监测、临床个案报道、病例系列分析和生态学研究等。描述性研究不设立对照组,不能回答因果关系,但往往能通过描述性研究的信息提出因果假设,进而通过病例对照研究、队列研究或随机对照试验来验证假设。描述性研究是医学研究工作的基础,是最为常用的一种调查研究方法,是分析性研究的基础。

描述性研究一般可用于常住居民健康状况(常见/多发病、亚健康等),疾病的早期筛检及诊断,医院感染发生情况(分布特征),病人对医院服务的满意程度,某慢性病对病人生活质量的影响,手术并发症发生情况,药物不良反应、输血不良反应情况等现状描述。

一、横断面研究

横断面研究,又称现况研究或患病率研究,是对某人群在某一时间断面的有关因素及健康状况进行的调查研究,从而客观反映有关因素与疾病的分布及二者之间可能存在的关系。现况研究是按照事先设计的要求,在某一特定人群中,调查收集特定时间内某种疾病的患病情况,以及与某些因素之间的联系。从时间上来说,这项研究工作是在特定时间内进行的,即在某一时点或在短暂时间内完成的,所以称为横断面调查。

横断面研究属观察性、描述性研究,事先设立的对照组,只能反映某一特定时点的情况。从资料收集的时间顺序情况来看,因果并存,不能确定因果关系。现况研究可根据研究的实际情况采用普查和抽样调查两种方式。

二、纵向研究

纵向研究,又名随访研究,是指对一特定人群进行定期随访,观察疾病或某种特征在该人群及个体中的动态变化。纵向研究由在较长时期内对同一个体,通过在不同的时间间隔所做的重复测量研究组成。纵向研究设计与时间序列设计非常相似,不过在纵向研究设计中,不施加实验处理,研究的自变量或准变量就是时间与年龄。纵向研究可被描述为先后对一组被试研究对象进行的一系列观测,其中首次观测与最后一次观测的结果的差异应被看作是发展效应。

1. 纵向研究的特点 由于要测量不同的时间点同一人群疾病、健康状况和某些研究因素进行调查研究,因此要明确间隔的时间,应根据测量变量确定,几天、几周、一年甚至十几年等。纵向研究有一个时间跨度，研究的方向既可以是前瞻性的也可以是回顾性的，针对每个项目或者变量收集数据，数据收集多于一次，研究对象是相同的或者至少是可比的，数据分析需要对比各时期的数据。

2. 纵向研究的类型　按不同标准可以把纵向研究分成不同的类别。按研究的时间方向划分，纵向研究可分为前瞻性纵向研究和回顾性纵向研究两种。前瞻性研究的研究起点在现在，研究对象被追踪到未来；回顾性研究的终点是现在，研究时研究对象的结果已经发生。按数据收集和分析角度的不同划分，可将纵向研究分为定性、定量及定性和定量相结合三种。纵向数据的收集和分析方法既可以是定性的也可以是定量的。纵向研究多数是定量的，但是纵向设计可以在定量研究和定性研究之间建立桥梁。定量和定性既可以用来描述数据本身，也可以指分析方法。

3. 纵向研究的优点　纵向研究最大的优点就是能够提供一个纵向框架，将纵向方法和其他数据收集和分析方法结合起来。此外，纵向研究提供的是动态数据，往往能挖掘出更丰富的信息；而观察相同的对象，始终将对象置于同样的背景中研究，可以排除观察对象世代差异的干扰；而且纵向研究有利于观察事件的时间顺序。正因如此，纵向方法特别适合研究变化的模式及因果关系的方向和强度，如社会变迁、创新扩散等。

4. 纵向研究的缺点　纵向研究往往所需时间长、费用昂贵，并且很可能因为不可预期的干扰而导致数据缺失或项目终止（如观察对象死亡、搬迁；项目赞助停止等）。特别是对前瞻性纵向研究来说，这种局限性更为明显。纵向研究的时效性比较差，有时候需要等待很长时间才能得到研究结果，课题的研究意义可能随着时间的推移而逐渐减弱，或研究手段逐渐变得落后。

5. 疾病监测　是纵向研究的一个应用场景，是长期地、连续地收集、分析疾病的分布和影响因素变动的资料，并将相关信息及时上报和反馈，及时修改和完善预防控制的对策和措施，以便更有效地预防和控制疾病。比如传染病监测、慢病监测等。

三、个案调查

1. 个案调查　是对个别发生的病例、病家及周围环境进行的流行病学调查，多用于传染病及不明原因疾病的调查。通过流调，了解分析传染来源、接触者及可能的传播途径，掌握疫情，为控制疾病提供资料。

2. 临床个案报道　是个案调查应用的一个场景，是对特殊少见、罕见病例或疑难重症的病情、诊断或治疗方法的书面报告。个案报道的病例有从未被人认识的临床表现或发病过程，有特殊的鉴别诊断，或有不同于过去的治疗经验，

☆ ☆ ☆ ☆

易造成误诊、误治。

3. 病例系列分析 是多个临床个案调查的汇总，属临床总结及经验交流类文稿，是将某一时期相同疾病的病例资料汇总，进行分析和统计学处理，最后得出结论，提出作者的见解和建议。

四、生态学研究

生态学研究是在群体的水平上研究某种暴露因素与疾病之间的关系，以群体为观察和分析单位，通过描述不同人群中某因素的暴露状况与疾病的频率，分析该暴露因素与疾病之间的关系。生态学研究的目的是提供病因线索，产生病因假设，评估人群干预措施效果。

1. 生态学研究的类型 生态学研究可分为两种类型：

（1）生态学比较研究：最为简单的方法是观察不同人群或地区某种疾病的分布，然后根据疾病分布的差异，提出病因假设。

（2）生态学趋势研究：连续观察人群中某因素平均暴露水平的改变与某种疾病发病率、死亡率变化的关系，了解其变动趋势。通过二者的共同变化来判断某因素与疾病的关系。

2. 生态学研究的优点 生态学研究基于现成的资料进行分析，经济，出结果快，可以提供病因未明疾病的病因线索。在个体剂量无法测量时，是唯一可供选择的方法。适用于研究因素暴露变异范围小，较难测量暴露与疾病关系的研究。也可用于人群干预措施的评价及估计疾病发展趋势。

3. 生态学研究的缺点 生态学研究有明显的缺陷，如不可避免的生态学谬误，难以控制的混杂因素，存在多重共线性问题，不能确定因果联系。

第五节　观察性研究的报告规范

观察性研究的报告规范称之为 STROBE 声明。2004 年，由一些方法学家、科研人员和编辑组成的国际性合作小组 STROBE（Strengthening The Reporting of Observational studies in Epidemiology）工作组成立。同年 9 月在英国 Bristol 大学召开第一次国际会议。会议的主要内容就是对草案清单中的每个条目进行讨论以达成共识。同年 12 月在伦敦，根据对第 1 版的意见和建议对草案清单进行修改，并在此基础上形成第 2 版清单。同样起草第 3 版时又考虑了进一步的评论和意见。由于观察性流行病学研究常常包含数种研究设计和诸多的主题，因此建议将 STROBE 限定在三种研究设计（队列研究、病例对照研究和横断面研究），并制定出一种通用的格式。国际医学期刊编辑委员会已把 STROBE 列为"生物医学期刊投稿的统一要求"。

一、队列研究的报告规范

队列研究的通用报告规范见表 6-1。

表 6-1 　 队列研究报告规范的通用格式——STROBE 声明

条目	序号	队列研究
题目和摘要	1	①在题目或摘要中有"队列研究"；②摘要应当是全文的一个内容丰富、结构化的摘要，包括了清单里的重要项目
前言		
背景／原理	2	对所报告的研究背景和原理进行解释
目标	3	阐明研究目标，包括任何预先确定的假设
方法		
研究设计	4	陈述研究设计中的重要内容，如果文章是来自正在进行研究的系列文章之一，应陈述原始研究的目的
研究现场	5	描述研究现场、数据收集的具体场所和时间范围
研究对象	6	①描述纳入和排除标准，研究对象的来源和选择方法；②描述随访的时间范围和方法
研究变量	7	对所有感兴趣的研究变量列出明确定义，并区分结局、暴露、潜在预测因子、潜在的混杂因子或效应修正因子
测量	8	对每个研究变量，描述详细的测量方法，还应描述各组之间测量方法的可比性
偏倚	9	对可能的潜在偏倚进行描述
样本大小	10	描述决定样本大小的原理，包括统计学计算和实际考虑
统计学方法	11	①描述统计方法，包括控制混杂的方法；②描述对失访和缺失值的处理；③如果可能，应描述亚组分析和敏感性分析的方法
计量变量	12	①解释计量变量如何分析，如怎样选择分组；②如果可能，给出连续分析和分组分析的结果
资助	13	给出当前研究的资助来源和资助者（如果可能，给出原始研究的资助情况）
结果		
研究对象	14	①报告研究的各个阶段研究对象的数量，如可能合格的数量、被检验是否合格的数量、证实合格的数量、纳入研究的数量、完成随访的数量和分析的数量；②描述各个阶段未能参与者的原因；③推荐使用流程图；④报告研究对象征集的时间范围

续表

条目	序号	队列研究
描述性资料	15	①描述研究对象的特征（如人口学、临床和社会特征）及关于暴露和潜在混杂因子的信息；②指出每个研究变量数据的完整程度；③总结平均的和总的随访数量及随访天数
结局资料	16	报告发生结局事件的数量或综合指标
主要结果	17	①陈述未调整的和按照混杂因子调整的关联强度、精确度（如95%CI）。阐明按照哪些混杂因素进行调整及选择这些因素，未选择其他因素的原因；②对计量变量分组进行的比较要报告每组观察值的范围或中位数；③对有意义的危险因素，可以把相对危险度转化成绝对危险度；④报告按照实际目标人群的混杂因子和效应修正因子的分布进行标化的结果
其他分析	18	报告进行的其他分析，如亚组分析和敏感性分析
讨论		
重要结果	19	概括与研究假设有关的重要结果
局限性	20	①结合潜在偏倚和不精确的来源，讨论研究的局限性，以及分析、暴露和结局存在多样性时出现的问题；讨论所有可能偏倚的方向和大小；②关于研究局限性的讨论不应取代定量的敏感性分析
可推广性	21	讨论研究结果的可推广性（外推有效性）
解释	22	结合当前证据和研究局限，谨慎给出一个总体的结果解释，并注意其他可替代的解释

二、病例对照研究的报告规范

病例对照研究的通用报告规范见表6-2。

表6-2　病例对照研究报告规范的通用格式——STROBE 声明

条目	序号	病例对照研究
题目和摘要	1	①在题目或摘要中有"病例对照研究"；②摘要应当是全文的一个内容丰富、结构化的摘要，包括了清单里的重要项目
前言		
背景／原理	2	对所报告的研究背景和原理进行解释
目标	3	阐明研究目标，包括任何预先确定的假设
方法		
研究设计	4	陈述研究设计中的重要内容，如果文章是来自正在进行研究的系列文章之一，应陈述原始研究的目的

条目	序号	病例对照研究
研究现场	5	描述研究现场、数据收集的具体场所和时间范围
研究对象	6	①分别给出病例和对照的纳入和排除标准，来源和选择方法；②给出精确的病例诊断标准和对照选择的原理；③对匹配研究，应描述匹配标准和每个病例匹配的对照数
研究变量	7	对所有感兴趣的研究变量列出明确定义，并区分结局、暴露、潜在预测因子、潜在的混杂因子或效应修正因子
测量	8	对每个研究变量，描述详细的测量方法，还应描述各组之间测量方法的可比性
偏倚	9	对可能的潜在偏倚进行描述
样本大小	10	描述决定样本大小的原理，包括统计学计算和实际考虑
统计学方法	11	①描述统计方法，包括控制混杂的方法；②描述对失访和缺失值的处理；③如果可能，应描述亚组分析和敏感性分析的方法
计量变量	12	①解释计量变量如何分析，如怎样选择分组；②描述匹配和缺失值的处理
资助	13	给出当前研究的资助来源和资助者（如果可能，给出原始研究的资助情况）
结果		
研究对象	14	①报告研究的各个阶段研究对象的数量，如可能合格的数量、被检验是否合格的数量、证实合格的数量、纳入研究的数量、完成随访的数量和分析的数量；②描述各个阶段未能参与者的原因；③推荐使用流程图；④报告研究对象征集的时间范围；⑤匹配研究应给出每个病例对应对照数量的分布
描述性资料	15	①描述研究对象的特征（如人口学、临床和社会特征）及关于暴露和潜在混杂因子的信息；②指出每个研究变量数据的完整程度；③总结平均的和总的随访数量及随访天数
结局资料	16	报告各个暴露类别的数量
主要结果	17	①陈述未调整的和按照混杂因子调整的关联强度、精确度（如95% CI）。阐明按照哪些混杂因素进行调整以及选择这些因素，未选择其他因素的原因；②对计量变量分组进行的比较要报告每组观察值的范围或中位数；③对有意义的危险因素，可以把相对危险度转化成绝对危险度；④报告按照实际目标人群的混杂因子和效应修正因子的分布进行标化的结果
其他分析	18	报告进行的其他分析，如亚组分析和敏感性分析

续表

条目	序号	病例对照研究
讨论		
重要结果	19	概括与研究假设有关的重要结果
局限性	20	①结合潜在偏倚和不精确的来源，讨论研究的局限性，以及分析暴露和结局存在多样性时出现的问题；讨论所有可能偏倚的方向和大小；②关于研究局限性的讨论不应取代定量的敏感性分析
可推广性	21	讨论研究结果的可推广性（外推有效性）
解释	22	结合当前证据和研究局限，谨慎地给出一个总体的结果解释，并注意其他可替代的解释

三、横断面研究的报告规范

横断面研究的通用报告规范见表 6-3。

表 6-3　横断面研究报告规范的通用格式——STROBE 声明

条目	序号	横断面研究
题目和摘要	1	①在题目或摘要中有"横断面研究"；②摘要应当是全文的一个内容丰富、结构化的摘要，包括了清单里的重要项目
前言		
背景／原理	2	对所报告的研究背景和原理进行解释
目标	3	阐明研究目标，包括任何预先确定的假设
方法		
研究设计	4	陈述研究设计中的重要内容，如果文章是来自正在进行研究的系列文章之一，应陈述原始研究的目的
研究现场	5	描述研究现场、数据收集的具体场所和时间范围
研究对象	6	描述纳入和排除标准，研究对象的来源和选择方法
研究变量	7	对所有感兴趣的研究变量列出明确定义，并区分结局、暴露、潜在预测因子、潜在的混杂因子或效应修正因子
测量	8	对每个研究变量，描述详细的测量方法，还应描述各组之间测量方法的可比性
偏倚	9	对可能的潜在偏倚进行描述
样本大小	10	描述决定样本大小的原理，包括统计学计算和实际考虑
统计学方法	11	①描述统计方法，包括控制混杂的方法；②描述设计效应和缺失值的处理；③如果可能，应描述亚组分析和敏感性分析的方法

条目	序号	横断面研究
计量变量	12	①解释计量变量如何分析，如怎样选择分组；②如果可能，给出连续分析和分组分析的结果
资助	13	给出当前研究的资助来源和资助者（如果可能，给出原始研究的资助情况）
结果		
研究对象	14	①报告研究的各个阶段研究对象的数量，如可能合格的数量、被检验是否合格的数量、证实合格的数量、纳入研究的数量、完成随访的数量和分析的数量；②描述各个阶段未能参与者的原因；③推荐使用流程图；④报告研究对象征集的时间范围
描述性资料	15	①描述研究对象的特征（如人口学、临床和社会特征）以及关于暴露和潜在混杂因子的信息；②指出每个研究变量数据的完整程度；③总结平均的和总的随访数量及随访天数
结局资料	16	报告结局事件的数量或综合指标
主要结果	17	①陈述未调整的和按照混杂因子调整的关联强度、精确度（如95%CI）。阐明按照哪些混杂因素进行调整及选择这些因素，未选择其他因素的原因；②对计量变量分组进行的比较要报告每组观察值的范围或中位数；③对有意义的危险因素，可以把相对危险度转化成绝对危险度；④报告按照实际目标人群的混杂因子和效应修正因子的分布进行标化的结果
其他分析	18	报告进行的其他分析，如亚组分析和敏感性分析
讨论		
重要结果	19	概括与研究假设有关的重要结果
局限性	20	①结合潜在偏倚和不精确的来源，讨论研究的局限性，以及分析暴露和结局存在多样性时出现的问题；讨论所有可能偏倚的方向和大小；②关于研究局限性的讨论不应取代定量的敏感性分析
可推广性	21	讨论研究结果的可推广性（外推有效性）
解释	22	结合当前证据和研究局限，谨慎给出一个总体的结果解释，并注意其他可替代的解释

四、观察性研究 Meta 分析的报告规范

1997 年 4 月，由美国疾病预防控制中心资助，召集了 27 名来自临床实践、现场干预、统计学、流行病学、社会科学及生物医学编辑等方面的专家组成专题研究小组，讨论并制定了流行病学中观察性研究的 Meta 分析报告内容的推荐一览表（Meta-analysis of observational studies in epidemiology，MOOSE），以帮助更加规范的撰写、编辑和阅读此类文献。MOOSE 从研究背景、文献检索策略、研究方法、研究结果、讨论和研究结论六个方面提出了具体的报告要求，见

☆☆ ☆ ☆

表 6-4。

表 6-4　观察性研究的 Meta 分析报告规范的通用格式——MOOSE 清单

条目	内容
研究背景	定义研究问题；陈述研究问题假设；确定研究结局；暴露／干预措施；研究设计类型；研究人群
文献检索策略	文献检索的资格（例如图书管理员和调查员）；文献检索策略，包括文献检索的时间范围和使用的关键词；尽可能获取所有文献，包括研究文献作者的个人通信；检索的数据库和档案库；采用检索软件及其版本号，包括使用的特殊功能（例如进行主题词及其下位词的扩展检索）；手工检索（例如已有文献的参考文献清单）；列出纳入和排除的文献，以及判断标准；处理非英语文献的方法；处理只有摘要和未发表文献的方法；介绍个人通信的情况
研究方法	描述检索文献是否符合研究问题；数据整理和编码的基本原则（例如有完善的临床编码规则或便于编码）；数据分类和编码的记录（例如多个文献评价者，盲法，以及文献评价者之间的一致性）；混杂的评估（例如选研究中病例和对照的可比性）；评价研究质量，包括对质量评价者采用盲法，对研究结果的可能预测值进行分层分析或者回归分析；评价研究异质性；详细介绍统计分析模型，以便能重复该研究（例如详细描述采用的固定效应模型或者随机效应模型，采用该研究模型分析研究结果的理由，剂量反应关系模型，或者累积 Meta 分析）；提供合适的统计图表
研究结果	绘图总结入选的各研究和汇总研究结果；列表描述入选各研究结果；研究结果的敏感度分析（例如亚组分析）；研究结果统计学稳健性的指标
讨论	定量地评价偏倚（例如发表偏倚）；解释排除标准的合理性（例如排除非英语文献）；评价入选研究的质量
研究结论	导致观察到结果的其他可能原因；根据研究所得的数据，在评价文献涉及的领域，对研究结论进行适当地外推；为以后该问题的研究提供指导意见。公布研究资助来源

本章案例思考题

案例 6-1

【案例描述】　目前，新辅助全身化疗结束后进行乳腺癌手术的最佳间隔时间尚不清楚，延迟手术是否会影响初始化疗的获益也不明确。意大利摩德纳大学医院肿瘤医学部的 C. Omarini 在 EJSO 杂志上发表了关于乳腺癌新辅助化

☆ ☆ ☆ ☆

疗后手术时机对预后影响的研究结果，该研究的目的就是评估手术时间（TTS）和总生存（OS）及无复发生存（RFS）之间的关系。该研究共纳入 319 例病人，根据 TTS 将接受新辅助化疗的女性乳腺癌病人分为两组：A 组为 ≤ 21d、B 组为 > 21d。A 组 61 例，B 组 258 例，中位 TTS 为 34d。根据 TTS 和已知的预后因素评估和比较 OS 和 RFS。研究并未发现 TTS 与临床分期、核分级、化疗类型、手术类型之间有统计学意义的关系。与 A 组相比，B 组的 OS 和 RFS 更差，风险比分别为 3.1 和 2.8。多因素分析进一步证实，TTS 是 OS 和 RFS 的独立预后因素。

【案例分析】　该研究所采用的研究设计方法是什么？请结合案例具体描述该研究设计方法的三大基本要素。该研究遵循的科学性原则有哪些？该研究采用的多因素分析方法是什么统计方法？

案例 6-2

【案例描述】　在美国，咖啡是最常见的饮料之一。饮用咖啡已被证明可以保护多种慢性病，如糖尿病、冠心病和恶性肿瘤，但是咖啡饮用量与慢性肾脏病（CKD）发病率之间的关系还未被证实。本研究试图分析不同水平的咖啡消耗量与 CKD 事件风险之间的关系，文章发表于近期的 AJKD 杂志上。该研究在 1987—1989 年从美国 4 个社区中共纳入了 14209 名中年（45 ～ 64 岁）人。研究对象参加随访研究：1990—1992 年（第 2 次随访），1993—1995 年（第 3 次随访），1996—1998 年（第 4 次随访），2011—2013 年（第 5 次随访）。咖啡消耗量使用半定量食物频率问卷（FFQ）来评估，在第 1 次随访和第 3 次随访时填写。咖啡饮用量分为以下五组：从不饮用、< 1 杯 / 天、1 ～ 2 杯 / 天、2 ～ 3 杯 / 天、≥ 3 杯 / 天。在随访 24 年的时间里，共有 3845 例次 CKD 事件发生。经过人口学、临床和饮食因素的校正，与从不喝咖啡的受试者相比，较高的咖啡消耗量与 CKD 事件较低的风险有关，其余每个分组的咖啡饮用者的 CKD 风险降低了 10% ～ 16%（< 1 杯 / 天者，CKD 事件风险降低 10%，HR0.90，95%CI0.82 ～ 0.99；1 ～ 2 杯 / 天者，CKD 事件风险降低 10%，HR 0.90，95%CI 0.82 ～ 0.99；2 ～ 3 杯 / 天者，CKD 事件风险降低 13%，HR0.87，95%CI 0.77 ～ 0.97；≥ 3 杯 / 天，CKD 事件风险降低 16%，HR 0.84，95%CI 0.75 ～ 0.94）。在持续性分析中，每天额外多喝一杯咖啡使 CKD 事件的风险降低 3%（HR 0.97，95%CI 0.95 ～ 0.99，$P < 0.0001$）。相比于从不喝咖啡的受试者，喝咖啡的受试者 CKD 事件的整体风险降低 11%（HR 0.89，95%CI 0.82 ～ 0.96，$P < 0.001$）。本研究发现在校正协变量后，饮用咖啡量较大的受试者 CKD 事件的风险较低，而且在各个亚组人群中也保持一致。本研究结果可能会进一步支持 2015—2020 年美国膳食指南的推荐意见：每天 3 ～ 5 杯咖啡可以作为一种健

☆ ☆ ☆ ☆

康的生活方式。

【案例分析】 该研究所采用的研究设计方法是什么？请结合案例具体描述该研究设计方法的三大基本要素。该研究遵循的科学性原则有哪些？该研究采用的多因素分析方法是什么统计方法？

案例 6-3

【案例描述】 老年人摔倒是一个严重的公共卫生问题，目前缺少有效的干预方法。近日研究人员考察了太极拳对预防老年人群摔倒的效果。研究纳入了324 名年龄大于 70 岁，1 年内存在摔倒史或行动不便的摔倒高危人群，研究对象分别接受 3 种运动干预：每周 2 次，每次 60min 的太极拳训练（TJQMBB）；综合平衡性、有氧、力量和柔韧性活动的多方面运动（MME）或者常规伸展运动。研究的主要终点为 6 个月后摔倒事件的发生率。研究期间，TJQMBB 组 85 人发生 152 次摔倒，MME 组 112 人发生 218 次摔倒，伸展运动组 127 人发生 363 次摔倒。6 个月时，相对于伸展运动组，TJQMBB 组和 MME 组摔倒事件发生率显著降低。TJQMBB 组相对于 MME 组摔倒风险降低 31%。研究认为，治疗性太极拳平衡训练较传统方法可显著降低老年人群摔倒风险。

【案例分析】 该案例采用的研究设计是什么？请简述其基本原理及该研究的三大基本要素。

案例 6-4

【案例描述】 在世界范围内，子宫内膜癌的发病率约为 9/10 万，大部分病例发生在年龄大于 50 岁的女性。子宫内膜不典型增生是子宫内膜癌的先兆。无对抗雌激素暴露是显著的危险因素，长时间的暴露可能导致持续子宫内膜增生，并有可能成为子宫内膜癌。影响雌激素暴露的因素包括肥胖、多囊卵巢综合征（PCOS）、无排卵、不孕和 2 型糖尿病等，这些因素通常被认为增加了子宫内膜癌的风险。子宫内膜癌病人最常见的症状是绝经后出血，但绝经前异常子宫出血是常见的，与子宫内膜癌发生风险的关系还不清楚。

【案例分析】 如果要回答文中子宫内膜癌发生的危险因素可采用的最佳研究设计方法是什么？请简述其设计原理。

案例 6-5

【案例描述】 关于久坐时间与糖尿病之间联系的现有证据大多是基于自我报告的久坐时间，但自我报告的久坐时间可能存在测量误差，从而导致错误的推断。日本九州大学医学研究生院流行病学与公共卫生系教授 Toshiharu Ninomiya 开展了一项基于人群的心血管疾病的研究，研究数据来自 2012 年日本福冈市 1758 例受试者，受试者连续 7 天在清醒时配戴加速计装置，通过加速计客观评估其活动的数据。用估计的活动强度的代谢当量确定久坐时间和体力活动，代谢当量 ≤ 1.5 被定义为久坐，≥ 3 则被分类为中等至强烈的体力活动。根据受试者每天的久坐时间分为四类：< 6h、6 ~ 8h、8 ~ 10h 及 ≥ 10h。结果显示，共有 279 例受试者患有糖尿病。与 ≤ 6h 组相比，≥ 10h 组的患病率更高（18.8% vs.12.5%，P=0.01）。随着久坐时间的增加，糖尿病患病率也增加。当校正整体肥胖（OR=1.19）、中心性肥胖（OR=1.18）和膳食能量摄入（OR=1.17）后，二者的关联仍然显著存在，≥ 10h 组的患糖尿病风险也显著高于 ≤ 6h 组（OR=2.02，95%CI：1.18 ~ 3.43）。

【案例分析】 该案例采用的研究设计是什么？请简述其基本原理，以及研究设计的三大基本要素。

案例 6-6

【案例描述】 在许多人的观念中，湿度增加、下雨和气压升高会加重关节和背部疼痛，对于那些患有关节炎的人尤为明显。BMJ 杂志近期发表了哈佛医学院助理教授 Anupam Jena 研究小组的研究。这项研究覆盖了从 2008—2012 年的 150 万拥有联邦医疗保险的 65 岁以上的美国人，比较每日降雨量和普通内科医师接诊关节痛和背痛病人的人次关系。研究中考虑了若干项潜在的影响因素，包括年龄、性别、种族、慢性病（包括类风湿关节炎）等因素，结果发现，关节痛或背痛的就诊数和就诊当天的雨量、当周的降雨量及前一周的降雨量都没有显著关联。

【案例分析】 该研究案例采用的研究设计是什么？请简述其基本原理。

第7章
疾病诊断研究设计

疾病诊断研究是临床研究的一种重要类型，通常指临床医师用物理学的、生物化学的、血清免疫学的、影像学的检查及临床检查等，对于那些临床上怀疑为某病的病人作出正确的诊断。

第一节 诊断研究概述

一、诊断研究的基本概念

1. 诊断试验 是用于诊断疾病的试验和方法，包括临床资料：从病史、体格检查等获得的临床资料，如高血压家族史、心脏杂音、肺部听诊的湿啰音等；中医辨证资料：通过望闻问切所获得的资料，如舌苔、脉象、证候等；实验室检查资料：如生物化学、免疫学、微生物学、病理学检查等；影像学诊断技术资料，如超声、CT、X线、磁共振检查等；各类其他仪器检查，如心电图、脑电图、核素扫描、内窥镜检查等；各种诊断标准：由同行专家制订并获得公认的诊断标准。诊断试验可用于诊断疾病、筛选无症状的病人、判断疾病的严重程度、估计疾病临床过程及预后、估计对治疗的反应和判断治疗效果等。

2. 金标准 在诊断性研究中，金标准是研究设计的关键。所谓金标准，是指当前医学界所公认的诊断某病最可靠、最准确的方法。亦即利用金标准能正确地区分某人属"有病"还是"无病"状态。

(1) 常用的金标准：临床诊断中常用的金标准包括：病理学诊断（活检、尸检）；外科手术发现；特殊的影像学诊断（如用冠状动脉造影术诊断冠心病等）；权威机构公认的综合诊断标准（如中医肺胀的诊断标准等）；长期临床随访所获得的肯定诊断。必须注意，金标准是诊断准确性最高的方法，但由于金标准可能存在创伤大、费用高、周期长、操作不方便等原因，所以不一定是临床最适合采用的方法。如果金标准的选择不当，就会造成分类错误，从而影响被评价

☆ ☆ ☆ ☆

诊断方法正确性的评估。

（2）金标准不完善时参照体系的构建：在诊断性研究中，不是所有的情况都可以找到金标准。这时需要根据不同的情况，构建参照体系。临床研究往往采用中西医并行、病证结合的诊断方法，很多疾病状态的西医诊断、中医疾病诊断和中医证候诊断都有相应的诊疗指南、行业标准、国家推荐标准等权威机构公认的综合诊断标准，可以作为金标准来参考使用。

在中医药领域，特别是中医证型的诊断，往往对诊断标准的把握差异较大。从便于操作的角度来看，金标准不完善时参照体系的构建方法有：①采用专家小组一致性诊断法，即选取资历较高的若干位领域专家对同一位病人进行盲态诊断，采用少数服从多数的原则，将多数意见作为金标准；②合并多种不完善实验方法，采用联合诊断的综合诊断方法，作为金标准；③进行长期临床随访，按照辨证施治的原则进行治疗后取得了理想疗效，从而获得的肯定诊断；④潜分类方法，所谓潜分类是指在现有条件下不能直接观察但可通过相关指标推断得出的分类，如使用并非为金标准的不完善试验，来推断与疾病真实状态相关联的灵敏度、特异度、患病率等诊断试验准确性参数。

3. 参考值范围　根据诊断试验的用途可分为两类：正常人参考值范围和诊断界值。测量指标值，仅表明该诊断试验有能力准确测量人体中的某种成分，并不需要验证该指标诊断某种特定疾病的能力，此时采用正常人参考值范围。提出针对特定疾病的诊断能力，此时要回答的是诊断界值，必须用 ROC 分析方法来回答。

正常人参考值范围：指所谓"正常人"的解剖、生理、生化等指标的波动范围。制定方法：制定参考值范围时，首先要确定一批样本含量足够大的"正常人"。测量样本人群相应指标的值，测量的过程中要严格控制各种误差。而后根据指标的实际用途确定单侧或双侧界值，根据研究目的和使用要求选定适当的百分界值，常用 95%，见表 7-1。

表 7-1　参考值范围

参考值范围（%）	正态分布法			百分位数法		
	双侧	单侧		双侧	单侧	
		下限	上限		下限	上限
90	$\bar{X} \pm 1.64S$	$\bar{X} - 1.28S$	$\bar{X} + 1.28S$	$P_5 \sim P_{95}$	P_{10}	P_{90}
95	$\bar{X} \pm 1.96S$	$\bar{X} - 1.64S$	$\bar{X} + 1.64S$	$P_{2.5} \sim P_{97.5}$	P_5	P_{95}
99	$\bar{X} \pm 2.58S$	$\bar{X} - 2.33S$	$\bar{X} + 2.33S$	$P_{0.5} \sim P_{99.5}$	P_1	P_{99}

☆☆☆☆

二、诊断研究的设计要点

1. **诊断研究设计的基本原理**　是用金标准对研究对象进行检查或检验，将研究对象分为两组，即金标准确诊的患某病组及金标准排除的未患某病组。与此同时，用待评价新方法进行测量得出阳性和阴性的结果，分别与金标准方法所得出患病与未患病的结果比较，根据其是否一致对待评价新方法的诊断价值进行评价。如果新方法试验所得的结果与金标准试验所得结果符合程度越高，这个新方法的诊断价值就越高。

2. **诊断研究的基本过程**

(1) 确定金标准：根据诊断性研究的特征、待诊断研究对象的病种情况、金标准构建的难易程度，综合考虑选择确定本研究的金标准。

(2) 选择研究对象：用于诊断性研究的研究对象应包括病例组与对照组。病例组应是按照金标准确诊的病人；对照组则应是按金标准证实无该病的病人或正常人群。

①选择病例：被检查的病例要具备代表性，应包括各种临床类型的病例，即典型和不典型，早、中、晚各期，病情轻、中、重，有无并发症等，这样试验的结果才具有普遍意义。病例的代表性愈好，诊断试验的实用价值愈大。

②选择对照：对照应在性别、年龄及某些生理状态等方面与病例保持均衡。可选用金标准证实无该病的其他病人或正常人，特别应当包括确实无该病，但易与该病相混淆的其他病例，这样选择的对照才具有临床意义，尤其是具有鉴别诊断的价值。

③说明病例的来源：不同来源的病例对评价一项诊断试验有一定影响。这是由于不同人群某病患病率的差异对结果预测值有影响。同时，对照的来源也应交代清楚。

④确定样本的数量：按照预期的灵敏度或特异度，以及允许的误差确定研究对象的数量。

(3) 盲法、独立和同步比较待评价诊断方法和金标准的结果

盲法：采用盲法评价待评价诊断方法和金标准结果十分重要，即要求判断待评价诊断方法结果者不能预先知道研究对象是否患病，而按照金标准判断研究对象是否有病者不能知道待评价诊断方法的结果。

独立：某些情况下，金标准建立在一系列试验和相关临床资料的基础上，此时如果将金标准中的其中一项诊断方法作为待评价诊断方法，与金标准进行比较，就使金标准与待评价方法之间失去了独立性。金标准不能包括所研究的诊断方法，否则可能发生掺合偏倚，增加两者的一致性，夸大诊断试验的准确性。

☆ ☆ ☆ ☆

同步：待评价诊断方法和金标准诊断方法应同步进行，这对急性疾病、自限性疾病尤为重要，因为疾病进展的不同阶段诊断结果不相同。但对于不同的诊断性研究，疾病的特征不一样，同步的要求也有所不同。比如肿瘤的早期诊断，虽然肿瘤标志物已有反应，但金标准尚不能区分。因同步性要求的不同，可以采用不同的研究设计方案。

（4）计算诊断性研究的相关指标：将金标准划分的有病组和无病组及由待评价诊断方法测试所有研究对象获得的阳性、阴性结果列出四格表，计算诊断性研究真实性、可靠性和预测值等相关指标（表 7-2）。

表 7-2　诊断试验评价

待评诊断方法	金标准		合计
检测结果	有病（D+）	无病（D-）	
阳性（T+）	a（真阳性，TP）	b（假阳性，FP）	a+b
阴性（T-）	c（假阴性，FP）	d（真阴性，TN）	c+d
合计	a+c	b+d	N=a+bc+d

三、诊断性研究的常用设计方案

诊断性研究要求待评价诊断方法与金标准要同步进行检测，所以基本设计方案为横断面研究，但如果从研究对象纳入方式划分，又可分为诊断性队列研究和诊断性病例对照研究。

1. **横断面研究设计**　诊断性研究的基本设计方案是横断面研究，待检测方法与金标准同步进行测量，这是诊断性研究方法最理想的设计。当待评价诊断方法与金标准检测采用相同标本进行检测时，不管评价结果所需花费的时间是否一样，因取样是同一时间点，代表的是同一时间点的疾病状况，所以两种检测方法一致性的评价是完全同步的。

2. **诊断性队列研究设计**　连续纳入所有怀疑患某病的病人，同步进行"金标准"和诊断试验检查，再盲法评估两者结果。队列研究设计与临床实际情况相似，能较好避免选择性偏倚或部分核实偏倚。

3. **病例对照研究设计**　是选择一组已确诊的患有某种疾病的病人（病例组），一组确定不患某病的研究对象（对照组，患有其他疾病的病人或者正常人），两组研究对象均进行待评价诊断方法的检测，根据结果评估待评价诊断方法的准确性。由于选择研究对象时，已经明确是否患有某种疾病，故不能保证纳入各种类型的病人是与要诊断的目标疾病容易混淆的疾病病人，盲法的实施也会存在一定的困难。

四、诊断研究常见的偏倚

诊断研究常见的偏倚有两类：掺合偏倚和核实偏倚。

1. **掺合偏倚**　是指在某些情况下，"金标准"建立在一系列试验和相关临床资料基础上。此时不能将"金标准"的一部分作为新诊断试验，否则可增加两者的一致性，夸大诊断准确性，造成掺合偏倚。例如，外源性过敏性肺泡炎诊断的金标准是：①有吸入有机粉尘的病史；②发热、咳嗽、呼吸困难、两肺底闻及捻发音；③胸部 X 线片呈磨玻璃样；④血清沉淀反应阳性；⑤支气管肺泡灌洗液中淋巴细胞明显增高，CD4/CD8 < 1。如果以"CD4/CD8 < 1"作为诊断试验进行外源性过敏性肺泡炎的诊断研究的话就造成了掺合偏倚。

2. **核实偏倚**　若当新诊断试验结果影响金标准使用时，如诊断试验结果为阳性时就进行金标准检查；结果为阴性时病人拒绝进行金标准检查，则可导致核实偏倚。

诊断性队列研究设计保证纳入的研究对象与临床实践的具体情况相似，且每名可疑病人均进行金标准检查，能较好避免选择性偏倚或部分核实偏倚；诊断性病例对照研究选择研究对象时已明确病人是否患有某种疾病，不能保证纳入各种类型病人或与要诊断的疾病易混淆的疾病病人，不能保证每名纳入研究对象均进行金标准检测，特别是对照组研究对象，易造成疾病诊断不准确，容易发生选择性偏倚或部分核实偏倚。

五、诊断性研究设计注意事项

1. **诊断试验以金标准作对照为基础**　利用金标准能正确地区分某人实际"有病"还是"无病"，从而科学地评价待评价诊断方法的优劣。对于没有金标准的诊断性研究，应积极探索金标准不完善时参照体系的构建方法。甚至可以从贝叶斯参数估计原理出发，用 Gibbs 抽样法等完成对其灵敏度和特异度的估计。

2. **诊断研究中应贯彻盲法**　尤其是试验的操作者和结果报告者应处于盲态，避免主观因素对结果的干扰。诊断研究中针对同一对象的两种诊断方法的结果，互相之间应处于盲态。

3. **诊断研究的研究对象应具有代表性**　即研究对象应包括各型病例(轻、中、重型，治疗和未治疗者) 及患有极易混淆的疾病，以提高诊断试验的普遍性及临床推广价值。

4. **诊断试验应确定正常值范围**　对于结果报告为计量资料的诊断试验，应同时回答正常值的范围，正常值范围界定不同，会直接影响诊断性研究的结果。绘制患病人群与未患病人群诊断试验测定值的频数分布曲线时常有重叠。区别正常与异常的界限是否是最佳的临界点，将对诊断试验的灵敏度和特异度产生明显的影响。

第二节　诊断一致性评价

临床诊断方法的一致性评价与研究数据的特征密切相关。常见的数据特征为：待研究诊断方法与金标准均为定性资料；待研究诊断方法为计量资料、金标准为定性资料；待研究诊断方法与金标准均为计量资料。根据资料特征的不同，所采用的评价方法有所区别。

一、诊断试验真实性评价指标

待研究诊断方法与金标准均为定性资料是诊断性研究的常见数据特征，也是诊断性研究特定指标计算的原理模型，计量资料可以转化成定性资料而满足灵敏度和特异度等评价指标的计算。

根据待评价诊断方法结果和金标准的判别，可得到 4 种情况：待评价诊断方法结果阳性、金标准判断为病人的数量——真阳性的数量（TP）；待评价诊断方法结果阴性、金标准判断为非病人的数量——真阴性的数量（TN）；待评价诊断方法结果阳性、金标准判断为非病人的数量——假阳性数量（FP）；待评价诊断方法结果阴性、金标准判断为病人的数量——假阴性的数量（FN），可以将其整理成四格表的形式（表 7-2）。根据这四格表数据可以计算真实性、可靠性和预测值指标，用于评价待评价诊断试验的价值。

真实性或准确性，也称效度，是指测量值与实际值的符合程度。它要求一项诊断试验具备能正确地鉴别某病例患或未患某种疾病的能力。用于评价真实性的指标有：灵敏度与特异度，误诊率与漏诊率等。

1. 灵敏度（sensitivity，Se）　又称真阳性率，是实际患病且被待评价诊断方法诊断为病人的概率，即病人中被正确诊断为阳性的概率。它反映了诊断试验发现病人的能力。$Se = P(T+|D+) = a/(a+c)$。

2. 特异度（specificity，Sp）　又称真阴性率，是实际未患病且被待评价诊断方法诊断为非病人的概率，即非病人中被诊断为阴性的概率。它反映了诊断试验确定非病人的能力。$Sp = P(T-|D-) = d/(b+d)$。

3. 误诊率（mistake diagnostic rate，α）　又称假阳性率，表示实际未患病但被待评价诊断方法诊断为病人的概率，即非病人中被诊断为阳性的概率。它反映了非病人被错误诊断的可能性。误诊率与特异度相加等于 1。$\alpha = P(T+|D-) = b/(b+d)$。

4. 漏诊率（omission diagnostic rate，β）　又称假阴性率，表示实际患病但

被待评价诊断方法诊断为非病人的概率，即病人被诊断为阴性的概率。它反映了病人被遗漏诊断的可能性。漏诊率与灵敏度相加等于1。$\beta = P(T\text{-}|D+) = c/(a+c)$。

以上四者之间的关系：灵敏度 =1 － 漏诊率，当漏诊会引起严重后果的临床情况，如肿瘤早期诊断，要求有很高的灵敏度；特异度 =1 － 误诊率，当误诊会造成严重后果的情况，比如根据诊断决定是否手术，则要求有很高的特异度。

当比较两个诊断系统时，单独使用灵敏度与特异度指标，可能出现一个诊断系统的灵敏度高，而另一个诊断系统的特异度高，无法判断哪个诊断系统更好的情况。由此，提出了将灵敏度和特异度综合起来评价诊断试验的真实性。综合评价指标有正确率、约登指数、比数积和似然比等。

5. 约登指数（Youden's index，YI）　又称正确指数，是反应诊断试验真实性的综合指标，用灵敏度和特异度的和减 1 表示。它表示诊断试验发现病人与非病人的能力。$YI = Se + Sp - 1$。

6. 比数积（odd product，OP）　又称优势比（Odds Ratio，OR），表示病人中诊断阳性数、阴性数之比与非病人中诊断阳性数、阴性数之比的比值。其值越大，则表明诊断试验的诊断价值越高。$OP = ad/bc = [Se/(1\text{-}Se)] \times [Sp/(1\text{-}Sp)]$。

7. 似然比（likelihood ratio，LR）　是同时反应灵敏度和特异度的综合指标，即病人中得出某一诊断试验结果的概率与从非病人中得出这一概率的比值。该指标全面反映了诊断试验的价值，且不受患病率的影响，非常稳定，包括阳性似然比和阴性似然比两种。

（1）阳性似然比（positive likelihood ratio，$LR+$）：表示真阳性率与假阳性率之比。比值越大，表明试验结果阳性时为真阳性相对于假阳性的概率优势越大。$LR+ = P(T+|D+)/P(T+|D\text{-}) = Se/(1-Sp)$。

（2）阴性似然比（negative likelihood ratio，$LR\text{-}$）：表示假阴性率与真阴性率之比。比值越小，表明试验结果阴性时为真阴性相对于假阴性的概率优势越大。$LR\text{-} = P(T\text{-}|D+)/P(T\text{-}|D\text{-}) = (1-Sp)/Sp$。

8. 验前概率与验后概率

（1）验前概率与验后概率的概念：诊断试验准确区分病人和非病人的能力，落实到临床实际的工作中即诊断试验结果能否明显改变诊断试验前对患病概率的估计。在进一步做诊断检查前，对患病可能性有多大的判断，称之为验前概率。估算病人验前概率，主要根据病人病史和体征、医师临床经验进行推测，或从他人报告和实践资料中获得。经过新的诊断检查后，应根据新的诊断试验结果重新估计患病概率。这个因新做的诊断试验结果而使对患病可能性概率的改变值，称为验后概率。

（2）验后概率的计算方法：根据验前概率、似然比即可计算验后概率。验前比 = 验前概率 / （1 － 验前概率）；验后比 = 验前比 × 似然比；验后概率 = 验后比/（1+ 验后比）。

（3）联合诊断提高验前概率和验后概率：验前概率和验后概率大小是帮助临床医师进行继续做诊断检查还是下治疗决定的依据。比如门诊接待一个病人，有发热、咳嗽症状，根据发病率和临床经验，医师判断是肺炎的可能性只有20%，这个20%就是验前概率。为进一步明确诊断，建议病人做一个肺部 CR 片检查，这个 CR 片检查就是一个诊断试验。如果 CR 片检查结果是阳性，则能诊断为肺炎的概率可能会提高到95%；如果 CR 片检查结果是阴性，则能诊断为肺炎的概率可能会降低到3%。这个95%和3%就是验后概率。如果医师除了观察发烧和咳嗽症状以外，还辨出了热毒壅盛证，那么医师一开始判断为肺炎的可能性就增加到了50%，进而 CR 片阳性结果出来后，验后概率就可能提高到99%。

二、诊断试验可靠性评价指标

可靠性（reliability）、重复性（repeatability）或精密度（precision，也称信度），是指一项诊断试验在完全相同的条件下，重复做时获得相同结果的稳定程度。具体地讲，可靠性是指某一诊断方法重复测量同一受试者时所获结果的一致性。

1. 影响诊断试验可靠性的因素 包括研究对象的生物学差异、实验因素所致的差异和观测者的差异三个方面。

（1）研究对象的生物学差异：因人体生物学波动所造成的同一指标采用相同方法对同一研究对象进行重复测量时，测量的结果出现不一致的现象。比如，人体血压在一天中的不同时间点会不一样，在运动后、情绪激动、紧张等情况下血压会升高等。

（2）实验因素所致的差异：因实验检测所用的仪器、设备、试剂等实验条件不稳定或者采用非同一批次试剂时，均可导致重复实验结果的差异。

（3）观察者的差异：因观察者的判断差异所造成的，同一观察者或不同观察者对相同研究对象的同一指标进行重复测量时，测量结果可能的不一致。

2. 可靠性评价指标 在临床实践中，一般用符合率、标准差和变异系数等来表示可靠性。

（1）符合率（agreement rate，consistency rate）：又称正确率（π），一致率，可用于比较两个研究者诊断同一组病人或同一研究者两次诊断同一组病人结果的一致性，适用于定性研究结果。是待评价诊断方法判定的结果与金标准诊断的结果相同的人数占总受检人数的比例，表示待评价诊断方法观察结果与金标准诊断实际结果的符合程度，反映正确诊断病人与非病人的能力。$\pi=(a+d)/N$。

（2）标准差和变异系数：当某诊断试验是定量指标时，所获得的数据为连续性资料，此时可用定量资料的离散趋势指标——标准差（SD）和变异系数（CV）来表示该数据的可靠性。标准差和变异系数的值越小，表示可重复性越好，精密度越高。反之，可重复性就越差，精密度越低。变异系数为标准差（SD）与算数均数（$Mean$）之比。$CV=(SD/Mean)\times100\%$。

三、诊断试验的预测指标

诊断方法本身特点决定了诊断的灵敏度和特异度，但灵敏度和特异度本身不能帮助临床医师。临床医师想知道如果诊断试验阳性或阴性，诊断结果本身是正确的概率。预测指标是反映应用诊断试验结果来估计受检者患病和不患病可能性的大小的指标。诊断试验中的预测指标用于评价诊断试验预测的准确性，有阳性预测指标和阴性预测指标。

1. 阳性预测值（positive predictive value，$PV+$）　待评价诊断方法诊断为阳性者，金标准确诊为病人的概率。$PV+=a/(a+b)$。

2. 阴性预测值（negative predictive value，$PV-$）　待评价诊断方法诊断为阴性者，金标准确诊为非病人的概率。$PV-=d/(c+d)$。

3. 预测值与真实性指标的关系　总的来讲，诊断试验的灵敏度越高，则阴性预测值越高；特异度越高，阳性预测值越高。阳性预测值（PV+）、阴性预测值（$PV-$）与灵敏度（Se）、特异度（Sp）及患病率（p）之间的关系如下：

①阳性预测值：$PV+=(Se\times p)/[(Se\times p)+(1-Sp)\times(1-p)]$；

②阴性预测值：$PV-=[Sp\times(1-p)]/[Sp\times(1-p)+p\times(1-Se)]$。

当灵敏度与特异度一定，疾病患病率降低时，阳性预测值降低，阴性预测值升高；当患病率不变，降低灵敏度，特异度将提高，此时阳性预测值将升高，阴性预测值将下降。

四、联合诊断试验

联合诊断试验是指采用多个诊断方法检测一种疾病，达到提高诊断试验灵敏度或特异度的目的，以满足提高诊断方法真实性的需要。联合诊断在临床实践中非常常见，包括串联试验、并联试验，以及统计模型联合诊断三种。

1. 串联试验（serial test）　也称系列试验，是指采用几种诊断方法检测疾病，只有全部检测均为阳性时才判断为阳性，凡有一项检测结果为阴性即判为阴性。

2. 并联试验（parallel test）　也称平行试验，是指采用几种诊断方法检测疾病，凡有一项检测为阳性者即判为阳性，只有所有检测均为阴性才判为阴性。如肺癌的诊断，只要在痰检、胸水或活检任何一个标本中发现癌细胞，即诊断为肺癌。

3. 联合诊断试验的灵敏度和特异度　如果两个筛检试验彼此完全独立，则可以采用下列公式计算联合试验的灵敏度和特异度：①并联试验的灵敏度＝A 灵敏度＋（1 － A 灵敏度）×B 灵敏度；②并联试验的特异度＝A 特异度 ×B 特异度；③串联试验的灵敏度＝A 灵敏度 ×B 灵敏度；④串联试验的特异度＝A 特异度＋（1 － A 特异度）×B 特异度。在联合试验时，应先进行特异度高的试验，后用灵敏度高的试验，这样诊断的效率更高。

4. **统计模型多变量联合诊断**　通过多个决策变量的统计模型共同来推断诊断结果的方法，称为统计模型多变量联合诊断，常见的有以下几种统计模型：

（1）logistic 回归：是研究因变量为二分类或多分类观察结果与影响因素（自变量）之间关系的一种多变量分析方法，属概率型非线性回归。多元 logistic 回归最主要的目的是筛选有统计学意义的自变量，并建立回归模型。

（2）决策树分析：在数据挖掘中，决策树是分类预测的经典算法。决策树算法的目的是通过向数据学习，获得输入变量和输出变量不同取值下的数据分类和预测规律，并用于对新数据对象的分类预测。

（3）判别分析：主要目的是对数据的个体做分类，利用判别变量建立判别规则，再用此判别规则对所有的个体做分类，预测每个个体属于各群组的可能概率。判别分析是判别所属类型的一种统计方法，其应用之广可与回归分析媲美。回归分析可建立回归函数，判别分析则建立判别函数，两者皆可以用来进行预测。

以上三种统计模型适用于诊断结果为分类资料的情形。

（4）多元线性回归：多个因素与由变量间线性依存关系的统计方法，称为多元线性回归。多元线性回归模型一般形式为：$Y=\beta_0+\beta_1X_1+\beta_2X_2+\cdots+\beta_mX_m+\varepsilon$。多元线性回归适用于诊断（测量）结果为计量资料的情形，如通过超声的多参数线性回归模型预测婴儿出生体重。

五、Kappa 一致性检验

在指标描述的基础上，如果要进一步回答是否有统计学意义，则需要进行假设检验。待研究诊断方法与金标准均为定性资料的一致性采用一致性检验。

1. **一致性检验的原理**　一致性检验又称 Kappa 检验，常用于分析评价两种方法或者同一方法两次检测结果的一致性。Kappa 检验应用于两种方法（行、列两变量）结果一致的部分，可推断结果一致部分是否由于偶然因素导致的。Kappa 检验不仅能反映行变量和列变量结果是否有一致性，而且能给出一个反映一致性大小的统计量 Kappa 值。Kappa 值的计算公式为：Kappa 值 $=(P_0-P_e)/(1-P_e)$。其中为 P_0 观察一致性；P_e 为机遇一致性，即两次检查结果由于偶然机会所造成的一致率。

2. **一致性检验的临床意义**　一致性检验通过 Kappa 值的大小来表明实际的

临床意义。如果 Kappa 值 < 0.02，表明一致性差；Kappa 值为 0.02 ~ 0.20，表明一致性轻微；Kappa 值为 0.20 ~ 0.40，表明一致性尚可；Kappa 值为 0.40 ~ 0.60，表明一致性中等；Kappa 值为 0.60 ~ 0.80，表明一致性好；Kappa 值为 0.80 ~ 1.00，表明一致性几乎完全一致。

六、连续型资料的一致性检验

待研究诊断方法与金标准均为计量资料时，评价两种检测方法的一致性可采用配对 t 检验、线性回归分析和 Bland-Altman 分析。

1. 配对 t 检验　基本思想是计算两种测量值的差值，看这个平均差值是否等于 0，依此来比较两者的一致性。配对 t 检验只能评价整体平均的差别，不能区分个案的波动，强调了统计学意义，但容易忽视临床意义。

2. 线性回归分析　建立两个测量值之间的线性回归方程，通过决定系数的大小来回答两个测量值的一致性。线性回归分析还能发现待评价方法与金标准之间的恒定偏差。

3. Bland-Altman 分析　用于评价测量结果为连续性资料的两种测量方法（其中一种为金标准）一致性的方法，最初是由 Bland JM 和 Altman DG 于 1986 年提出的。

（1）Bland-Altman 分析的基本思想：在进行两种诊断方法的测定时，通常是对同一批研究对象同时进行测量。由于计量资料本身的不稳定性，待评价方法和金标准之间一般不会获得完全相同的结果，总是会存在着一定趋势的差异，如一种方法的测量结果大于（或小于）另一种方法的结果，这种差异被称为偏倚。偏倚可以用两种诊断方法测定结果的差值来表示。根据检测值的临床意义，事先确定一个允许误差值的大小，如血压的测量允许 5mmHg，这个允许的误差值大小称为一致性界值。如果两种诊断方法测量结果的差值位于一致性界限内，没有超过这个界值，在临床上是可以被接受的，则可以认为这两种方法具有较好的一致性。反之，则表示一致性较差。Bland-Altman 分析在两种诊断测量结果的一致性界限的基础上，用图形的方法直观地反映这个一致性界限。最后结合临床实际，得出两种测量方法是否具有一致性的结论。如果两种测量方法中没有一种是"金标准"，或者不能确定哪种方法一定反映真实值，则可以用两种测量结果的平均值作为评价标准值。

（2）Bland-Altman 分析图：以图形的方式反映一致性界限。在二维直角坐标中，用横轴 x 表示两种方法测量每个对象的平均值，纵轴 y 表示两种方法测量每个对象的差值，即可得到 Bland-Altman 图。临床可接受的一致性界限的上下限用上下两条水平实线代表，中间实线代表差值的均数，虚线代表差值均数为 0。两种测量方法的一致程度越高，代表差值均数的实线越接近代表差值均数为 0 的虚线。根据一致性界限外的数据点数和一致性界限内的最大差值，以及临床上的可接受程度，对待评价的两种方法的一致性做出评价。Bland-Altman 图还清楚地显示了观察过程中出现的极端情况。

第三节　ROC 曲线分析

待研究诊断方法为连续型资料，金标准为定性资料时，需要将连续型资料转化为定性资料，才能进行诊断价值的评价，ROC 曲线分析就是解决这一问题的方法。

一、ROC 曲线分析的原理

1. ROC 曲线分析定义　ROC 曲线分析是把灵敏度和特异度结合起来综合评价诊断准确度的一种方法。其基本思想是不固定诊断标准（阈值），把灵敏度和特异度看作一个连续变化的过程，用 ROC 曲线描述诊断系统的特性，用曲线下面积说明诊断的准确度。美国生物统计百科全书中关于 ROC 的定义是："对于可能或将会存在混淆的两种条件或自然状态，需要试验者、专业诊断学工作者以及预测工作者作出精细判别，或者准确决策的一种定量方法"。

2. ROC 曲线分析的优点　ROC 分析用于诊断准确性评价具有许多独特的优点：ROC 曲线采用共同的、容易解释的尺度，对诊断系统的准确性提供了直观的视觉印象，该曲线体现了不同截断点值对应的灵敏度与特异度，并与患病率无关；ROC 曲线下面积描述了诊断系统对正反两种状态的判别能力。目前，ROC 曲线分析被公认为衡量诊断信息和诊断决策质量的最佳方法。ROC 曲线是在所有可能的临界值范围内运用该原理，将真阳率和假阳率（1—真阴率）联系起来的一种线图。ROC 曲线下的面积表示诊断系统中阳性和阴性诊断结果分布的重叠程度，反映了诊断试验价值的大小。面积越凸说明诊断价值越高，因此，可以通过比较曲线下面积的大小评价多个诊断试验。同时，根据曲线拐点，可选取理论上最合适的临界值，使试验的灵敏度和特异度达到最优。

3. ROC 曲线的特点　ROC 曲线是以灵敏度和假阳性率（1- 特异度）为两个轴的取值作图，以试验灵敏度为 y 轴，以假阳性率（1- 特异度）为 x 轴，由不同决策界值产生图中各个点，采用线段连接图中所有的点，绘制而成的线图。图中反映了随着灵敏度的增加，假阳性率也随之增加。ROC 曲线通常用于测定值为连续或等级数据；常用于确定最佳临界值，也可用于比较两种和两种以上诊断试验的诊断价值。ROC 曲线下面积（AUC）的计算，一般是根据截断点将该区域分割成若干个小梯形，分别计算小梯形面积，其和即为所求。理论上，$0.50 \leqslant AUC \leqslant 1$。其值越大，说明试验的诊断价值越大。以点 $(0, 0)$、$(1, 0)$、

（0，1）和（1，1）围成的面积作为 1 或 100%。ROC 曲线和 x 轴围成的面积占总面积的百分比作为曲线下面积的估计值。ROC 曲线下面积的取值为 0～1。当 AUC 接近 0.50 时，即 ROC 曲线接近对角线，则该诊断试验就失去临床意义；若 AUC < 0.70，表示诊断试验准确度较低；若 AUC 为 0.70～0.90，表示诊断准确度为中等；若 AUC > 0.90，表示诊断试验准确度高。

二、诊断临界点

1. 诊断临界点的概念　诊断截断值（cut off point），又称诊断临界点，是指定义诊断试验为阳性与阴性的临界点。诊断试验截断值的选择决定了该试验灵敏度、特异度、误诊率及漏诊率的大小。同一项检测方法，采用不同的诊断界点就有不同的灵敏度和特异度。当诊断界点右移时，特异度升高，灵敏度降低；反之亦然。无论临界点选在何处，灵敏度和特异度均不可能同时达到 100%。为了更全面的评价检测方法的诊断价值，必须考虑各种可能的诊断界点。

2. 诊断临界点与 ROC 曲线　尽管前面所列的约登指数、似然比等指标综合考虑了灵敏度与特异度，但一个指标只对应用于一个诊断截断点，当改变截断点时，将得到不同的指标值，不便于诊断准确度的比较。通常可采用 ROC 曲线来决定最佳截断值。通过改变诊断界点，获得多对真阳性率和假阳性率值，以前者为纵坐标后者为横坐标作图得出的曲线，即为 ROC 曲线。ROC 曲线上最靠近左上角的点所对应的灵敏度和特异度都是较大的，该点为 ROC 曲线的正切线与曲线相交的点，常以此点所对应的诊断界值作为最佳诊断界值。通过解拟合 ROC 曲线的方程寻找灵敏度 + 特异度最大的点，就是最佳诊断临界点（截断值）。

三、ROC 曲线分析的主要内容

ROC 曲线分析主要适用于待评价诊断方法的结果是连续型计量资料，金标准结果为定性资料的情况。因连续型计量资料要能判断是病人还是非病人，必须同时有一个诊断标准，多大的值判断为病人。ROC 曲线分析主要是从三个方面来解决连续型资料的诊断问题：计算 ROC 曲线下面积、绘制 ROC 曲线图、寻找诊断截断点（cut off）。

1. 计算 ROC 曲线下面积　ROC 曲线下面积用于评价诊断试验是否具有诊断价值。曲线下面积小于 0.7，表示诊断准确度较低；曲线下面积为 0.7～0.9，表示诊断准确度为中等；曲线下面积大于 0.9，表示诊断准确度较高。一般要求，曲线下面积至少 0.7 以上，才有可能用于临床。

2. 绘制 ROC 曲线图　ROC 曲线图用于表示灵敏度与误诊率之间的共同变化关系，能直观反应曲线下面积的大小。特别是需要比较多个诊断试验的诊断价值时，通过观察多条 ROC 曲线的形状，比较 ROC 曲线下面积的大小和各诊断试验诊断价值的大小可以很直观地反映出来。

3. **寻找诊断截断点**　诊断的截断点是连续型资料诊断试验能用于临床实际诊断病人之前必须回答的问题。ROC 曲线因同时拟合了不同诊断的截断点时灵敏度和特异度的各种组合情况，只需要计算各种组合灵敏度和特异度的和，找出灵敏度和特异度和最大时候的诊断截断点的大小，就是最佳诊断截断点。

本章案例思考题

案例 7-1

【案例描述】　近日,中国研究人员发表论文,旨在探讨血清胃蛋白酶原(PG)和幽门螺杆菌抗体（Hp-IgG）联合高危人群胃镜检查能否作为早期胃癌及其癌前病变的筛查指标。研究指出,血清 PG 的变化水平与 Hp 感染密切相关；结合血清 PG 及 Hp-IgG 抗体检查可以作为胃癌的筛查指标。血清胃蛋白酶原联合高危人群胃镜检查对 Hp 感染相关胃癌的诊断具有重大价值,值得临床推广应用。

【案例分析】　请设计一个诊断研究回答血清胃蛋白酶原的诊断价值。

案例 7-2

【案例描述】　用于检测血红蛋白水平的临床方法不仅需要专用设备,还要在侵入性、准确性、基础设施要求和成本之间进行取舍。这些在农村和资源匮乏地区都是问题,而贫血在这些地方也最为普遍。美国埃默里大学的 Wilbur Lam 和同事开发的算法能通过分析指甲床照片的颜色等技术元数据,计算血液中的血红蛋白浓度。运用这一方法,嵌入 App 的算法只需要手机而不需要任何其他设备就能运作。一项由 200 人参与的临床研究显示,该 App 估算血红蛋白浓度的能力与现有贫血检测诊断工具几乎一样高。研究者认为,该 App 可以在缺乏专用设备和专业人员的地区实现贫血筛查,让贫血病人用不到 1min 的时间对自己的血红蛋白水平进行检测。

【案例分析】　按照科学的设计原则,该研究的研究对象应包括哪些人群?请结合案例,具体介绍应如何开展这项研究?

案例 7-3

【案例描述】　肿瘤标志物（TM）是由肿瘤细胞本身合成、释放或机体对肿瘤细胞反应而产生的一类物质,主要包括蛋白质类和糖类等。TM 存在于细胞、组织、血液或体液中,可通过化学、免疫学以及基因组学等方法对其测定。

目前，在临床中 TM 主要用于肿瘤病人的辅助诊断、预后判断、疗效观察，监测肿瘤有无复发，指导后续治疗等。因同一种肿瘤或不同类型的肿瘤可有一种或几种 TM 异常，而同一种 TM 又可在不同肿瘤中出现，故可选择 2～3 项灵敏度与特异性高度互补的 TM 构成组合，进行联合检测。但是也有些非肿瘤因素可致 TM 阳性，如病毒性肝炎、肝硬化可致 AFP 升高；吸烟可致 CEA 升高；良性前列腺增生、前列腺炎可致 PSA 升高。某研究者利用此 3 种肿瘤标志物（AFP、CEA、PSA，均为计量资料），以随访结局及病理结果作为金标准，通过联合诊断的方式进行某肿瘤 Z 的早期诊断研究。

【案例分析】　该研究的研究对象包括哪些人群？请结合案例，具体介绍应如何开展这项研究？

案例 7-4

【案例描述】　前列腺癌抗原 3（PCA3）是一种非编码 RNA，在前列腺癌组织中高度过表达，在尿液中有排泄。研究人员调查了 271 名男性。结果显示，PCA3 评分是前列腺活检结果的重要预测因子。PCA3 评分为 30 分是最佳截断值，诊断敏感度为 72.7%，特异度为 67.5%。将 PCA3 与 PSA 相结合的算法将 ROC 曲线下面积（AUC）从仅为 PSA 的 0.571 增加至 0.729（$P <$ 0.001）。研究数据表明 PCA3 提高了前列腺癌的诊断灵敏度和特异度，并且在高风险人群中，PCA3 与 PSA 的组合比单独的血清 PSA 在鉴别中具有更好的整体性能。

【案例分析】　将 PCA3 与 PSA 相结合的联合诊断方法有哪几种情形。请结合案例的具体内容，简述该研究设计的基本原理。

第 8 章

病因与预后研究设计

病因研究回答疾病发生的原因，预后研究回答疾病发展的结局及产生不同结局的原因，二者用到的主要研究方法都属于因果推断。

第一节 病因研究概述

一、病因研究的基本概念

1.*病因的概念* 病因是指外界客观存在的生物的、物理的、化学的、社会的等有害因素，或人体本身的心理以及遗传的缺陷，当其作用于人体，可以引起致病效应者，称之为病因，或致病因素。疾病的发生是一个相当复杂的过程，不仅取决于是否存在致病因素，还取决于机体的病理生理状况和免疫防卫机制。

2.*病因的分类* 按照病因的致病作用机制可分为直接病因和间接病因。

（1）直接病因：是指由于该因素存在，可以直接导致疾病的发生，常见于由病原体产生的疾病。只有该病原体入侵人体，才能引起疾病，称之为直接病因。比如结核杆菌是肺结核的直接病因，HIV 是艾滋病的直接病因。

（2）间接病因：是指与发病有关的间接因素，并不会直接导致疾病发生，但它们的存在，能促进疾病发生。如居住条件差、营养不良、社会经济环境恶劣、心理精神刺激等可促进各类疾病的发生，但不会形成直接的对应关系。

3.*危险因素* 某些发病率低的、潜伏期长的、危险性小的、多病因的疾病发生，单从临床个体入手来研究病因十分困难，需从临床个体扩大到相应群体，从宏观方面来研究病因，于是提出危险因素的概念。危险因素是指在一群体中，由于某一因素的存在，使有关疾病的发病率增高，而当其被消除后，可使该病的发病率下降，这种与发病率增高有关的因素，称之为危险因素。多个危险因素在个体内并存，就有可能发生交互作用，从而使发病率大大的增高，这些危险因素就形成了所谓的致病因素网。

4.*病因学研究* 是研究疾病发生原因的一类研究，通常需要回答病因或危险因素是什么？与疾病发生的关联程度有多大？识别危险因素、研究危险因素间的相互作用及危险程度，是病因学研究的主要任务。

二、病因的致病效应

病因的致病效应包括单因单果、单因多果、多因单果和多因多果四种。

1. 单因单果　20 世纪前，传染病流行猖獗，病因学研究局限于描述性研究，大多数人认为疾病是由单一、特异的因素引起。单因单果是指一种因素引起单一疾病，如暴露于煤气引起一氧化碳中毒。

2. 单因多果　是指单一病因引起多种疾病。例如肥胖可引起高血压、糖尿病，吸烟引起慢性支气管炎、肺癌、冠心病等。单因多果仅仅是从某病因的多效应角度来看是正确的，因为大多数疾病并非仅仅由单一病因所致。

3. 多因单果　是指多个病因引起单一疾病。例如高血压、高脂血症、肥胖、糖耐量异常、高胰岛素血症与吸烟引起急性心肌梗死。但这些病因并非仅仅引起单一疾病，因此多因单果仅仅从疾病的多因性这一方面看是正确的。

4. 多因多果　是多个病因引起多种疾病，例如高脂膳食、缺乏体力活动、吸烟和饮酒引起脑血栓、心肌梗死、大肠癌和乳腺癌。多因多果实际上是将单因多果与多因单果联系起来，全面反映了疾病发生的本来面目。

第二节　病因研究的基本步骤

病因学研究一般分为三个步骤：观察现象、提出病因假设，验证病因假设和推断暴露与疾病之间的因果关系。

一、观察现象、提出病因假设

通过描述性研究（横断面研究、纵向研究、生态学研究等）所提供的信息，获得病因的线索，再根据因果假设的方法提出可能的病因假设。

1. 提出病因假设的研究　提出病因假设的常见描述性研究如下：

（1）横断面研究　特点是：因果信息同时收集，没有先后关系，不能明确谁因谁果，需要结合其它资料才能明确因果关系，不能验证因果假设，但可以提出因果假设的线索。

（2）生态学研究　是在群体的水平上研究某种暴露因素与疾病之间的关系，以群体为观察和分析单位，通过描述不同人群中某因素的暴露状况与疾病的频率，分析该暴露因素与疾病之间的关系，提供病因线索，产生病因假设。

2. 病因研究因果假设方法

（1）求同法：如果多种不同情况与某种疾病的存在有联系，而在这多种情况中均有一个共同的因素，则这个因素很可能为该病的病因。例如要研究白血病的危险因素，发现白血病的高发人群有放射科医师、铀矿工人、妊娠期接受 X 线辐射的婴儿，而这三类人群的共同点是放射线，因此可以将放射线作为白血病的病因假设。

（2）求异法：如果两组人群发病率有明显差异，而两组人群在某种因素上也有区别，则该因素很可能是病因。例如，新疆察布查尔锡伯自治县多年来在锡伯族人中发生一种疾病，称察布查尔病，主要临床表现是精神不振、头晕、上眼睑下垂、复视、眼球运动不良、吞咽困难、失语，但不发热，意识清楚，病死率高达 43.2%，原因不明，发病多在春耕季节，严重影响当地农牧业生产，以致该病在当地民族干部和群众中引起恐慌。1958 年流行病学家连志浩通过现场流行病学调查发现，该病只发生在锡伯族人群，而不发生在维吾尔族和哈萨克族人群。进一步发现与锡伯族使用一种面酱半成品"米送乎乎"有关，后经细菌学和动物实验进一步予以证实是由肉毒杆菌引起的肉毒中毒。

（3）共变法：当某个因素出现的频度或强度发生变化时，该病发生的频率与强度也变化，则该因素很可能是该病的病因。如温州散发性脑炎的调查表明，这种散发性脑炎的发生率与该地咪唑类驱虫药驱虫净（TMS）的销售情况一致。因而提出这种驱虫药可能与这种脑炎有关。

（4）类推法：当一种疾病的分布与另外一种病因已清楚的疾病的分布相似时，则这两种可能有共同的病因。如克汀病与地方性甲状腺肿分布一致，从而推测该病的病因也是碘缺乏。再如非洲的 Burkitt 淋巴瘤的分布与黄热病的分布相一致，因而推测 Burkitt 淋巴瘤可能也是一种由埃及伊蚊传播的病毒性疾病。

（5）排除法：采用逐一排除的方法，在几个可疑因素中，排除不可能的因素，再进行逻辑推论，有助于形成病因假设。

二、验证病因假设

由病因因果假设得到的可能的病因假设，需要通过循证证据等级更高的分析性研究或试验性研究加以验证。

1. 验证病因假设的常用设计方案

（1）病例对照研究（case-control study）：是一种用于分析暴露（exposure）和疾病（或临床事件）之间因果关系分析的研究设计方案。通常选择具有所研究疾病（或临床事件）的一组病人组成的病例组与一组无此病（或临床事件）的对照组，调查他们的暴露情况，比较两组的暴露率或暴露水平的差异，以研究该疾病（或临床事件）与暴露的关系。如果病例组的暴露率或暴露水平明显高于对照组，则认为该暴露因素与疾病或事件有联系。这种从"病"探索可能的"因",即是"从果推因"的调查研究,属于回顾性调查(具体研究方法见第6章)。

(2)队列研究(cohort study):是一种用于分析暴露和疾病(或临床事件)之间因果关系的常见设计方案。该方案是把一群研究对象按是否暴露于某因素分成暴露组与非暴露组(对照组),随访适当长的时间,比较两组之间所研究疾病(或临床事件)的发生率(发病率或死亡率)的差异,以研究疾病与暴露之间的因果关系,是一种由"因"到"果"的前瞻性研究(具体研究方法见第6章)。

(3)随机对照试验(randomized controlled trial,RCT):是采用随机分配的方法,将合格研究对象分别分配到试验组和对照组,然后接受相应的试验措施,在一致的条件下或环境中,同步地进行研究和观测试验效应,并用客观的效应指标对试验结果进行科学的测量和评价,被认为是评价因果关系的金标准,但可能因涉及医学伦理而使其在病因学研究中应用受限。一般来讲,对于病因和危险因素的研究,如果明知有害而认为施加则不满足医学伦理学的要求,但是如果我们在已经有危险因素的人群中通过人为干预去除危险因素,则是有利于研究对象,就可以用于回答病因问题。如幽门螺杆菌感染是胃癌高发的潜在危险因素,为了验证这一假说,开展随机对照试验,发现积极抗幽门螺杆菌感染有助于降低胃癌的发生,可以证明幽门螺杆菌感染是胃癌的危险因素(具体研究方法见第5章)。

2.病因研究设计方案的选择 以上三种研究设计中,尤其是以病例对照研究和队列研究最为常用,一个是回顾性研究,一个是前瞻性研究,各有优缺点。在具体选择何种设计方案,可以参考以下几个考虑要点:

(1)待研究的病因数量:如果是单因素,优先考虑队列研究;如果是多因素,则优先考虑病例对照研究。

(2)因果转换所需要的时间:如果因果转换所需要的时间较短,可选择前瞻性的队列研究,否则选择回顾性的病例对照研究。

(3)疾病发生概率:如果发生率较高,则可以选择队列研究;如果发生率较低,选择队列研究需要特别大的样本量,而选择病例对照研究可以通过病例组的病例富集,规避样本量问题。

三、推断暴露与疾病之间的因果关系

推断暴露与疾病之间的因果关系,可以参考联系强度、联系的时间性、联系的特异性、联系的一致性、计量反应关系、分布的一致性、实验证据和联系的合理性8个方面。

1.联系强度 以RR值或OR值来测量。一般而言,关联的强度越大,该

关联存在因果关系的可能性就越大，偏倚所致的可能性就越小。若 RR ≥ 3 或 RR ≤ 0.3 时，则暴露因素与疾病的联系就不大可能完全由偏倚所致；若 RR ≥ 10 或 RR ≤ 0.1，则暴露因素与疾病的联系就由偏倚所致的可能性极小。

2. **联系的时间性**　关注病因与疾病发生的时间性关联。有因才有果，"因"一定先于"果"，因必先于果，致病可疑因素应出现在前，发病、死亡在后，这是因果关系推断成立的唯一必要条件。所以，队列研究的证据等级要高于病例对照研究。

3. **联系的特异性**　如果某因素仅与某病有关，这种因素与疾病的特异关系称联系的特异性。这种情况在传染病与职业病中比较明显。联系的特异性所包含的另一个意思是某因素与某病的联系只是引起该病某些型别的高发或是在特定时间的暴露才导致疾病发生。例如：吸烟只引起肺癌中的支气管鳞状上皮细胞癌，而与肺部腺癌无关联。

4. **联系的一致性**　某因素与某病的关联在不同的人群、不同的地区和不同的时间重复研究，或应用不同的设计方案均得到一致结果，这在确定因果关系上是非常重要的，因为所有研究得出同样错误的可能性极小。吸烟与肺癌的关联，不同国家的研究人员在 29 次病例对照研究中 28 次获得吸烟是肺癌重要危险因素的一致结论，在 7 次著名的队列研究中均得出同样的一致结论。因此，系统评价与 Meta 分析是回答联系一致性的最好方法。

5. **剂量 - 反应关系**　如果所研究的因素可以定量，随着该因素量的变化人群中某病发生的频率也相应变化，则称该因素与疾病间存在剂量 - 反应关系。例如：每日平均吸烟量越大，肺癌的发生概率也就越大，且戒烟时间越长，死于肺癌的概率越小。

6. **分布的一致性**　所研究疾病的时间、地区分布应与假设病因的分布基本一致，才可能是因果联系。否则，因果联系不成立。例如：传播疟疾的按蚊地区分布与疟疾病人的地区分布基本一致。

7. **实验证据**　即观察到的两事件之间的联系可得到实验流行病学或实验室研究的支持。例如：病例对照研究发现进食霉变花生与肝癌存在关联。同时在实验研究中从霉变花生分离到黄曲霉毒素 B1，而实验室研究表明黄曲霉毒素 B1 具有强致癌性。这就有助于论证食霉变花生与肝癌发病的因果关系。

8. **联系的合理性**　即医学上言之有理，对于关联的解释与理论知识不矛盾，该关联与疾病的自然史、生物学、实验室发现、作用机制等其它理论知识或证据相符，则为因果关系的可能性就大一些。例如：病例对照研究发现吸烟与肺癌存在强联系。由于曾经在香烟的烟或焦油里证实有苯并芘、砷及一氧化碳等多种化学致癌物，因此，吸烟致肺癌是言之有理的。

☆☆☆☆

第三节 预后研究概述

一、预后研究的基本概念

1. **疾病预后** 是指在疾病发生后,对该病未来的发展过程和不同结局(治愈、复发、恶化、并发症发生、伤残、死亡等)做出的事先估计。疾病预后包括的四个方面:疾病会发生什么样的结果?(定性)发生不良结果的可能性有多大?(定量)什么时间会发生?(定时)受哪些因素影响?

2. **预后研究** 是关于疾病发生后出现各种结局概率及其影响因素的研究。其意义在于可了解疾病的发展趋势和后果,帮助临床医师做出治疗决策;研究影响预后的各种因素,有助于改变疾病的结局;通过预后分析比较不同干预措施的效果。

3. **预后因素** 指影响疾病结局的因素;当病人具有这些因素时,其病程发展过程中出现某种结局的概率就可能发生改变。

(1)与病人本身有关的因素:包括年龄、性别、营养、体质、免疫功能、心理状况、依从性等。

(2)与疾病特点有关的因素:包括性质、病程、临床类型、病变程度、合并症、被诊断和治疗的时间等。

(3)与外环境有关的因素:包括医疗干预效果、医院内感染、医疗卫生条件、社会经济水平、社会保障体系、家庭因素等。

二、预后因素与危险因素的区别

预后因素与危险因素在应用和临床意义上都有一定的区别。危险因素是指能增加疾病发生概率的任何因素,以疾病的发生作为事件。预后因素则是强调在已患病的情况下有哪些因素会影响疾病的结局,即以结局(生存、死亡等)的出现作为事件。

对于疾病的预后问题,医师无时无刻不在考虑,病人及其家属也是十分关心。例如,对于急性心梗,病人和家属就会特别关心病情是否严重?能否避免急性期死亡?能活多少年?会猝死吗?会发生再梗死吗?会发生心衰吗?以后的生活质量会受到什么影响?而对于一位40岁、无症状单纯性房颤的男性病人,医师要考虑的预后问题包括:发生脑栓塞、心衰的可能性多大?需要预防性抗血栓治疗吗?何时抗血栓治疗预后最好?从医患双方关注的焦点来看,预后因素围绕影响结局展开。

☆ ☆ ☆ ☆

第四节　预后研究的设计与分析

根据不同的研究目标，疾病预后研究常用的设计方案包括：纵向研究、队列研究、病例对照研究和随机对照试验四种。

一、纵向研究

纵向研究为单组研究，用于描述疾病的自然史，通常计算疾病的治愈率、病死率、致残率、缓解率、复发率、生存率等。

1.疾病自然史　是预后研究的基础，是指在没有任何医学干预的情况下，疾病自然发生、发展，直至最终结局所经历的过程。它包括以下几个阶段：

（1）生物学发展期：这一阶段又可称为易感期，是指致病因素作用于人体引起的有关脏器生物学反应病变，发生较为复杂的病理生理改变。

（2）临床症状前期：是指病变的脏器受损害加重，出现了临床症状前期的改变，病人表现出明显的临床症状，往往处于"亚健康"状态。

（3）临床期：是指病人病变的脏器进一步损害加重，出现了形态学改变和功能障碍，发生了较为典型的临床症状、体征和实验室检查结果的异常，从而被临床医师诊断并进行治疗。

（4）结局发生期：是指疾病经过上述的发展变化过程最终出现了结局，如治愈、死亡、残疾、复发等。

2.预后的评价指标　纵向研究主要用于对结局的评定，常见的结局评定指标有：

（1）病死率：用于病程较短，且易于死亡的疾病。病死率的计算方法是，在一定时期内，因疾病而死亡的病人占所有研究对象的百分比。

（2）治愈率：用于病程较短，且不易引起死亡、疗效较好的疾病。治愈率的计算方法是，在一定时期内，被治愈的病人占所有研究对象的百分比。

（3）缓解率：用于表示疾病治疗后进入临床消失期的比例。缓解率的计算方法是，在一定时期内，疾病治疗后进入临床消失期的病人占所有研究对象的百分比。

（4）复发率：用于表示疾病缓解或痊愈后又重新发作的病人比例。复发率的计算方法是，在一定时期内，因疾病缓解或痊愈后又重新发作的病人占所有研究对象的百分比。

（5）致残率：用于表示发生肢体或器官功能丧失的病人比例。致残率的计算方法是，在一定时期内，因发生肢体或器官功能丧失的病人占所有研究对象的百分比。

☆ ☆ ☆ ☆

(6) 生存率：用于评价长病程致死性疾病的疗效。生存率的计算方法是，在一定时期内，继续存活的病人占所有研究对象的百分比。

(7) 5 年存活率：从病程某时点起，存活时间达到 5 年及以上的病人比例。

(8) 中位生存时间：中位生存时间是指寿命中位数，表示有且只有 50% 的观察对象还可以活这么长时间。由于截尾数据的存在，中位生存期的计算不同于普通的中位数，它可以利用生存函数公式或生存曲线图，令生存率为 50% 时，推算出生存时间。

二、队列研究

队列研究主要用于有明确的需要研究的主要影响预后的因素。以此主要影响预后的因素的分类作为不同组别，追踪不同组别的结局差异。队列研究的结局指标可以是计量资料、特定时间段的终点事件、到达终点事件的时间等。

三、病例对照研究

病例对照研究是以特定时间内的结局分类为分组依据进行回顾性分析。例如：某医院 2003 年收治非典型肺炎病人 100 例，其中死亡 30 例，最终痊愈出院 70 例，分析影响预后的因素。以是否死亡为分组依据，分成死亡组 30 例、存活组 70 例，回顾性收集病人性别、年龄、病程、基础疾病、接受药物治疗、接受的非药物治疗等。

四、随机对照试验

随机对照试验是以不同的干预措施为分组依据，进行随机分组，前瞻性地追踪结局。一般追踪时间不能太长，否则病人的依从性有问题，造成可操作性差。

五、预后研究的统计分析

1. 疾病预后研究结局指标的特点　根据研究数据的数学特征，疾病预后研究结局指标通常可以分为任意固定时间点的分类资料或计量资料，与时间结合的预后过程，可细分为 4 种情况。

(1) 任意时点的分类资料：比如如 1 年生存率、2 年生存率、6 个月的治愈率等，到达结局的时间。

(2) 与时间结合的预后全过程：生存曲线。

(3) 到达结局的平均时间：中位时间。

(4) 任意时点的计量资料：如血脂的下降。

2. 统计分析方法的选择

(1) 任意时点的分类资料：卡方检验。

（2）与时间结合的预后全过程：生存分析。

（3）到达结局的平均时间：生存分析。

（4）任意时点的计量资料：t 检验、方差分析。

多因素分析：多元 Logistic 回归、Cox 回归、多元线性回归。

3. 生存分析

（1）描述生存过程（估计生存函数）：生存率的估计方法有参数法和非参数法。常用非参数法，非参数法主要有两种，即乘积极限法与寿命表法。乘积极限法，又称 Kaplan-Meier 法，主要用于观察例数较少（$n < 50$）而未分组的生存资料；寿命表法适用于观察例数较多而分组的资料，不同的分组寿命表法的计算结果亦会不同，当分组资料中每一个分组区间中最多只有 1 个观察值时，寿命表法的计算结果与乘积极限法完全相同。

（2）比较生存过程（比较生存函数）：常用对数秩检验，其基本思想是，在假定无效假设（两总体生存曲线相同）成立的前提下，可根据不同日期两种处理的期初人数和死亡人数，计算各种处理在各个时期的理论死亡数。若无效假设成立，则实际死亡数与理论死亡数不会相差太大。

（3）影响生存时间的因素分析（Cox 回归）：在医学研究中，观察对象生存时间往往受多种因素的影响，如胃癌手术后的生存时间，除了与治疗方案有关外，还可能与病人年龄、体质、病情轻重、病理类型、用药等情况有关。统计学上将这些因素称为协变量。由于生存时间资料常存在截尾值，生存时间 t 往往不能满足正态分布和方差齐性的要求，一般不适宜用参数方法（如多元线性回归等）来分析生存时间与各协变量之间的关系。为解决这类问题，英国生物统计学家 D. R Cox 于 1972 年提出比例风险回归模型用于分析带有协变量的生存时间资料。

4. 预后因素影响程度的效应指标

（1）相对危险度（relative risk，RR）：指暴露于某因素发生某事件的风险，除以未暴露人群发生的该事件的风险，所得的比值。RR 适用于队列研究或随机对照试验。

（2）HR（hazard ratio）风险比：HR= 暴露组的风险函数 h1（t）/ 非暴露组的风险函数 h2（t），t 指在相同的时间点上。而风险函数是指危险率函数、条件死亡率、瞬时死亡率。Cox 比例风险模型可以得到 HR。HR 有时间因素在内，换句话说，包含了时间效应的 RR 就是 HR。

5. 生存分析的样本量估算　临床随访试验或队列研究中，结局资料一般为二分类资料，疗效指标包含有结局和时间两个方面的信息。同时因失访等原因导致部分结局时间数据不完整。这类随访资料的分析采用生存分析方法，其样本量估算采用的方法为生存分析特定的样本量估算方法。

（1）样本量估算公式：基于生存分析的样本量估算公式为：$n = 2\lambda / \ln^2(M_k / M_l) / p$,

其中 M_k 和 M_l 分别为两组的生存时间，p 为随访期最终终点事件发生率，λ 为 α 和 β 的一个复合常数指标，当 $\alpha=0.05$，$\beta=0.10$ 时，$\lambda=10.51$。

（2）样本量估算举例

【案例】　某研究者观察中西医结合治疗肝癌和单纯西医治疗肝癌两种方法 A、B 的疗效，经随访观察得到 A、B 两药治疗的中位缓解时间分别为 8 个月和 4 个月，平均缓解率为 50%。试问在 $\alpha=0.05$，$1-\beta=0.9$ 的条件下，每组需要多少病人进行临床研究？

【样本量估算】　本例中，$\lambda=10.51$，$M_k=4$，$M_l=8$，$p=50\%$。将以上参数值代入计算公式为：$n=2\times10.51/\ln^2(4/8)/0.5=88$，所以每组需要 88 例病人。

六、疾病预后预测模型

现代医学的发展，特别是各种复杂的现代化的诊疗技术不断进入医学领域，使临床医学发生了革命性变化，这些变化的结果不但要求对疾病能够准确及时地诊断，很好地进行救治，而且也要求医师对疾病的预后发展给予准确的预测。对疾病预后的预测，除了根据已有的经验，疾病预后预测模型、预测评分系统也是一个重要的方面。

1. 疾病预后预测模型的建立　主要分三个步骤：

（1）寻找可以进行预测的因素：通过预设可能的影响预后的因素，采用多因素的分析方法，如 Cox 回归、Logistic 回归、线性回归等回归分析方法，筛选预后因素，找出有统计学意义的因素。

（2）寻找合适的预测模型：根据筛选出的预后因素，探索可以采用的预测模型，利用建模数据进行建模。常见的测模型有：判别函数、Logistic 回归模型、其他特定函数模型、评分系统等。预测模型的决策界值划定，可采用 ROC 曲线分析方法。

（3）验证模型的可靠性：利用预测模型进行前瞻性验证，采用一致性评价方法评价疾病预后模型的预测准确性。

疾病预后预测模型需要借助统计学模型计算，并不直接适合临床医师对每一位特定病人的直接预测，可结合信息系统，将预测模型内置，可在诊疗过程中进行自动预测。

2. 疾病评分系统　是预后预测的重要工具。常用的评分系统可被分为两大类，即疾病特异性和疾病非特异性评分系统。

（1）疾病特异性评分是指针对某一种疾病的严重程度或预后的评分方法。常见的特异性疾病评分系统有：如烧伤指数（BI）、创伤评分（TB）、损伤严重程度评分系统 (ISS)、格拉斯哥昏迷评分 (GCS)、急性心肌梗死评分 (Forrester's classification)、急性胰腺炎评分 (Ranson's criteria)、肝脏疾病评分 (Childs-

☆ ☆ ☆ ☆

Turcotte classification）等。另外如急性呼吸衰竭，成人呼吸窘迫综合征（ARDS），急性肾功衰，获得性免疫缺乏综合征，休克，缺血性昏迷，多脏器功能衰竭也有区分其危险程度的非正式方法应用。这些不同的各种各样的预后方案以不同形式发展，并且不同程度地被接受。

（2）疾病非特异性评分系统是指可以对任何原因所致的危重状态的预后进行综合性评估的评分系统。常见的非特异类评分系统有急性生理改变及慢性疾病基础综合评分系统（APACHE）、治疗评分系统（TISS）、简化急性生理改变评分系统（SAPA）、死亡率预测模型（MPA）、儿科死亡危险评分（PRISM）、感染严重度评分（SSS）、感染存活指数（ISI）、感染评分（SS）。

3. 疾病预后的参数使用　为了预测病人住院后的预后结果，在预后评分系统内使用各种变异参数作为预测疾病预后指标。这些变异参数采集于疾病发展的特定过程中或在某一特点内的表现与其预后结果密切相关，所有的变异参数尽可能地无偏差。为了避免周期性的原因，预测使用的变异参数必须做到不是结果的一部分。

疾病预后的研究需要采用较为复杂的统计方法，一般具有较长的研究周期，特别是有较好的条件利用日常诊疗资料进行研究，因此具有较为重要的研究价值和广阔的选题空间。

本章案例思考题

案例 8-1

【案例描述】　日本研究者发现，吸烟和幽门螺杆菌感染，可协同增加胃癌发病的风险性。由福冈九州大学的 Yutaka Kiyohara 博士领导的该项研究是一项长期的以人口为基础的研究，是在日本九州人口最稠密的地区进行的。由于女性吸烟比率低，该项研究仅将没有胃癌史且年龄 49 岁以上的男性作为研究对象，共有 1071 人参加了研究。该研究人群吸烟比例为 42.7%，HP 感染比例为 76.9%，连续随访 14 年。所有参与者每 1 ～ 2 年进行健康体检，那些离开该地区的被研究人员通过电子邮件或电话联系。有 68 例被诊断为胃癌，包括 1 例尸检确定的病例。从开始到胃癌诊断的时间为 0.5 ～ 13.7 年。在调整混杂因素后，吸烟和幽门螺杆菌感染是胃癌发生的危险因子。多因素分析显示，与非吸烟者不伴有 HP 感染者胃癌的风险性比较，无 HP 感染的吸烟者胃癌发生的危险性为 6.93，而吸烟伴有 HP 感染者则为 11.41。

【案例分析】　该研究所采用的研究设计方法是什么？请结合案例具体描述该研究设计方法的三大基本要素。该研究遵循的科学性原则有哪些？该研究采

☆ ☆ ☆ ☆

用的多因素分析方法是什么统计方法？

案例 8-2

【案例描述】 2017 年的诺贝尔生物学 / 医学奖颁给了 3 位美国科学家，他们研究的是控制昼夜节律的分子机制，最接地气的解释就是不要熬夜。早在 2007 年，国际癌症研究机构已经把"熬夜倒班"定义为 2A 类致癌因素，和大家熟悉的红肉、滚烫饮品等因素属于同一个类别。当年有 8 个大规模研究生物钟和患癌概率的研究，其中 6 个都发现不规律作息会增加患癌风险。比如有两项大规模的独立研究都发现，经常需要值夜班的护士，得乳腺癌的概率更高。另一项研究发现，经常需要倒时差的空姐，得乳腺癌概率也有所提高。除此之外，类似的研究还有很多。目前已经发现，经常熬夜能增加风险的癌症类型包括乳腺癌，肺癌，结直肠癌，前列腺癌，胰腺癌，肝癌，白血病，淋巴瘤，卵巢癌……几乎涵盖了所有的癌症类型。不仅如此，还有研究发现，生物钟紊乱还会让癌症变得更恶劣，耐药性更强，病人寿命更短。

【案例分析】 该案例所采用的研究设计方法可能是什么？请结合案例具体描述研究设计方法的三大基本要素及基本原理。

案例 8-3

【案例描述】 麻疹、腮腺炎、风疹疫苗（MMR）与自闭症之间的可能联系持续引起关注，并挑战疫苗接种的意义。近日，内科学权威杂志 Annals of Internal Medicine 上发表了一篇研究文章，研究人员旨在评估 MMR 疫苗是否会增加儿童接种疫苗后自闭症的风险。 该研究参与者为 1999 年至 2010 年 12 月 31 日期间在丹麦出生的 657 461 名儿童，其随访从 1 岁开始至 2013 年 8 月 31 日。在随访期间，6517 名儿童被诊断患有自闭症。将 MMR 接种儿童与 MMR 未接种儿童进行比较得到完全调整后的自闭症风险比为 0.93（95%CI 为 0.85～1.02）。同样，在根据兄弟姐妹自闭症史、自闭症危险因素（基于疾病风险评分）或其他儿童接种疫苗定义的儿童亚组中，或在接种疫苗后的特定时间段内，始终观察到 MMR 疫苗接种后自闭症的风险没有增加。 由此可见，该研究强烈支持 MMR 疫苗接种不会增加自闭症的风险，不会引发易感儿童的自闭症。

【案例分析】 该案例所采用的研究设计方法可能是什么？请结合案例具体描述研究设计方法的三大基本要素及基本原理。

案例 8-4

【案例描述】 左心室射血分数（LVEF）减低通常作为传统的预测心衰病人不良预后的独立危险因子，但其对老年心衰病人的预测价值却大打折扣。因

☆ ☆ ☆ ☆

此，探究除 LVEF 以外的其他预测心衰的指标具有重要临床意义。有研究认为，左房扩大可作为早期反映心衰病人不良预后的有效指标，而右房扩大在心衰中的临床价值却很少被提及。瑞典的 Almodares Q 等学者则报道了心尖四腔心切面所示的右房面积＞左房面积这一指标是非心脏瓣膜病相关的其他所有老年心衰病人全因死亡率的独立预测因子，该成果发表于 Echocardiography 杂志上。研究回顾性分析了 2007 年 4 月至 2008 年 4 月共 289 例 65 岁以上心衰病人，所有病人入院时均行经胸超声心动图检查并在出院后成功随访至少 56 个月。所有病人均表现出心衰临床症状，心功能分级达 Ⅲ～Ⅳ级。研究发现，根据单因素分析结果，右房面积＞左房面积与心衰病人全因死亡率具有相关性（HR：1.88，$P < 0.001$）；多因素分析（对年龄，心率，左 LVEF，房颤病史，经皮冠脉介入术史，LVM，LAVI，SmRV 以及三尖瓣反流程度进行校正）结果进一步提示，右房面积＞左房面积是心衰病人全因死亡率的独立预测因子（HR：1.79，$P=0.04$）。作者指出，右房扩大通常是右室后负荷增加所致的右心衰过程的终点事件，而右室后负荷增加则又是由于长期左室充盈压增高引起的左室舒张功能减退所致。但是，此时左房容积指数却并非老年心衰病人死亡率的独立预测因子，这其中的原因可能是，对于这些老年心衰群体，左房扩大已经存在很长一段时间，可能通过机体自我代偿而趋于稳定。若此时压力进一步逆向传导而出现右房扩大，则提示病程进一步发展。另外，既往研究表明，右房面积与中心静脉压、肺动脉收缩压具有相关性，而中心静脉压和肺动脉收缩压是已知的心衰病人死亡率的相关因子。

【案例分析】 该案例所采用的研究设计方法是什么？请简述其基本原理。请结合案例具体描述该研究设计方法的三大基本要素。文中所述多因素分析方法是指什么统计方法？

案例 8-5

【案例描述】 腹腔镜胆囊切除术（LC）自 1987 年开创，现已广泛应用于胆石症、胆囊炎和胆绞痛等治疗，美国每年有 60 万例以上腹腔镜胆囊切除术进行并呈上升趋势，但腹腔镜胆囊切除术引起的术后中重度疼痛会影响病人术后恢复，延迟日间手术后出院并导致再次入院。有一项多中心双盲的随机对照试验指出，静脉输注利多卡因可明显降低腹腔镜胆囊切除术后疼痛评分和阿片类药物使用量，且不良反应较少。

【案例分析】 根据案例提示，请回答该研究的对照类型是什么？如何实现双盲？该研究的三大基本要素是什么？

第 9 章
疾病防治研究设计

　　疾病预防，是指采取一定的措施，防止疾病的发生和发展。据 WHO 的解释，预防的概念包括：积极地促进健康，降低致病因子带来的患病风险；在疾病症状出现之前即发现与治疗；终止疾病恶化，并减轻其对健康的冲击。

　　疾病治疗，通常是指干预或改变特定健康状态的过程，为解除病痛所进行的活动。疾病治疗包括对因治疗、对症治疗和支持治疗三种。对因治疗又称特效疗法，即治疗目的是消除病因，常可达到根治的目的，被视为较理想的治疗，如抗生素杀灭病原体的治疗。对症治疗的治疗目的不在于消除病因，而在于解除某些症状，或称姑息疗法。应当说，许多疾病在病因未被认识时，所采取的治疗措施都属于对症治疗的范围，如古代医学所采用的导泻、镇痛药物及拔火罐、按摩手法治疗等。支持治疗，即治疗的目的既不是消除病因，也不针对某些症状，而是为了改善病人的一般情况，如营养、精神状态等。

　　疾病的预防和治疗是临床研究的最重要部分，是通过临床干预性方法（包括药物、手术、操作性治疗、成套方案等）作用于健康者或病人，使之减少疾病发生或者走向健康的方法。由于预防和治疗采用干预性方法，因此在研究设计上都相同之处。

第一节　疾病防治研究的设计方案

　　为了保证防治研究结果的真实性和可靠性，必须事先进行方案设计，选择循证证据等级相对高的设计方案。疾病防治研究可以选择几乎所有的设计方案。

一、设计方案的选择

　　1. 随机对照试验　被认为是在人体身上进行的真实试验，在判断干预措施有效性的真实程度上，较其他类型的研究设计提供的论证强度最强。因此，国际医学界普遍认为，随机对照试验是评价干预措施是否有效、是否利大于弊的"金标准"式的研究设计。

☆ ☆ ☆ ☆

由于随机对照试验按照随机化原则，根据不同的防治方法将受试对象分配至不同组别，不仅可使组间已知的影响疾病转归和预后混杂因素均衡可比，而且也可能使那些未知的混杂因素由于随机分配在组间得到较好的均衡，从而使组间基线临床特征可比性强，提高了对因果关系判断的正确程度。由于该研究为前瞻性的试验性研究，研究者可根据研究目的确定受试对象的标准（诊断标准、纳入标准和排除标准），主动控制实验性措施及确定效应指标的标准，易于控制各种偏倚，提高了试验的可重复性。在很多时候，随机对照试验实施盲法，消除了主观因素的影响，统计学的分析建立在随机对照、盲法的基础上，具有更强的说服力。

根据具体的治疗方案，根据所需研究的干预措施数量、水平、交互作用等细节和应用场景，可以选择随机对照试验的若干亚型，如平行组随机对照试验、交叉设计随机对照试验、析因设计随机对照试验、单病例随机对照试验、整群随机对照试验、随机撤药设计、成组序贯随机对照试验等。对于疾病预防研究而言，由于所需的样本量大，整群随机对照试验最为常用。

2. 非随机对照试验　　如果按照随机原则分配防治措施有困难时，则可以按照非随机的方式进行。非随机分组的方式是考虑病人依从性的情况下，不得已而为之，不同组间的病人基线很有可能不均衡，这是最大的缺陷。为了研究结论的科学性，非随机对照试验应采用多因素分析方法对基线进行统计学校正。

3. 队列研究　　选定采用某防治方法及未采用某防治方法的两种人群，追踪其各自的某种疾病结局，比较两者疾病结局的差异，从而判定某防治方法与结局之间的关联及关联大小的方法，称之为临床队列研究。根据暴露与结局的时间点不同，临床队列研究可分为前瞻性队列研究、双向性队列研究和历史性队列研究。由于临床队列研究是观察性研究，不需要人为的安排防治措施，研究的管理难度小，因此被越来越多的应用，但同样存在组间不均衡的问题。

4. 病例对照研究　　以结局的不同作为分组依据，回顾性的调查病人所接受的防治措施的差异，进而说明防治措施与结局之间关系的研究，为病例对照研究。临床防治研究中，采用较多的是巢式病例对照研究。巢式病例对照研究又称队列内病例对照研究，是将队列研究与病例对照研究相结合的一种研究方法，首先按照不同的防治措施进行分组，收集每个队列成员的防治措施信息及有关的混杂因素信息，确认随访期内每个病例的结局，然后以队列中的发生结局作为病例组，对照组来自同一个队列，进行回顾性的病例对照研究，分析包括防治措施在内的多因素对结局指标的影响。

5. 描述性研究　　是不设对照的研究，从方法学角度分横断面研究、纵向研究和生态学研究等；从临床应用角度分，临床个案分析、临床病例系列分析等均属于描述性研究。

二、设计方案选择的考虑要点

临床防治研究几乎可选所有已知的设计方案，但具体到一个特定的临床研究项目时，则需要考虑实际的情况，综合权衡实施的可行性和方案循证等级，选择最为合适的设计方案。通常考虑的要点如下：

1. 随访周期　临床防治措施是否有效的评价指标需要观察一定的时间，时间长短必须与研究周期相吻合。比如将复发率作为疗效评价指标，则需要观察很长时间；将退热时间作为疗效评价指标，则时间很短。周期的长短，带来病人对于方案的依从性差不一样。如果观察周期很长，比如以生存期作为观察指标的肿瘤的防治研究，起码要随访几年时间，让病人保持几年对研究方案的依从会比较难，所以随机对照试验实施起来就很困难，选择队列研究设计反而更合适。

2. 主要指标的特点　主要疗效指标尽可能的设计成客观指标，但有些时候主观性的指标更容易表明防治措施的效果，比如疼痛评分。如果以主观指标作为主要指标，为了避免主要因素的影响造成偏倚，应尽量采用双盲的设计，即双盲随机对照试验。

3. 对照的选择　对于临床研究而言，以人为研究对象，将伦理的考虑放在首位，因此实施的干预方法不宜过多，不宜做太多的探索，所以分组尽可能的少，以两组为佳，有特殊研究目的的除外，如析因设计则至少分四组。

4. 组间比例的设计　考虑最佳的统计学效率，以 1：1 为优。对于同样的组间差异，两组 1：1 分配时，所需要的总样本量最小。如果有特殊考虑时，可以适当增加特定组的例数。如在三期新药临床试验中，一般将试验组的样本例数增大，达到 3：1，目的为了能观察到小概率的不良事件。

第二节　防治措施临床有效性的评价

防治方法临床有效性研究是指衡量防治方法在既定临床医疗方案中施用产生的医疗效应好坏程度、高低水平及质量优劣的过程。它是综合评估防治方法是否适合临床工作实际意义的一个重要方面。了科学地评判临床防治方法的临床有效性，更好地帮助临床医师选择治疗方案，必须对既定治疗方法的疗效进行科学的评测，给病人以确实有效的治疗措施，提高疾病的疗效。

一、有效性研究常用的设计方案

临床疗效研究设计方案形式多样，只要用于医疗措施及其疗效评价的方案，都可作为临床防治方法的有效性研究方案（详细内容可参考第五章）。常用的

☆ ☆ ☆ ☆

设计方案主要包括随机对照试验、非随机对照试验、队列研究等三大类；此外，还有分析性研究（主要包括队列研究）和描述性研究等。

1. 随机对照试验研究及其应用 随机对照试验是被公认的治疗性研究试验设计的最佳方案，因此该"金方案"也常用于临床防治方法的有效性研究中。RCT 研究方案因其可以防止选择性偏倚（防止研究者、观测者乃至资料分析者对试验临床结局的测量性偏倚，或者受其他混杂因素的影响），故使试验结果更为真实可信。

RCT 研究方案用于探讨某一干预或者治疗措施（包括中西医结合复方新药，或者中西医结合"融合创新式"及"有机配合式"临床新疗法）的临床确切疗效，为正确的医疗决策提供科学依据。为了明确某中西医治疗方案对于Ⅲ、Ⅳ期非小细胞肺癌的近期疗效，某课题组采用前瞻性、多中心、随机、对照的临床研究方法，将纳入的病例按 1 : 1 : 1 比例分成中医组、中西医结合组以及西医组，治疗 3 个月后观察各项指标，发现中西医结合治疗中晚期非小细胞肺癌近期疗效优于单纯中医组和单纯西医化疗组，提示该中西医结合治疗方法具有一定的临床治疗优势，可作为晚期非小细胞肺癌有效、低毒的治疗参考方案。

此外，根据是否使用盲法、选择对照方式或随机化方法的不同，RCT 可分为双盲随机对照试验、单盲随机对照试验、开放性随机对照试验、单病例随机对照试验、群组随机对照试验、随机交叉对照试验、实用性随机对照试验。这些方案常应用于中医临床防治方法对慢性疾病（如慢性支气管炎、支气管哮喘及消化性溃疡等）作用后的临床表现及体征等疗效改善的观察中。

2. 非随机对照试验研究 包括自身前后对照和历史性对照等试验性研究方案。

（1）自身前后对照研究：该方案适用于中医方法治疗慢性稳定或复发性疾病的疗效研究。它将两种不同的治疗方法分前、后两个阶段应用于被观察对象，以其中一种治疗方法为对照，比较两种治疗结果的差别，以确定所研究的治疗方法的疗效。由于受试者自身在前后两个阶段接受两种不同的处理措施，因此可以消除个体间的差异，对不同处理效果进行评价，可取得确切的、真实的临床疗效，且样本量需求较少，适宜推广。但其缺点是研究中存在洗脱期，故研究周期较长，病人依从性差，并可能因为病人第一阶段已治愈或者死亡而使该研究不能继续开展。

（2）历史对照研究：历史对照研究通过比较现时给予干预措施的一组病人与既往治疗患有同种疾病但未给予该干预措施的另一组病人的结果，以评价某种治疗方法的临床疗效。该方案的缺点是容易产生偏倚，不能保证两组病人的病情和所考核的药物以外的其他影响因素是否具有可比性，亦不能排除目前所治疗病例结果的改善实际上是由于其他因素的作用而造成结论错误的情况。历

☆☆☆☆

史对照的研究结果有时候甚至是错误的，但对于诊断清楚、自然病史和预后都很明确、不予治疗则必死无疑的恶性疾病或罕见疾病来说，历史对照研究可能是合理的选择。

（3）序贯试验研究：即事先不规定样本量，在试验时，对现有样本一个接一个或一对接一对地进行试验，同时进行分析，到出现规定的结果时便终止试验的研究方案。序贯试验研究优点在于可以避免盲目加大样本而造成浪费，较适合临床工作的特点，计算亦较简便。缺点是仅适用于单指标的试验研究。

因为序贯试验研究设计中要求获得试验结果的速度快于病人加入试验的速度，即后一个病人尚未进入试验时，前一个病人的试验结果应已揭晓，故本研究方案常用于临床急性病症或者疾病的近期治疗效果研究中。

3. 分析性研究　分析性研究中常用的是队列研究，其作为防治方法的有效性研究方案之一，是仅次于 RCT、循证医学的证据等级为Ⅱ级的研究方案。队列研究主要根据暴露组（或大剂量组）的事件发生率是否显著高于未暴露组（或小剂量组）的事件发生率，判断这种暴露因素与事件或临床结局是否存在有一定的关系，并探索内在的因果联系或者客观规律。目前，前瞻性队列研究方案已广泛应用于中西医结合治疗方法的有效性研究中。

不同于 RCT，队列研究方案自身具有鲜明的特点：在研究对象方面，病例人群是自动形成的，没有研究者主动干预；在分组方面，按研究设计中既定的暴露因素接触与否进行分组；在干预措施方面，被观察人群是否接受某种治疗研究者不能控制，是病人事先自愿选择或医师根据病情需要决定的；在观察指标方面，研究者主要围绕与研究相关的结局指标持续观察并随访、收集数据。既往队列研究多用于病因学、常见病或药物不良反应等方面的研究。随着生活方式的改变，目前慢性病渐渐成为人类健康的重要威胁。在慢性病治疗研究中，队列研究方案由于具有样本群体易得、可以长期随访、允许防治措施多样化等优势，因此本研究方案在中西医结合有效性研究中有很大的应用潜力。

由于 RCT 设计要求较高（研究对象高度的同质性、干预措施标准化、充分关注伦理学问题等），现实中受客观条件限制常不能充分满足，且考虑到大多数中西医结合治疗方法的实际情况，如何在不违反科研设计基本要求的情况下高效地开展中西医结合治疗方法的有效性研究？队列研究方案不失为一种很好的选择，因其自身具备一定的优势：把治疗方法作为一种暴露因素对疾病的发展、转归、预后的影响，处理 RCT 不能解决的暴露因素与多种疾病相关结局的关系，允许个体化治疗的选择，且能较为清晰地评价结局指标。因此队列研究可用于中西医结合治疗方法的有效性研究中。

二、有效性研究效应指标的选择

　　临床上合理的结局指标选取将对治疗方法有效性评价结果产生直接影响。结局指标由于与病人最为相关，因此对临床决策最具参考价值，如果结局是临床事件发生则通常用率来表示其频率，例如病死率、治愈率、缓解率、复发率等。结局指标分为主要结局指标和次要结局指标，其临床意义在于与研究目的相关性。其实，临床上主要结局指标和次要结局指标是没有截然区分，针对具体的研究对象和目的，两者在一定条件下，可以相互转化。

　　1. 主要结局指标

　　(1) 病死率和重要临床事件发生率：死亡与否及重要临床事件发生与否是病人、医师最为关注的、与疾病结局密切关联的评价指标，被多数临床研究作为主要结局指标看待。当结局与时间关联时，时间相关结局指标也是主要结局指标，诸如生存时间、复发时间等。

　　(2) 症状与体征：病人的主诉、主观症状及医师在诊疗过程中探查的体征，例如病人疼痛的性质和程度、肝大程度、心率、舌象和脉象等，都可以用来评估干预措施对人体造成的影响。中医辨证论治通常就是依据病人的综合症状和体征来评价干预措施的效果。

　　(3) 病人报告结局及生存质量量表评测：目前，在评价慢性病临床结局时病人自我报告结局及生存质量评测也常被作为主要结局指标看待。病人报告结局及生存质量一般通过量表进行评测，并作为工具用于临床疗效评价，逐渐被临床医师所接受和应用。通过量表评测中西医结合治疗方法对慢性疾病的疗效更具有科学性、可靠性，并且可以量化。鉴于目前所应用于临床的大部分量表均以西医的评价指标为主，故在运用量表对中西医结合治疗方法有效性评价时需以中西医结合理论为基础，并参照中西医结合学科的自身特点，进行相关量表的补充完善，适当增加中医学证候状态的相关评测项目。

　　(4) 病人的满意度：临床防治方法临床疗效评价过程中应时刻关注病人的满意度，毕竟改善病人的生存质量，令病人感到满意是任何干预措施的最终目的之一。特别是很多慢性病在没有十分有效治疗方法的情况下，通过治疗让病人感到满意和舒心，可作为该种治疗措施疗效确切的依据。作为医务工作者，更需要从病人角度出发进行临床疗效评估。比如，病人对治疗过程的满意程度、对治疗方案的接受程度等，这些也可通过科学评估、测试的问卷和量表来调查得出结论。

　　(5) 特异性的评价指标：在医学领域，所谓的特异性就是指该指标在判断某疾病时，不误诊（假阳性）的机会有多大（小）。如骨质疏松症诊断以双能 X 线骨密度仪检测的骨密度值为金标准，在评价某种治疗骨质疏松症方法的有效性时，骨密度的变化是其关键的、特异性的评价指标。同样，在中西医结合治疗方法临床有效性评价过程中，寻求特异性评价指标能快速、准确地对中西医结合治疗方法临床有效性进行评价。这些指标在研究中通常被当作为疗效的主要依据。

2.次要结局指标　其临床重要性以及与研究目的的关联性次于主要结局指标。当次要结局指标被证实与主要结局有密切关联时，可以被作为替代指标进行有效性的评价。

（1）实验室检测指标：一般包括但不限于三大常规、心电图、生化指标以及能反映某种疾病的特异性指标，其治疗前后的变化可直接或间接地反映中西医结合治疗方法治疗疾病的有效性，从而使评价更加客观。在临床应用时，当某些指标被证实与主要结局关联时也可以作为主要结局的替代指标，如生化指标中病人较为关心的血糖、血脂等，这些指标与一些疾病的终点结局诸如心脑血管事件的发生存在着密切的关联性。

（2）影像学指标：可观察病人解剖学、组织形态学、血流动力学、生物力学等改变，并可留下客观资料，从而更直观、可靠地评价中西医结合治疗方法的有效性。研究中要解决的是影像学的资料评测如何量化的问题，以及影像资料中与治疗的相关性分析、影像改变的中医学意义。

（3）其他新指标：对于一些新指标，例如基因组学、代谢组学、蛋白质组学、肿瘤标志物等，通常是在现代中西医结合科研中涉及的指标，对于这些指标在临床防治临床研究中的意义与适用范围还需要进一步的研究证据支持。

三、有效性研究的评价

1.评价原则

（1）有效性研究的结论。

（2）有效性研究应报告。

（3）试验结果是否兼具临床意义和统计学意义。

（4）研究对象是否有明确的界定。

2.评价的注意事项　进行临床有效性研究评价时，还需要注意以下几点。

（1）研究是否合理。

（2）是否保证研究的组间均衡性。

（3）是否重视盲法。

（4）是否注重综合性疗效分析。

第三节 临床防治方法的安全性评价

一、概述

在医疗领域，安全性评价代表对卫生技术（治疗方法、干预药物等）风险可接受程度的判断。如果一种治疗方法的运用，其风险可以被病人、医师、社会及相关决策者所接受，那么这一种治疗方法就可认为是"安全"的。

临床安全性评价是各种治疗方法作用于病人的核心问题之一，也是各种治疗方法广泛应用最重要的前提与保障。保护病人安全是临床治疗的基本要素，任何临床治疗都需要密切关注安全性问题。

二、安全性评价的内容

安全性评价内容是防治方法临床安全性评价的关键，临床安全性评价内容也应包括生命体征、实验室检查、不良事件、药物不良反应等方面。

1. **生命体征** 是安全性评价的重要内容之一。生命体征主要包括呼吸、血压、心率和体温，是机体进行新陈代谢和正常生命活动的必要条件。呼吸频率过快或过慢、血压过高或过低、心率过快或过慢、体温过高或过低等都会影响机体新陈代谢和正常生命活动。生命体征的安全性评价一般在治疗前、治疗过程中及治疗结束时甚至随访期都有必要进行测量。

2. **实验室指标** 是指临床研究中实验室检查的一些数据，如血常规、尿常规、血生化、血电解质等。对于不同研究目的的临床研究，可能要求的实验室观测指标并不相同，但三大常规是临床研究安全性评价的必备指标。

3. **不良事件** WHO 将不良事件（adverse event，AE）定义为自受试者进入试验接受治疗开始至最后一次随访之间发生的任何不良医疗事件，不论此事件是否与试验期间医疗行为有因果关系，均判定为不良事件。

4. **药物不良反应** 按照 WHO 国际药物监测合作中心的规定，药物不良反应（adverse drug reactions，ADR）系指正常剂量的药物用于预防、诊断、治疗疾病或调节生理功能时出现的有害的和与用药目的无关的反应。该定义排除过量用药及用药不当引起的反应。判断是否为 ADR 的原则如下：①有明确的用药史；②用药前无类似阳性体征；③符合该药已知的不良反应类型；④停用该药症状减轻或消失；⑤不能用原患疾病解释病情变化；⑥既往有同类药品不良反应史；⑦家族中有同类药品不良反应史；⑧辅助检查结果符合病理变化诊断指标；⑨再次使用同种药品体征可再现或病情加重。

☆ ☆ ☆ ☆

三、临床安全性评价的方法

1. 药物临床安全性评价　临床防治方法的形式多样，药物安全性包括临床前研究与临床研究两个阶段，临床前安全性评价是临床安全性研究的必要前提，任何一个新药的开发在进行人体试验之前，需要首先进行临床前研究，只有根据临床前研究结果，提示进行人体研究的必要性及安全性支持的情况下，才可以进行人体试验，这是新药研究需要遵守的伦理。临床研究的对象是人，需要按照临床安全性研究原则，根据临床前研究结果及有关文献设计临床安全性评价方案。

药物临床试验分为Ⅰ、Ⅱ、Ⅲ、Ⅳ期。临床试验的阶段性不同，安全性评价的目的有所区别。新药在批准上市前，应当进行Ⅰ、Ⅱ、Ⅲ期临床试验，药品上市后则可进行Ⅳ期临床试验。临床安全性评价与有效性评价在以上各期都同等重要。然而，临床试验不同阶段的安全性评价的目的和策略可能不尽相同。

（1）Ⅰ期临床试验：为初步的临床药理学及人体安全性评价试验。观察人体对于新药的耐受程度和药动学，为制订给药方案提供依据。是以健康志愿者（不少于 20 人）进行试验，试验形式多为开放式（非安慰剂对照），即研究对象和研究者均了解分组情况。试验给药剂量应慎重设计，一般以预测剂量的1/10～1/5 作为初始剂量，在初始与最大剂量之间需设计适当的剂量级别，逐步递增，一个受试对象只接受一个剂量的试验。由于是首次在人体上进行药物试验，因此主要目的有两个：一是对药物的安全性及在人体的耐受性进行研究，考察药物不良反应与药物剂量递增之间的关系；二是考察药物的人体药动学性质，包括代谢产物的鉴定及药物在人体内的代谢途径。同时应识别治疗中最常见的不良反应，因为该期试验的研究例数有限，只有那些发生率相当高的不良反应才可能被观察到。

（2）Ⅱ期临床试验：其目的是初步评价药物对目标适应证病人的治疗作用和安全性，也包括为Ⅲ期临床试验研究设计和给药剂量方案的确定提供依据。此阶段的研究设计一般采用严格控制、连续监视下的多种形式，包括随机、盲法、安慰剂、阳性药物对照临床试验。受试者都是药物预期适应证的病人，一般为不少于 100 例。该阶段的安全性研究应当识别治疗中最常见的不良反应，确认与药物有关的短期毒性或风险，以及可能的药物相互作用。

（3）Ⅲ期临床试验：能更准确地反映出一种新疗法安全性与治疗作用的总体状况，对新疗法的受益 / 风险（benefit/risk）进行评估，最终为药物注册申请的审查提供充分的依据。该期试验必须用相当数量的同种病例，与现有标准药物（也称参比对照药物）进行大规模的对比研究，一般不少于 300 例。大多数试验使用随机、交叉、双盲、安慰剂比较（或与现有治疗手段比较）的对照试验设计。

(4) Ⅳ期临床试验：目的是考察在广泛使用条件下的药物的疗效和不良反应，评价在普通或者特殊人群中使用的利益与风险关系以及改进给药剂量等。上市后药品临床试验分为随机对照试验和大规模单纯试验。随机对照试验侧重有效性，针对安全性。药品上市后大规模单纯试验的研究重点应放在发现新的、罕见的不良反应，而不仅仅是已知和一般的不良反应。研究内容可包括：不良反应发生率，新的、罕见的不良反应，不良反应类型，不良反应的严重程度和预后，药物相互作用等。同时，试验方案必须明确阐述科学目的，详述入选病例的类型、样本数的统计学标准、随机方案（如有）的细节、统计学方法、试验结果公开的原则，病例数一般不少于 2000 例。方案要清楚列出试验的方法，包括研究者如何获得知情同意，不良事件如何处理等。药品不良反应的报告与现行上市药品法规要求一致。

2. 非药物临床安全性评价 中医药作为传统医学的重要组成部分，其中有许多传统的中医药干预属于非药物疗法，比如针灸、推拿、气功、刮痧、拔罐等。西医的手术治疗、理疗仪器等的使用也属于非药物疗法，同样应该关注于这些中西医结合非药物综合干预措施治疗的安全性，包括治疗手段及治疗仪器的安全性。评价非药物综合干预措施的安全性所选择的研究类型有其自身的特点。对非药物疗法安全性的研究可以运用随机对照试验、队列研究、问卷调查、定性访谈等研究获取第一手资料，也可以采用系统综述的方法对个案报道、队列研究或者随机对照试验的结果进行二次综合和评价。其安全性评价指标与内容也主要包括生命体征、实验室数据和临床表现等方面不良事件及其与干预措施的关联性评价。

第四节 临床防治方法的卫生经济学评价

临床研究中的卫生经济学评价作为卫生经济学的一个重要分支，旨在利用卫生经济学的理论和方法，对临床用药、诊治方案、医疗器械、卫生技术等防治方法进行经济学评价和分析，从而实现多种方案的优化及医疗技术的优选，以提高卫生资源的配置和利用效率，为医疗服务提供者和决策者提供证明支持。

一、卫生经济学评价概述

1. 卫生经济学评价的定义 卫生经济评价是应用经济学理论、概念和方法研究卫生服务领域中的经济问题，阐明其中的经济规律去解决卫生及卫生服务中出现的问题。它是应用技术经济分析与评价方法，从资源的投放和效益的收获两个方面，即成本与收获两个方面，对不同选择方案（或项目）进行比较分析的方法。

卫生经济学评价的基本任务就是确认、衡量、比较与评价候选方案的成本和收获。广义的卫生经济评价包括卫生系统的绩效评价、卫生机构的绩效评价与卫生项目（方案）的经济评价。狭义的卫生经济评价仅指对卫生项目（方案）的经济评价。

2. 卫生经济学评价方法　起源于17世纪中期英国古典经济学家和统计学家威廉·配第（William Pretty）将成本效益分析方法应用于计量人的生命价值，经过几个世纪的发展，到20世纪50年代以后，成本效益、成本效果和成本效用评价的理论和方法才逐步发展起来并得到广泛应用。

按照评价指标的不同，卫生经济学评价的方法可分为：成本效益分析、成本效果分析和成本效用分析。由于医疗活动的效果很难用金钱来衡量，所以在临床研究中很难用成本效益分析的方法进行分析，主要有成本效果分析和成本效用分析两种。

按照是否考虑货币的时间价值，可分为静态分析法和动态分析法。

（1）静态分析方法：不考虑货币的时间价值，即不计利息、不计贴现率，直接利用成本和效益数额进行分析与比较。

（2）动态分析方法：考虑货币的时间因素，把不同时点发生的成本和效益折算到同一时间进行比较，同时考虑成本和效益在整个寿命周期内的变化情况。

二、卫生经济学评价的基本概念

1. 成本相关概念

（1）成本：是指在实施某项卫生服务方案的整个过程中所投入的全部资源消耗。

（2）固定成本：某些成本总额，在一定时期和一定服务量范围内，不受业务量增减变化的影响而保持固定不变的成本。

（3）变动成本：某些成本总额，随服务量的变化而呈正比例变化的成本。

（4）混合成本：某些成本总额随服务量的变化而发生变化，但与业务量增减变化不成比例。

（5）直接成本：用于卫生服务所消耗的资源或所花的代价。一般把与伤病直接相关的预防、治疗、康复等所支出的费用（或人力、物力的消耗）作为卫生服务的直接成本。它包括直接医疗成本和直接非医疗成本。①直接医疗成本：与某种医学情况或卫生保健干预措施直接相关的医疗产品和服务的固定成本和变动成本之和。包括住院、医师和其他卫生保健提供者、药物、实验室化验、供应、诊断等费用。②直接非医疗成本：包括病人和病人家庭因疾病而发生的，诸如伙食费、营养费、交通费、住宿费、家庭看护费等费用，这些成本和疾病直接有关，但不属于医疗服务成本。

（6）间接成本：由于发病或过早死亡所导致的生产能力下降或丧失的成本。它包括休学、休工、因病或死亡所损失的工资、资金或丧失劳动生产力所造成的产值减少。

（7）无形成本：指由于疾病或卫生干预措施所发生的疼痛程度归因于量化的成本。包括疼痛、痛苦、悲伤和其他非经济结果的成本等。

（8）机会成本：将同一卫生资源用于另一最佳替代方案的效益。

（9）边际成本：在原卫生服务量的基础上再增加一个单位的服务量所支付的追加成本。

（10）平均成本：单位服务量所消耗的资源。

（11）贴现：将不同时间所发生的成本和效益，分别按相同的利率换算成同一"时间点"上的成本和效益的过程。

（12）成本贴现率：在经济学分析中用来表达那些成本和在将来发生的效益的"现在价值"的过程。个人更乐意在今天而不是在将来获益。在可替代的项目中，今天投入的资源。可以在今后的项目实施过程中获得收益。通常用3%或5%贴现率。

2. 效果相关概念

（1）效果：效果是直接的服务结果，是有效劳动产生的有用的效果。广义的效果是指卫生服务产出的一切结果，狭义是指有效劳动产生的有用的效果，可满足人们各种需要。例如：医疗工作中某种疾病的治愈率、好转率的提高，人群期望寿命延长，卫生防疫工作中某种传染病的发病率和死亡率的降低，人群免疫接种率和免疫水平的提高，诊断准确率的提高等。

（2）效益：是有用效果的货币表现，即用货币表示医疗卫生服务的有用效果。一般可分为直接效益、间接效益和无形效益。

①直接效益：实施某一医疗卫生计划后所节省的卫生资源。如发病率的降低，就减少了诊断、治疗、住院、手术或药物费用的支出。

②间接效益：实施某一医疗卫生计划后所减少的其他方面的经济损失。如发病率的降低，就减少了病人及家庭陪同人员工资、奖金的损失。

③无形效益：实施某一卫生规划方案之后减轻或避免病人肉体上和精神上的痛苦，以及康复后带来的舒适和愉快等。

（3）效用：是经济学与生理学上的概念，指人们对不同健康水平与生活质量的满意程度。反映效用的指标主要有质量调整生命年（quality adjusted life year，QALY）和失能调整生命年（disability adjusted life year，DALY）等。

①质量调整生命年（QALY）：将不同生活质量的生存年数换算成相当于完全健康的生存年数。根据病人的健康状况来调整生存年数。完全健康每1年=

1.0；死亡＝0；遭受健康伤害每1年≤1.0；比死亡更差的健康状态（如严重慢性疼痛）≤0。

②失能调整生命年（DALY）：由于伤残或过早死亡造成健康寿命年的损失，指从发病到死亡所损失的全部健康寿命年。包括因早逝所致的寿命损失年（years of life lost，YLL）和疾病所致失能引起的健康生命损失年（years lived with disability，YLD）。

③生命质量：以损伤、体格、社会和心理功能状态、感觉，以及受疾病、损伤、治疗或政策影响的机会描述的寿命期内的价值。

④生命年：是挽救的生命数与平均每条生命存活年数的乘积。

三、卫生经济学评价的基本步骤

1. 明确要解决的卫生问题和预期达到的目标　作为评价者首先须明确研究目的和问题，研究的问题可以分为几个层次，研究目的不同，采用的评价方法也不同。

2. 确定各种备选计划或方案　评价者应该考虑一切可能的方案并对每个方案进行评估，排除明显不可行的方案，排除方案时需遵循以下标准：

（1）该方案能得到政治上支持和承诺；

（2）对相似方案进行归类，选取有代表性方案；

（3）优先考虑具有高度成本效益的方案；

（4）排除有严重约束条件，难以操作的方案。

3. 计算各种计划或方案的成本、效益、效果和效用　成本由直接成本和间接成本组成，分别反映卫生服务成本和社会成本，评价时应立足于社会角度，通盘考虑整个周期的成本。所有可预见的效果、效益应明确并尽可能地度量出来。

4. 贴现与贴现率（货币、效益、效用）　卫生计划方案的实施往往不止一年，不同年份的货币价值是不同的。对方案成本和效益进行贴现便于各方案之间进行合理的比较。

5. 指标的计算与敏感性分析　敏感性分析是通过几个主要变量在一定范围内的变动，分析检查对结果和结论的稳定性的一种方法。经济学评价中许多用以建立成本及效益的资料都是不确定的，如医疗服务价格差异、药价变动、投入的人力和物力等均会影响到成本，使得最终结果（成本效益比、成本效果比、成本效用比）可能在一定的可信区间范围内变动。则须通过敏感性分析审慎变化这些不确定因素，判定该因素对评价结果的影响。

6. 分析、评价与决策　应用相应的卫生经济学评价方法对不同方案进行比较、分析和评价，并结合可行性分析和政策分析做出科学决策。

四、临床研究中卫生经济学评价的研究思路与方法

卫生经济学相对于临床研究来说还是一个比较新的领域。因而，在临床中对干预方案（或非药物）进行的卫生经济学评价研究还不是很多。目前，临床研究的卫生经济学评价的方案主要是药物干预方案，采用的评价方法多是成本效果评价，研究的类型主要是前瞻性研究。因此，根据临床研究的特点，卫生经济学评价可以从以下几个方面着手。

1.**试验方法的选择**　由于疗效是卫生经济学评价的基础和前提，没有疗效的试验是无法进行卫生经济学评价的，因而应采用可信度高的试验方法以比较各方案疗效的确切程度的优劣。随机对照试验被认为是目前论证效果最强的试验方法之一，通过 RCT 试验所取得的数据具有较好的可信度，并且能正确地反映试验性措施的效应。由于经济学指标受各种因素影响较大，而采用规范的RCT 试验，可以降低某些不确定因素的影响。

2.**根据评价目的和评价指标选择评价的方法**　卫生经济学评价可以根据评价的目的进行方法的选取。如要比较同种疾病不同治疗方案（如对肿瘤的治疗）的经济学价值，可以选用最小成本分析、成本效果分析、成本效用分析和成本效益分析等评价方法，如果要比较不同疾病的治疗方案（如肿瘤与高血压的治疗比较）的经济学价值，可以采用成本效用分析和成本效果分析。而如果希望直接比较某个或几个项目之间投入与产出的大小时，就需要进行成本效益分析。也可以根据评价指标来进行选择。如果疗效评价的指标主要是替代指标，则适用于成本效果分析；如果评价的指标以考察病人生存质量的改善为主，可以采用成本效用分析；如果以降低死亡率、病残率为主要评价指标，可以选用成本效果分析。

3.**选取合适的经济学评价指标**　不同的卫生经济学评价方法具有不同的评价指标，说明不同的评价目的和结果。如在成本效果分析中，评价方案优劣的指标是成本效果比（C/E）和增量成本效果比（ΔC/ΔE）；在成本效用分析中，评价指标是每获得一个 QALY 或 DALY 所耗费的成本量；成本效益分析则是考察每减少一个病死率或病残率所挽回的社会损失与干预成本的差值。因而，在进行卫生经济学评价前就要明确评价目的，选择合适的经济学评价指标。

4.**全面、合理地计算成本**　成本计算是卫生经济学评价的重要部分，因此，在成本计算过程中要遵循全面、合理的原则。全面，是指干预过程中的相关成本要详实地进行记录，不要有所遗漏。合理，是指根据评价的目的和方法，记录有关的成本，且估算方法要符合实际；同时也包括各项成本的记录不要相互重复，以免夸大成本。

5.**方案的选择方法**　通过卫生经济学评价，一般可以得到 4 种不同结果的

方案，即疗效好而成本高的方案、疗效一般而成本低的方案、疗效好而成本低的方案和疗效不好而成本还高的方案。其中疗效好而成本低的方案是最理想的方案，也是优先选择的方案；而疗效不好而成本还高的方案是较差方案，应首先予以排除。而对于其他两种结果，应根据具体情况而定。高收入人群可能不在乎成本而选择疗效好的方案，而中低收入人群同样有疗效，成本对于他们就很重要了。如比较肾移植和透析两种方案治疗肾衰，通过远期疗效评价，透析疗法属于效果一般而成本较低的治疗方案，肾移植则从根本上解决了肾功能低下的状态，而供体费用、手术费用和抗排斥反应药物的费用则是一般收入人群所难以接受的。即使经过卫生经济学评价后肾移植方法的经济学价值高于透析疗法，但该疾病治疗方案的选择仍以成本为导向，病人会根据成本承受能力来选择治疗方案。

五、成本效果分析方法

1. 成本效果分析的基本原理　成本效果分析（cost-effectiveness analysis，CEA），是使用一定量的卫生资源（成本）后的个人健康产出，用非货币单位表示，如发病率的下降，延长寿命年等。成本效果分析（CEA）的基本思想是通过比较一定效果下的成本支出或一定成本下的效果，即从成本和效果两方面对备选方案进行经济评价的，其结果常以单位效果的成本来表达，如减少一个发病病人的成本、救活一人的成本、降低一毫米汞柱血压的成本，也可以用单位成本的效果来表达，如每万元抢救多少病人，等等。一般情况下，成本效果分析适用于相同目标、同类指标的比较，如果目标不同，活动的性质和效果就不同，效果指标就难以比较，失去了比较的实际意义。

2. 成本效果分析指标的选择原则

（1）指标的有效性：指标的有效性是指指标确实能反映卫生服务方案目标的内容和实现的程度。指标是否有效要根据实际情况和经验进行判断，例如饮用水是否符合国家卫生标准，对评价地方病如地甲病、大骨关节病等的防治规划，常常是有效的指标，但是，用于矽肺防治规划方面，就不是有效的指标。

（2）指标的数量化：在卫生服务方案比较中，最好有定量指标或半定量指标，来确切地反映目标，便于比较分析。

（3）指标的客观性：效果指标选取时必须要有明确的定义，避免主观臆断。

（4）指标的特异性：所选择的指标能有较强的针对性，只反映某种情况的变化或效果，对其他情况变化不做反映。如选用休工、休学天数衡量居民健康状况的指标缺乏特异性，因健康状况只是导致休工、休学的原因之一。

（5）指标的灵敏性：效果指标应及时、准确地反映事物的变化情况。当方案效果发生变化时，其效果指标必须发生相应的变化。

3.效果指标的选择

（1）常见的效果指标：效果指标可包括疗效指标、安全性指标、临床结局指标或替代指标等。比如血液检验值的改变、肿瘤瘤体大小的改变、特定症状的改变等，短期的有效率、远期的病死率，五年生存率等。

（2）多个效果指标的处理：在计划或方案阶段对经济学指标的目标尽量单一，通过精选效果指标、综合效果指标等方式提高效果指标的单一性，以提高成本效果评价的可操作性。

4.成本效果分析评价方法

（1）成本相同时，比较效果，以效果最大的方案为优选方案。

（2）效果相同时，比较成本，以成本低的方案为优选方案。

（3）效果与成本都不同时，比较增量成本和增量效果的比率，以比值小的为优。

5.敏感性分析　　由于成本效果分析很多参数是不确定的，必须通过变化这些参数来检验结果的敏感性。常见的不确定参数有：效果指标中的疗效率（特别是备选方案的可比疗效）、不良反应率、未经治疗病人的死亡率等；成本指标中的成本构成中某一单项收费项目的价格变化、权重增大或减少引起总成本的变化。

六、成本效用分析方法

1.成本效用分析基本原理　　成本效用分析（cost utility analysis，CUA）是近 30 年发展起来的一种卫生经济评价方法，是制定卫生政策的决策工具之一。成本效用分析是比较项目投入成本量和经质量调整的健康效益产出量，它在评价结果时不仅分析有关的货币成本，而且分析病人因功能改变或满意度变化所增加的成本，属成本效果分析方法的一种扩展形式。一般采用特殊的测量单位进行评价，常用指标有质量调整生命年（QALY）和失能调整生命年（DALY）。

2.成本效用分析的应用条件

（1）生命质量是最重要的预期结果。如比较治疗白内障病人的不同方案时，预期结果不是治疗对死亡率的影响，而是不同方案对病人生活质量改善的情况，包括生理功能、心理状态和社会适应能力等的改善。

（2）生命质量是最重要的结果之一。如对低体重儿的监护保健，不仅要评价婴儿存活率，还要评价其存活后的生活质量。

（3）决策者希望将两种效果用同一指标反映。如组织性纤溶酶原激活剂治疗缺血性脑血管疾病时，可消除脑梗死引发的死亡，但同时也会增加胸部大动脉瘤破裂引发的死亡风险，此时需用效用指标进行分析。

（4）备选方案有各种类型的预期结果时，需要评价者用同一指标进行比较。

3. 成本效用分析评价方法　是首先比较不同方案或预防措施增加的 QALY 或挽回的 DALY，然后再比较每增加一个 QALY 或挽回一个 DALY 的成本是多少，从而进行方案的决策。成本效用分析通过计算每一项目的成本效用比比较各项目获得每单位的 QALY 所消耗或增加的成本，它的评价指标是成本效用比，即成本/人年数（QALY）。成本用货币单位表示，效用为项目获得的质量调整生命年。质量调整生命年是用生活质量效用值为权重调整的生命年数，生活质量效用值取值范围为 0 ～ 1，0 代表死亡，1 代表完全健康。

成本效用分析中常用的确定健康状态效用的方法有：评价法、文献法和抽样调查法。其中，评价法是根据相关专家的经验进行评价，估计健康效用值或其可能的范围，属最简单的方法；在文献法中查阅效用值指标时，要注意与自身研究是否匹配；抽样调查法是最精确的一种方法，通常采用等级衡量法、标准博弈法和时间权衡法衡量健康效用。

对于质量调整生命年，最关键的是确定和选择健康状况的质量权重，实际操作中可对病人的生理或心理功能进行评分调查，或按残疾和痛苦等级分类后获得生命质量的权重值。成本效用比值越高，表示项目效率越低；反之，则表示项目效率越高，具体内容详见表 9-1 和表 9-2。

表 9-1　不同健康状况的效用值

健康状况	效用值	健康状况	效用值
健康	1.00	盲、聋、哑	0.39
绝经期综合征	0.99	长期住院	0.23
轻度心绞痛	0.90	假肢、失去听力	0.31
中度心绞痛	0.70	死亡	0
严重心绞痛	0.50	失去知觉	< 0
焦虑、孤独	0.45	四肢瘫痪	< 0

(Torrance，1987)

表 9-2　伤残和痛苦等级分类对质量调整生命年的评价表

伤残等级	痛苦等级			
	A（无）	B（轻度）	C（中度）	D（重度）
Ⅰ	1.000	0.995	0.990	0.967
Ⅱ	0.990	0.986	0.973	0.932
Ⅲ	0.980	0.972	0.956	0.912
Ⅳ	0.964	0.956	0.942	0.870

续表

伤残等级	痛苦等级			
	A（无）	B（轻度）	C（中度）	D（重度）
V	0.946	0.935	0.900	0.700
VI	0.875	0.845	0.680	0.000
VII	0.667	0.564	0.000	-1.486
VIII	-1.208	/	/	/

（Ross，1988）

Ⅰ：无伤残；

Ⅱ轻度社会交际能力丧失；

Ⅲ：重度社会交际能力丧失，除重活外，能做所有家务；

Ⅳ：工作或劳动严重受限，但能外出购物和做较轻的家务；

Ⅶ：不能受雇做任何工作，不能继续受任何教育，不能外出及上街购物，但可在别人陪护下外出散步。

七、卫生经济学评价方法的联系与区别

卫生经济学评价是应用技术经济分析与评价方法，对各种不同卫生活动方案的成本与收益（效果、效益、和效用）两个方面进行科学的分析，进而选择单位成本收益最大的方案。

卫生经济学评价应用领域十分广泛，可应用于公共卫生领域、医疗决策领域、卫生技术评估领域及药品经济学评价等各领域。合理地应用上述这些卫生经济学评价方法，对卫生活动方案进行评价，根据评价结果对卫生资源进行优化配置，就可使之产出最大的社会效益和经济效益。

卫生经济学评价方法三种方法的联系与区别见表 9-3。

表 9-3　卫生经济学评价方法的联系与区别

	成本效益分析	成本效果分析	成本效用分析
成本的单位	货币值	货币值	货币值
结果的单位	货币值	自然单位	QALY
成本结果的比较	比值	比值	比值
比较的项目数	1 个以上	2 个以上	2 个以上
评价的目标数	1 个以上	1 个以上	1 个以上
产出数据的要求	产出货币化	非货币化的健康结果指标	使用人工整理的计量单位
方法学	意愿支付 人力资本	不同的结果指标	等级标度 标准博弈 时间权衡
可比性	较强	差	较强

☆☆☆☆

本章案例思考题

案例 9-1

【描述】　据发表在《美国医学会杂志》上的一则研究披露，为评估胃幽门螺杆菌复发风险与治疗 1 年后根除成功该菌的相关因素，研究人员开展了一项根除幽门螺杆菌治疗的干预研究。这项研究包括了 1463 名来自 7 个拉美社区的年龄在 21 ～ 65 岁的参与者，参与者被随机分配至 3 个治疗组中的 1 组：为期 14d 的兰索拉唑、阿莫西林及克拉霉素（三联疗法）；为期 5d 的兰索拉唑及阿莫西林及接下来为期 5d 的兰索拉唑、克拉霉素及甲硝唑（顺序疗法）；或为期 5d 的兰索拉唑、阿莫西林、克拉霉素及甲硝唑（伴同疗法）（3.2）。本试验评估了治疗后尿素呼气试验（UBT）阴性的复发感染与随访 1 年后成功根除该菌的相关因子之间的关联。结果发现，在初次治疗后，1091 名参与者 UBT 呈阴性，其中 1 年后有 125 人变成 UBT 阳性，复发率为 11.5%。1 年后的复发率与研究地点、家庭中孩子的数目及不坚持治疗等因素有着显著关系，但与治疗组关系无统计学意义。在对 1 年后具有 UBT 结果的 1340 位参与者治疗效果的初步分析中，1 年时根除的成功率三联疗法为 80.4%、顺序疗法为 79.8%、伴同疗法为 77.8%，总体有效率为 79.3%。若所有丢失的 UBT 结果均视为阳性，则所有 1463 例入组受试者的 1 年有效率为 72.7%（3.3）。

【案例分析】　文中所述研究设计采用什么随机方法？采用什么对照方法？该研究的脱落率是多少？

案例 9-2

【案例描述】　他汀类药物除了可以调节血脂、抗动脉粥样硬化、保护血管外，其多效性已得到证实。丹麦奥尔堡大学的 Jesper Smit 教授等最新的研究发现，他汀类药物在降低胆固醇的同时，也有助于减少社区获得性金黄色葡萄球菌菌血症（CA-SAB）。这项为期 12 年的具有大样本病例的研究，纳入了 2000 年 1 月 1 日至 2011 年 12 月 31 日间，首次患 CA-SAB 的 2638 例成年病人和 26379 例对照组病人。结果显示，对于近期刚开始使用、长期使用和既往使用但已停用他汀的病人，与未使用者相比，CA-SAB 患病的 OR 值分别为 0.96（95% CI：0.60 ～ 1.51）、0.71（95% CI：0.62 ～ 0.82）和 1.12（95% CI：0.94 ～ 1.32），即只有长期使用他汀可以显著降低患 CA-SAB 的风险。他汀类药物也能降低术后感染风险。Kayani 教授等进行的另一项研究，纳入了 2000 年 1 月 1 日至 2010 年 12 月 31 日间 6253 例接受了冠脉搭桥术的病人，其中 3869 例病人曾经接受了他汀类药物的治疗。结果表明，病人术前曾使用和未曾使用他汀类药物

☆　☆　☆　☆

治疗，发生术后感染的概率分别为 6.5% 和 8.3%（$P < 0.05$），其中胸骨部位伤口和腿部的感染率可分别下降 40% 和 54%，表明术前接受他汀类药物治疗可以明显降低术后感染发生率。

【案例分析】　该研究案例中的两个研究分别采用的研究设计是什么？请简述其基本原理。

案例 9-3

【案例描述】　流感病毒导致的流感患病率和死亡率有逐年上升趋势。目前对于流感的治疗手段有限，抗病毒治疗的疗效和安全性仍然存有争议。神经氨酸酶抑制剂可以有效治疗急性非复杂性流感，然而其静脉制剂对于需要住院治疗的重症流感病人的疗效和安全性尚未明确。美国哈佛布莱根妇女医院的多学科团队开展了一项跨国的随机对照试验，文章最近发表于 Lancet Respir Med 杂志。该研究为国际多中心、随机、双盲双模拟、平行对照的三期临床试验，研究纳入了来自 26 个国家、97 个中心、年龄大于 16 周岁的重症流感病人。病人按照 1∶1∶1 的比例被随机分为三组，分别为低剂量扎那米韦组（300 mg 静脉给药，每天两次共 600mg）、高剂量扎那米韦组（600mg 静脉给药，每天两次共 1200mg），以及标准治疗组（奥司他韦每次口服 75mg，每天两次共 150mg）。所有病人均随访 28d。主要的观察终点是流感病毒阳性病人的临床治疗反应时间、生命体征的变化及出院情况。其他观察指标包括药物代谢、安全性、病毒的转阴情况等。在 2011 年 1 月至 2015 年 12 月期间，经过纳入和排除标准，最终入选 626 名病人。他们被随机分为三组，其中全部完成研究的人数为：低剂量扎那米韦组 201 人、高剂量扎那米韦组 199 人、标准治疗组 203 人。研究发现，低剂量扎那米韦组临床治疗起效的中位时间为 5.87d，高剂量扎那米韦组为 5.14d，标准治疗组为 5.63d，三组的临床治疗起效时间无差异。此外，三组病人的中位住院时间别为 8d、6d 及 7d，三组的住院时长没有显著差异。在高级生命支持方面，三组病人需要气管插管，机械通气，体外膜肺氧合的人数相似，14d 及 28d 死亡率无明显差异。上述结果表明，对于重症流感病人，高剂量扎那米韦 600mg 每天两次的疗效并不优于 300mg 组及标准奥司他韦治疗组，三组的治疗效果均无显著性差异。

【案例分析】　文中所述研究所采用的对照方法是什么？本研究为双盲双模拟设计，请结合案例内容具体描述如何实现双盲双模拟。

案例 9-4

【案例描述】　当动脉血二氧化碳分压（$PaCO_2$）> 45mmHg 时，高碳酸血症会对稳定期和急性加重期慢性阻塞性肺疾病（COPD）均产生不利影响。采用无创通气（NIV）治疗合并酸中毒性高碳酸血症的 COPD 急性加重期病人，可以降低病人的 $PaCO_2$ 水平、住院时间、有创通气需求及死亡率。但有些病人对 NIV 的耐受性较差，以致无法使用，因此有必要探索其更好的替代策略。此前有研究显示，与 NIV 相比较，高流量鼻导管（NHF）氧疗可以降低非高碳酸血症性急性低氧血症呼吸衰竭病人的死亡率。此外，也有观点认为，NHF 具备降低 COPD 病人 $PaCO_2$ 的潜力。但 NHF 对于 COPD 急性加重病人的 $PaCO_2$ 究竟有何影响，其是否适合于这类病人的治疗，目前仍不清楚。基于上述背景，来自新西兰医学研究所的 Weatherall 等进行了一项研究，提示与标准鼻导管氧疗（SNP）相比较，COPD 急性加重期病人短期使用 NHF 氧疗后的经皮检测二氧化碳分压（$PtCO_2$）更低。该研究共纳入了 24 例因 COPD 急性加重而住院并接受 SNP 氧疗的病人。入组后，这些病人被随机给予 30min 的 NHF（35L/min）继以 30min SNP 治疗，或 SNP 继以 NHF 治疗。两种治疗方法转换时，均给予 15min 的洗脱期。氧疗期间，研究者会调整供氧浓度，以维持病人的氧饱和度（SpO_2）处于基线水平或以上。研究的主要终点为：在计时起点时间调整为零且氧疗 30min 后，不同氧疗方法受试者的 $PtCO_2$ 改善情况。研究的主要结果为：在计时起点时间调整为零且氧疗 30min 后，NHF 组病人的 $PtCO_2$ 明显低于 SNP 组，其差异值为 − 1.4mmHg。但两组病人在氧疗 30min 后的 SpO_2 无显著性差异。此外，在氧疗 30min 后，NHF 组病人的呼吸频率较 SNP 组较低，但组间比较无显著性差异。上述研究结果表明，与 SNP 相比较，COPD 急性加重期病人短期使用 NHF 后的 $PtCO_2$ 更低，提示 NHF 更有利于改善病人的高碳酸血症。

【案例分析】 文中所述研究所采用的研究设计方法是什么？请简述其基本原理。

案例 9-5

【案例描述】 胃食管癌是临床常见肿瘤之一，晚期胃食管癌目前临床多选用卡培他滨联合铂类化合物进行化疗。卡培他滨是一种口服细胞毒药物，与其他口服药物联用时，药物的相互作用很可能会对其吸收产生一定程度的影响。胃食管癌病人化疗过程中，部分病人可能仍需口服胃酸抑制剂辅助治疗以控制症状，有可能会影响卡培他滨的吸收。为探讨胃酸抑制剂对卡培他滨吸收及疗效的影响，加拿大肿瘤研究中心 Chu MP 教授对已经开展了的一项临床研究进一步进行亚组分析，研究成果发表于 JAMA Oncol 杂志。该研究共纳入了 546 例胃食管癌病人，将所有病人按 1：1 随机分为两组：卡培他滨联用奥沙利铂组（A 组）和卡培他滨、奥沙利铂联用拉帕替尼组（B 组）。无进展生存期（PFS）和总生存时间（OS）为本研究的主要结局指标。研究者对全部完成研究的病人依据病历记载确认其是否服用胃酸抑制剂，再将病人分为两个亚组。A 组最终完成研究的 269 例病人中，服用胃酸抑制剂治疗亚组（114 例）中位无进展生存期（4.2 个月）明显低于未服用者（5.7 个月）；胃酸抑制剂治疗亚组总生存时间（9.2 个月）也明显低于未服用亚组（11.0 个月）。B 组最终完成研究的 267 例病人中，服用胃酸抑制剂亚组（115 例）相比未服用亚组，服用胃酸抑制剂治疗对病人无进展生存期和总生存时间影响较小。

【案例分析】 请绘制该研究设计的技术路线图。

案例 9-6

【案例描述】 JPPP 是一项前瞻性、随机、开放、盲终点研究，在日本 47 个地区的 1007 个诊所开展。JPPP 研究纳入了 14 464 例年龄在 60～85 岁的参与者，来自 1007 个初级保健诊所，均无冠心病或脑血管病等动脉粥样硬化性心血管疾病病史，因高血压、血脂异常或糖尿病就诊。随机接受非盲法的阿司匹林治疗组或非阿司匹林治疗组，平均随访 5.02 年。心血管事件由多学科专家组进行盲法评估。结果显示每日服用低剂量阿司匹林（100mg/d）进行一级预防未能降低心血管死亡、非致死性卒中和非致死性心肌梗死的复合终点，但阿司匹林使非致死心梗事件显著减少了 47%（5 年累积发生率：0.30% vs 0.58%，$P=0.02$），TIA 事件显著减少了 43%（5 年累积发生率：0.26% vs 0.49%，$P=0.04$）。

【案例分析】 请说明该研究设计所采用的随机方法。

案例 9-7

【案例描述】 肺癌是目前最常见的恶性肿瘤之一，在我国城市人口恶性肿瘤死亡原因中居首位，其中非小细胞肺癌（NSCLC）约占所有肺癌的 80%。在一线治疗方案制订时，通常考虑的因素包括：缓解率、生存率、无进展生存期、药物安全性、生活质量、费用等方面。同时再根据病人的症状、体力、经济情况等制订合适的治疗方案。在野生型或未知型晚期 NSCLC 病人中，化疗是各种指南一致推荐的首选治疗手段。对于使用靶向药物治疗的病人联用化疗同样有明确的疗效提升，此外，化疗同样是靶向药物耐药病人的不二选择。虽然化疗是治疗晚期 NSCLC 不可或缺的手段，但是临床上用药种类众多，培美曲塞、白蛋白结合型紫杉醇、多西他赛、吉西他滨等都是可供选择的一线用药。区别在于不同的方案在病人获益上存在差异，当然获得相应疗效的成本也有所不同。

【案例分析】 根据案例提示，请以不同化疗药物的经济学评价为重点设计一个研究，具体介绍包括采用什么研究设计、研究的三大基本要素、体现的具体科学性原则、所开展经济学评价的基本原理。

第 10 章

真实世界研究

第一节　真实世界研究概述

一、真实世界研究的定义

真实世界研究(real-world study, RWS),是指研究数据来自真实的医疗环境,反映实际诊疗过程和真实条件下的病人健康状况的研究,起源于实用性临床试验,通过"真实世界样本"来反映真实世界总体,是一种关注效果研究,探讨临床干预措施或上市后药品的有效性和安全性的新的临床研究理念。在 RWS 中,研究者倾向于在大样本量和广泛受试人群的基础上,根据病人实际的病情和意愿选用药物或其他治疗措施并开展长期评价,并注重有临床意义的结局指标。针对具体研究目标和内容,可以采取不同的设计方法,如观察性设计、注册登记研究、实用性 RCT 等,以观察性设计为主。

RWS 是基于临床真实的情况采取的一种非随机、开放性、不使用安慰剂的研究,因此其得出的结果具有很高的外部有效性,适合人群更广。是近年来国内外专家提出的一个新观点,即要求临床研究更贴近实际情况,为改进临床实践提供有价值的科学证据。2009 年美国政府在医改法案中正式提出了比较效果研究(comparative effectiveness research, CER),即以病人为中心,通过对临床实际中各组病人临床数据的分析来比较不同干预措施的实际效果,以期为临床决策和卫生政策的制定提供更好的依据。实际上,CER 也属于 RWS 的范畴。

美国健康创新卓越网络(NEHI)谈到:真实世界数据不仅仅是大数据,而是来自真实世界的多种数据来源整合,包括电子健康记录、理赔账单、疾病登记系统及从个人健康设备和移动医疗应用等平台收集的信息,是传统医学研究的重要补充。美国 FDA 已在"处方药物使用收费法案修正版"明确表明,医学研究已置身于数据革命之中,提出"利用真实世界的证据评估药物的安全性与有效性"。2016 年 12 月,美国国会在官方网站上公布了《21 世纪治愈法案》(21st Century Cures Act),批准利用"真实世界证据"(Real World Evidence, RWE)

取代传统临床试验进行扩大适应证。真实世界数据是指与病人健康状态相关的和（或）提供健康服务过程中从各种途径收集到的数据，真实世界证据是指涉及产品使用，产品潜在的风险和受益的临床证据，其结果来源于对某个医疗产品的真实世界数据的分析。真实世界研究则是将真实世界数据转化为真实世界证据的过程。

二、真实世界研究的特点

1. RWS 旨在通过使用宽泛的纳入标准和较少的排除标准，获得一组无选择性偏倚或较少选择性偏倚的排除标准。数据来源广泛，满足研究条件的病例多，可以较容易地获得大的样本量。

2. 非随机，开放性，不使用安慰剂，常常需要覆盖较全面的人群，样本量较大，遵从实际用药情况不干预，只观察记录。无事先的研究设计，开展研究时面向数据进行事后研究设计，进行数据收集和整理。

3. 注重与临床密切相关的结局指标，随访观察时间长。以病人为中心，整合多源的数据，数据质量的控制更注重于对数据整合的质量管理。

4. 属于效果研究的范畴，不限定医疗过程，遵从临床实际，以病人为中心。真实世界临床研究与常规诊疗有着一致的特征，外部有效性强，推广性好。

5. 对于个体化治疗和复杂干预，RWS 可以通过不同的设计和统计方法进行评价研究。统计方法方面与一般的临床研究不同，数据挖掘的研究方法被广泛采用。

6. 真实世界研究的主要用途有：医疗器械、药物上市后的安全性再评价；医疗器械、药物上市后适应证的扩大；药物上市后的剂量调整；医疗实践过程评价；不同给药途径、不同剂量、不同方法间的比较研究；医学、医疗隐性知识的发现等。

三、研究方案的设计和实施

1. 研究人群的确定　真实世界研究的数据采集是和临床医疗同步进行的，采集数据的对象仅仅是普通的病人，而不成为受试者，其数据不是抽样，而是需要收集全样本的数据，在建立病例队列时，应纳入全部符合条件的病例，在无法收集全样本时，病例数应尽可能大。

2. 样本大小　RWS 所需要的样本量大小主要取决于研究的具体目的和实验条件，不同的研究者可以根据自己具体的研究目的来确定样本量的大小，而且需要充分考虑试验实施中的一些客观条件，包括疾病种类、可招募的受试者范围、临床试验单位的医疗水平和可获得资助研究经费的数目等。RWS 往往需要较大的样本量，并覆盖较全面的人群，研究环境应反映提供给广泛人群的基本医疗

☆ ☆ ☆ ☆

设施，受试者入选标准必须使研究人群与试验结果外推人群保持均一性。在罕见但重要的结局（如死亡或住院）是主要研究指标的情况下，样本量必须扩大且要基于充足的检验效能计算。虽然有的研究所用样本量相对较小，但在研究设计上尽可能地覆盖广泛的病人人群，通过采取宽松的纳入和排除标准，以期获得反映真实临床实践的结论。

3. 研究因素　RWS 中，研究人员通常是根据病人实际的病情和意愿选用药物或其他治疗措施，而不是采用随机分配的方法。由医师决定对受试者采取何种治疗方式，并在真实临床实践的病人管理过程中收集数据。在设有对照组的RWS 研究中，研究者通常选用公认有效的药物或干预措施作为对照组病人的治疗措施。

4. 数据采集　RWS 主要采用传统数据采集和电子数据采集两种模式，系统真实世界数据或真实世界研究覆盖多种研究类型及数据资源，包括病人注册研究、已有的电子健康记录、常规收集的服药数据、病人原始数据、人群健康调查等，数据来源广泛。

真实世界临床研究要求长期观察，采集的临床信息应该包括病人院内外全部的诊疗信息，包括：①病人基本信息；②病历信息；③检查检验信息；④诊断类信息；⑤治疗与调护类信息；⑥科研辅助信息。收集的临床诊疗信息要源于真实的临床实践记录，并与临床实际情况相符合，能准确描述病人当时的临床实际情况。对于某一特定研究，应说明信息采集的时点要求，特别是一些动态信息，需要确定第一次采集时间及其后的采集时点，严格按预计的采集时点完成。数据采集要求在医师书写病例及完成医疗文档时实时完成采集，超出一般医疗行为以外的内容，如长年的电话跟踪随访，需要实时记录并留存相关原始材料，确保数据真实性。

5. 评价时间点、随访和指标　研究人员在 RWS 中倾向于开展长期评价，结局测量主要针对有广泛临床意义的指标，包括诸如伤残程度或生活质量的变化，而不是以一个特定症状或特征为评价目标。RWS 的研究期限至少应该保证在临床环境下能够评估健康结局的治疗时间。

6. 控制偏倚和其他混杂因素　研究者应该采取措施尽量减少或避免偏倚，如采用数据分析者盲法可以减少观察偏倚，使用多重倾向性评分来减少协变量在组间分布的不均衡性，建立临床科研一体化的 RWS 模式来充分利用节约资源，采用多因素分析、工具变量等现代统计方法以尽可能控制混杂因素的影响等。

四、统计分析方法

统计分析方法与 RCT 或其他类型研究没有本质差异，但往往需要收集更多、更全面的信息。RWS 影响因素多，需根据数据类型和试验实际需要灵活应用现有统计学方法，除需要卡方检验、log-rank 检验、ROC 曲线、Kaplan-Meier 生存曲线等统计方法上述统计方法外，还需要多因素分析、工具变量、倾向评分等方法。

倾向评分（propensity score）方法的优势在于可以产生带有较好概率估计校准功能的模型。

倾向评分的概念最早由 Rosenbaum 和 Rubin 在 1983 年首次提出，其基本原理是用一个倾向指数表示多个协变量的影响，根据倾向指数进行不同对比组间的匹配、分层或加权，即均衡对比组间协变量的分布，最后在协变量分布均衡的层内或者匹配组中估计处理效应。主要用于观察性研究中，特别是回顾性数据分析中混杂因素的控制。在大样本的情况下，经过倾向评分值调整的组间个体，除了暴露因素和结局变量分布不同外，其他协变量应当均衡可比，相当于进行了"事后随机化"，使观察性数据达到"接近随机分配数据"的效果。

五、真实世界研究的优缺点

1. 优点

（1）在广大人群中开展真实世界研究，试验时间较长，观察指标全面，可以较真实地收集药品安全性和有效性相关信息，从而为评价药品的受益 - 风险及采取相应措施提供重要依据。

（2）研究结果更贴近临床实际，能较好地应用到临床实践中，精心设计的 RWS，可以用来作为对 RCT 研究的补充，去检验一种已经认为有效的治疗措施在真实医疗实践中的有用性。

（3）大大减少了试验用药等干预造成的受试者损害，更容易满足伦理的要求，也降低了受试者招募的难度。

2. 缺点

（1）由于 RWS 为开放、非盲研究，研究对象纳入限制较少、人群异质性较大，缺乏控制，存在选择性偏倚、观察性偏倚等混杂因素，不但难以区别整体干预中单个组分的有效性，研究的结果还可能接近于无意义。

（2）由于需要较大样本量且相对较长的随访时间，开展 RWS 的成本可能是非常昂贵的，也为庞大数据的收集整理增大了工作难度，同时在确定治疗措施和反应之间因果联系上也存在一定局限性。

（3）在努力确保外推性的同时过度牺牲了内在有效性。研究的内部真实性低，结果的可靠性会受到质疑。

☆☆☆☆

第二节 数据挖掘分析

数据挖掘分析是不同于传统统计学的一类分析方法，二者的本质区别是传统统计学是在已有科研假说的基础上，通过数据来验证假设，而数据挖掘分析则事先没有特定科研假说，而是利用尽可能多的现成资料，进行挖掘分析，进而发现新的规律性知识。随着"大数据时代"的到来，数据挖掘分析方法越来越多地被应用到医学研究领域。

一、数据挖掘的定义

数据挖掘（Data Mining，DM）又称数据库中的知识发现，是从大量的、不完全的、有噪声的、模糊的、随机的数据中提取隐含在其中的、人们事先不知道的，但又是潜在有用的信息和知识的过程。数据挖掘技术随着现代计算机及各种信息分析技术的发展而迅速兴起，现已被广泛应用于包括医药学在内的多个领域。

二、数据挖掘基本步骤

数据挖掘的基本步骤是选择数据、预处理数据、挖掘分析、结果解释。

1. 选择数据 是收集获取原始数据的过程。即根据研究目的，确定需要被挖掘分析的原始数据。评估数据的可获得性。可以采用较小规模的数据对问题的可行性进行初步研究。原始数据可能会分布于不同的信息系统中，需要对信息系统充分理解，并有相应的技术实现数据的导出。在临床研究中，病人的相关信息分布在不同的信息系统中，如病人基本信息：HIS；病人检验信息：LIS；病人检查信息：PACS 等医技系统；病人诊疗过程信息：电子病历；病人费用信息：HIS 等。虽然临床大量的业务数据可称之为海量数据，但问题也很多，标准不统一，很难分析。选择数据阶段需要从多个信息系统，提取可供分析的数据，原始数据的采集非常费时费力，通常在研究工作中占相当大的比重。

2. 预处理数据 就是把数据转换成比较容易被数据挖掘分析的格式及内容。在原始的信息系统中，信息的表述往往不规范。比如年龄，有的是"六十岁"，有的是"60"，有的是"出生日期 1954 年"，其实都是"60 岁"，需要转化成同一格式，才可被分析。在中医药领域的不规范现象比比皆是，如正异名：白头翁、白术、白头公；错别字：青篙、青高；省略字：龙牡、龙骨、牡蛎等。

在业务数据库中的数据通常会不完整、含观测噪声、不一致和其它不需要的混杂成分，被称之为污染数据。产生污染数据的原因有滥用缩写词、数据输入错误、数据中的内嵌控制信息、不同的惯用语、重复记录、丢失值、拼写变化、不同的计量单位、过时的编码等多种原因。污染数据的普遍存在，使得在大型数据库中维护数据的正确性和一致性成为一个极其困难的任务。数据预处理的过程，通过填写空缺值，平滑噪声数据，识别删除孤立点，并解决不一致来清理数据。

如果数据未完成规范化处理，那就是垃圾数据，直接进行数据挖掘分析，产生的也一定是垃圾结果。所以，数据预处理是最为关键的一步。

因为数据挖掘分析对原始数据标准化的严格要求，有必要在数据产生阶段即对业务信息数据进行规范化处理。比如设计高度结构化的电子病历系统，对临床病人信息的各个方面在医疗过程即形成规范化的数据，利用这些数据进行挖掘分析时，数据预处理的工作就简单、省力、高效得多。

3. 数据挖掘分析　围绕研究目的，运用数据挖掘分析工具和特定的数据挖掘算法，进行数据的挖掘分析，完成分类、关联、聚类、估计、预测等功能，从而发现数据中的规律。

4. 结果解释　即结合专业知识，进行数据挖掘分析结果的解释，阐明规律，以及规律的临床价值。结果解释是数据挖掘研究的重要步骤，从发现的规律进一步延伸出其实际意义，是整个研究工作的成果和价值体现。

三、数据挖掘的常用方法

在临床研究领域，数据挖掘的常用方法包括关联规则、聚类分析（K-Means、层次聚类等）、判别分析、因子分析、人工神经网络、贝叶斯网络、决策树等。

1. 关联规则分析　数据关联是数据库中存在的一类重要的可被发现的知识。若两个或多个变量的取值之间存在某种规律性，就称为关联。关联可分为简单关联、时序关联、因果关联。关联分析的目的是找出数据库中隐藏的关联网。有时并不知道数据库中数据的关联函数，即使知道也是不确定的，因此关联分析生成的规则带有可信度。关联规则挖掘发现大量数据中项集之间的关联或相关联系。关联规则挖掘过程主要包含两个阶段：第一阶段必须先从资料集合中找出所有的高频项目组，第二阶段再由这些高频项目组中产生关联规则。高频的意思是指某一项目组出现的频率相对于所有记录而言，必须达到某一水平。关联规则分析两个重要的评价指标是规则支持度和规则置信度。

2. 聚类分析　是根据"物以类聚"的原理，对样品或指标进行分类的一种多元统计分析方法。它们研究的对象是大量的样品，要求能合理地按各自的特性来进行合理的分类，没有任何模式可供参考或依循，即是在没有先验知识的情况下进行的。聚类分析起源于分类学，在古老的分类学中，人们主要依靠经验和专业知识来实现分类，很少利用数学工具进行定量的分类。随着人类科学技术的发展，对分类的要求越来越高，以致有时仅凭经验和专业知识难以确切

☆ ☆ ☆ ☆

地进行分类,于是人们逐渐地把数学工具引用到了分类学中,形成了数值分类学,之后又将多元分析的技术引入到数值分类学形成了聚类分析。

3. 判别分析 产生于 20 世纪 30 年代,是利用已知类别的样本建立判别模型,为未知类别的样本判别的一种统计方法。近年来,判别分析在自然科学、社会学及经济管理学科中都有广泛的应用。判别分析的特点是根据已掌握的、历史上每个类别的若干样本的数据信息,总结出客观事物分类的规律性,建立判别公式和判别准则。当遇到新的样本点时,只要根据总结出来的判别公式和判别准则,就能判别该样本点所属的类别。判别分析按照判别的组数来区分,可以分为两组判别分析和多组判别分析。

4. 因子分析 是指从研究指标相关矩阵内部的依赖关系出发,把一些信息重叠、具有错综复杂关系的变量归结为少数几个不相关的综合因子的一种多元统计分析方法。基本思想是:根据相关性大小把变量分组,使得同组内的变量之间相关性较高,但不同组的变量不相关或相关性较低,每组变量代表一个基本结构,即公共因子。应用因子分析法的主要步骤包括:对数据样本进行标准化处理、计算样本的相关矩阵 R、求相关矩阵 R 的特征根和特征向量、根据系统要求的累积贡献率确定主因子的个数、计算因子载荷矩阵 A、确定因子模型和结果评价等。

5. 贝叶斯网络分析 贝叶斯网络是一种概率网络,它是基于概率推理的图形化网络,而贝叶斯公式则是这个概率网络的基础。贝叶斯网络是基于概率推理的数学模型,所谓概率推理就是通过一些变量的信息来获取其他概率信息的过程,基于概率推理的贝叶斯网络是为了解决不定性和不完整性问题而提出的,它对于解决复杂设备不确定性和关联性引起的故障有很大的优势,在多个领域中获得广泛应用。

6. 人工神经网络分析 人工神经网络是一种应用类似于大脑神经突触联接的结构进行信息处理的数学模型。在工程与学术界也常直接简称为神经网络或类神经网络。神经网络是一种运算模型,由大量的节点(或称神经元)之间相互联接构成。每个节点代表一种特定的输出函数,称为激励函数。每两个节点间的连接都代表一个对于通过该连接信号的加权值,称之为权重,这相当于人工神经网络的记忆。网络的输出则依网络的连接方式,权重值和激励函数的不同而不同。而网络自身通常都是对自然界某种算法或者函数的逼近,也可能是对一种逻辑策略的表达。

7. 决策树分析 是在已知各种情况发生概率的基础上,通过构成决策树来求取净现值的期望值大于等于零的概率,评价项目风险,判断其可行性的决策分析方法,是直观运用概率分析的一种图解法。由于这种决策分支画成图形很像一棵树的枝干,故称决策树。在机器学习中,决策树是一个预测模型,他代表的是对象属性与对象值之间的一种映射关系。

决策树是数据挖掘分类算法的一个重要方法。在各种分类算法中，决策树是最直观的一种。

四、常用的数据挖掘分析软件

俗话说，"工欲善其事，必先利其器"。随着数据挖掘技术被人们的广泛重视和运用，刺激了数据挖掘软件业的蓬勃发展。据统计，目前约有 50 多种数据挖掘软件问世，在临床研究领域使用最多的数据挖掘软件有 SPSS Clementine、Weka 及 SAS 等，其在数据挖掘算法、可视化程度、软件使用难易程度等方面均有其自身的优缺点。

1. SPSS Clementine　Clementine 是 ISL（Integral Solutions Limited）公司开发的数据挖掘工具平台。1999 年 SPSS 公司收购了 ISL 公司，对 Clementine 产品进行重新整合和开发，现在 Clementine 已经成为 SPSS 公司的又一亮点。作为一个数据挖掘平台，SPSS Clementine 结合商业技术可以快速建立预测性模型，进而应用到商业活动中，帮助人们改进决策过程。强大的数据挖掘功能和显著的投资回报率使得 SPSS Clementine 在业界久负盛誉。同那些仅仅着重于模型的外在表现而忽略了数据挖掘在整个业务流程中的应用价值的其它数据挖掘工具相比，SPSS Clementine 其功能强大的数据挖掘算法，使数据挖掘贯穿业务流程的始终，在缩短投资回报周期的同时极大提高了投资回报率。

网址：http：//spss-clementine.software.informer.com/

2. WEKA　全称为怀卡托智能分析环境（Waikato Environment for Knowledge Analysis，WEKA），是一款免费、非商业化的、基于 JAVA 环境下开源的机器学习和数据挖掘软件。WEKA 也是新西兰的一种鸟名，而 WEKA 的主要开发者来自新西兰。WEKA 是大众化的数据挖掘工作平台，可实现包括数据预处理、分类、回归、聚类、关联、可视化等任务。通过其接口，可在其基础上实现自己的数据挖掘算法。WEKA 系统得到了广泛的认可，被誉为机器学习和数据挖掘历史上的里程碑，是现今最完备的数据挖掘工具之一。

网址：http：//www.cs.waikato.ac.nz/ml/weka

第三节　临床注册登记研究

临床注册研究本质上属于真实世界的研究，是一种以网络数据库为基础的多中心临床研究，有详细的临床资料，采用相似的标准化的数据定义，高质量，兼顾横向研究和纵向研究，是近期国内外学术界兴起的一种新的临床研究形式。有效地收集高质量的临床数据、追踪病人的长期治疗、作为科学发现的源泉、

☆☆☆☆

促进新的证据转化为治疗常规。

一、临床注册研究兴起的背景

1. 回顾临床病例研究的不足　包括病例对照研究、病例系列研究、历史性队列研究等。这些研究在资料产生和记录阶段缺乏事先的设计，所以经常会出现关键信息的缺失导致病例无法纳入分析，其它非关键信息不完整、不规范等现象非常常见，而且回顾性研究的回忆性偏倚无法控制。

2. 随机对照试验的不足　随机对照试验是作为金标准的，用于评价干预措施有效性和安全性的研究设计类型。但是它的设计过于严格、病例入选有严格的诊断标准、纳入标准和排除标准，研究结果的外推存在问题。不良事件、不良反应的观察仅局限在很小范围内。而且随机对照试验多用于治疗性研究，病因学和诊断性研究等不适用，应用范围有局限性。

3. 循证医学的不足　循证医学的结果可靠吗？数据的质量有保证吗？非随机对照试验情况下有好的分析方法吗？循证医学结果适用于我的病人吗？显然，基于传统研究模式的 Meta 分析结果基于典型病人，原始研究的数据质量不能得到保证。我们应用于实践的证据可能并不是真正来自于实践。

二、临床注册研究的特点

1. 由临床科学家发起，以学科建设和学科发展为导向，以推动临床研究为主要目标，兼顾规范临床行为，提高医疗质量和医疗安全的任务。

2. 强调顶层设计的重要性。依据临床研究规律，站在临床学科今后几十年发展的高度，规划并设计临床注册研究的总体方案和实施方案，同时要兼顾可行性和可持续发展。

3. 临床注册研究平台在疑难重症和少见病范围内选择合适的单病种，作为平台设计的基础。目标是与大型医院的主要任务对接，解决这类疾病样本量不足限制临床研究的瓶颈问题。

4. 临床注册研究采用多目标、多任务、多中心研究的设计方案。这样的研究方案与目前单一目标的临床研究方案完全不同，有很强的挑战性，需要研究，是临床研究方法学创新的机遇。

三、临床注册研究的设计要点

1. 多目标、多任务的顶层设计　临床注册研究立足于真实临床环境下的研究，所以研究目标和任务并不单一。需要组织临床学科梳理本学科长期研究的目标任务，把握学科发展的方向和趋势，将研究方案的设计规划与学科建设的长期发展目标结合起来，进行多目标、多任务的顶层设计。

2. 搭建网络数据库　网络数据库是临床注册研究实施的关键技术。根据多目标、多任务的顶层设计数据采集需要，搭建网络数据库平台，包括必要的硬件和软件系统。网络数据库可以自行开发，也有现成的软件平台可以自行定制。有条件的，可以实现网络数据库与临床工作平台的合理对接。

3. 标准化、规范化　包括疾病、症状、体征等的定义，检验、操作的标准化和规范化等。多中心临床研究要求临床信息收集者、临床工作执行者对疾病和各种临床表现的定义统一，临床样本留取方法的规范统一，检验方法和检验结果的报告标准化。

4. 质量控制　临床注册研究涉及中心多，研究时间跨度大，对临床注册研究的内部和外部质量控制都提出了大量的挑战。各中心研究者必须接受质量控制，实时上传临床资料，利用网络数据软件的质量控制功能辅助监查作用。

5. 利益共享与利益分配　注册研究参加的中心和研究者众多，如何平衡各方利益，调动积极性，直接影响临床注册研究的质量，及项目能否持续稳定运行。

四、临床注册登记研究的数据分析

临床注册研究不仅自身收集了非常丰富的标准化、规范化研究数据，还可以结合医疗支出数据、器械药品数据、生物标记物数据，以及长期预后数据进行海量数据的挖掘分析。临床注册研究本质上属于观察性研究。

统计分析是整个研究工作成果的产出环节，方法是否正确、分析是否充分是关系到产出大小的关键。统计分析基于数据特征和研究目的，主要内容包括以下三个方面：统计学描述、统计学检验或可信区间，以及多因素分析。

1. 统计学描述　是根据数据的本身性质进行对数据特征的描述，是数据分析的基础。统计学描述难度较低，但要特别注意规范的问题。一般的规范是，符合正态分布的计量资料的统计学描述采用：例数（N）、均数（$\bar{x}$）、标准差（s）、最小值（Min）和最大值（Max）；非正态分布的计量资料的统计学描述采用：例数（N）、中位数（M）、四分位数（Q_L、Q_U）、最小值（Min）和最大值（Max）；计数资料的统计学描述采用：例数（n）、百分比（%）。

2. 统计学检验或可信区间　统计学检验，即进行组间比较或与特定参照物比较，是检验数值差异是否有统计学意义的方法。统计学检验的关键是方法正确，并尽可能多的发掘分析的主题。统计学意义检验可采用三种方法：单组值95% 可信区间计算及与目标值的比较；构建比较组进行组间比较，根据不同资料特征采用 t 检验、方差分析、卡方检验、秩和检验等方法；评价组间的均衡性，采用多因素的分析方法校正混杂因素的影响。

（1）单组值95% 可信区间计算及与目标值的比较：通过计算临床注册研究样本的统计量来推断总体的特征。样本的统计量存在抽样误差，抽样误差的大

☆ ☆ ☆ ☆

小可通过计算 95% 可信区间来表示。第一个方法是可信区间法：看目标值是否在单组值的 95% 可信区间内，来判断是否有统计学意义。第二个方法是检验法：计数资料采用样本率与总体率比较的方法；计量资料采用单样本的 t 检验进行分析。

（2）构建比较组进行比较：组间比较体现了科研设计一个最重要的对照原则。临床注册研究没有初始的组别设计，必须结合研究目的构建比较组，形成组间比较。构建比较组的方法有：利用已有的分组资料、将待研究的连续型资料转化为分组资料、采用综合标准定义组别。如果构建的是两个组别，比较的效应指标是正态分布的计量资料（如年龄、评价分值等）时，采用 t 检验。若是两个组别非正态分布的计量资料（如病程）的比较，则应采用非参数检验（秩和检验）。如果构建的组别是三个或以上，比较的效应指标是正态分布的计量资料（如年龄、评价分值等）时，采用方差分析。若是三个或以上组别非正态分布的计量资料（如病程）的比较，则应采用秩和检验。如果构建的是两个或多个组别，比较的效应指标是两分类或无序多分类资料，则应采用卡方检验。如果构建的是两个或多个组别，比较的效应指标是有序多分类资料（等级资料）时，应采用秩和检验。

3. 多因素分析　由于临床注册研究本质上是观察性研究，在构建对比组时，容易会出现组间的基线不均衡（即组间不可比），若效应指标是计量资料，可将不可比的变量作为协变量，进行协方差分析，以校正这种偏倚。若效应指标是分类资料时，可将不可比的变量作为协变量，进行 CMH 卡方检验，以校正这种偏倚。还可以采用 logistic 回归分析（根据因变量的数据特征可分为二分类、无序多分类、有序多分类三种）进行多因素分析，校正混杂因素的影响。

第四节　真实世界研究的循证医学证据等级

一、医学研究证据的不足现状

有学者对重症医学领域的临床诊疗指南进行系统调查研究发先：只有约 9% 的临床诊疗决策证据是来自于基于随机对照试验（RCT）的高质量证据，而剩下的约 91% 的临床决策基于观察性研究或者专家共识，这种现象在临床医学各学科领域是普遍的现象。另有学者对临床决策过程中的临床问题进行研究发现：在实际的临床决策中，常有新的临床问题被提出，而回答这些问题大多缺乏较高等级的循证医学证据。由于 RCT 在循证医学证据体系中具有最高的地位，中医药领域不断有高质量的 RCT 出现，比如针灸，但显然还远远跟不上临床实践的需要。RCT 证据的稀缺所带来的临床决策高质量证据不足，给临床的实践带

☆　☆　☆　☆

来了困惑，这种困惑在中医药领域尤其明显。中医药临床实践的个体化诊疗特征更多的适合采用基于临床诊疗大数据的研究，也产生了一大批真实世界研究的证据。由此，我们是否可以将目光投向我们临床实践中源源不断的诊疗大数据资源，基于诊疗大数据的临床研究是否也有可能产生高质量的循证医学证据呢？

二、基于诊疗大数据研究的一般特征

从病人进入临床诊疗的第一时间，医院的信息系统就开始记录病人的各种信息，并由此积淀成庞大的医院日常诊疗数据库，这些诊疗数据资源就成了临床研究的潜在资源。

1. 诊疗大数据可用资源多，满足开展临床研究要求　临床研究是以人（尤其是病人）为研究对象的一类医学研究。诊疗大数据包含了临床研究的三大基本要素的全部内容，如：病人人口学等一般资料、临床诊断信息、住院费用信息等；入出院及病程过程：病人诊治经过、病情变化情况等；检查资料：CT、超声、病理等医技检查资料，体温、体格检查等常规检查资料；检验信息：血液、大小便等常规、免疫、生化、标志物等化验指标；医嘱：手术、操作、药物等治疗干预措施资料。以病人为主线的临床数据不仅种类丰富，而且具有较好的时间序列特征，病人的各类检查、检验、治疗和病情变化信息具有多时点的重复测量信息。这些特征给临床研究的选题和深入分析带来了无限可能。

2. 诊疗大数据的数据质量有待提高，必须进行二次科学性设计　临床研究需要遵循一定的科学性原则，以保证利用临床数据来回答的科研假说是可靠的，偏倚是尽可能少的。但是诊疗大数据来源于医疗的实际过程，资料记录的要求与临床研究的规范数据要求之间还有一定差距，如数据的完整性、结构化等没有得到严格控制、诊疗人群的代表性差、非结构化资料的大量存在影响可分析性等。此外，医院诊疗大数据一般以纵向格式存储，所以在被分析利用前必须要经过数据格式的纵横转置过程，才能被分析利用等。为保证研究结论的可靠性，需要遵循研究设计的科学性原则。一般来讲，科学性原则遵循得越多，研究的偏倚越小。为使医院诊疗大数据资料能很好地成为高质量的临床研究资料，需要有针对性地进行研究对象的限定、筛选、匹配，进一步从其他途径进行补充收集资料，对资料进行二次结构化和纵横转置等措施。

3. 基于诊疗大数据研究的常用方法　由于基于诊疗大数据的研究通常不具备人为设置干预方法的情形，因此以观察性研究为主，如队列研究、历史性对照研究、病例对照研究、病例系列研究、横断面研究等。从数据分析方法的角度来看，既有经典统计方法，更多的是以数据挖掘技术为主导的挖掘分析方法，如关联规则、聚类分析、因子分析、判别分析、遗传算法等。数据挖掘分析方

☆☆ ☆ ☆

法帮助从显性的数据中挖掘出隐性的知识，是发现规律的过程，而基于假设检验的经典统计是验证假设的过程，二者具有本质的区别。数据挖掘分析方法算法复杂，对计算机的依赖程度高，但由此产生的临床研究结果，其循证医学证据等级不一定高。

三、基于诊疗大数据的研究循证医学证据等级辨析

1. 科学性原则辨析 临床研究设计的基本原则是伦理原则和科学性原则，科学性原则又分为对照、均衡、随机、重复和盲法原则。这些原则是保证临床研究结果能无偏的回答科研假说的关键。但是，不是所有的研究设计都能满足这些原则，研究者在设计一个研究时，只能根据实际的可行性，在一定的条件下，尽可能多的满足这些原则。而科学性原则满足的多少直接关系到循证医学证据等级的评价。基于诊疗大数据的研究可以根据研究的需要，根据某种特征进行分类形成对照，如队列研究、历史对照研究、病例对照研究等研究设计。但是这种自然特征形成的对照，组间的均衡可比性就会存在问题，因此存在偏倚，所以需要通过其他途径（如配对、配伍、倾向性评分等设计方法，多元回归、分层分析等统计分析方法）来部分实现均衡性。重复原则包括两层含义：结果的可重复性和足够的样本量，基于诊疗大数据的研究都可以满足。盲法原则是避免主观因素对结果的影响，基于诊疗大数据的研究其数据资源来自于日常的诊疗工作，数据产生之时没有任何的科研假说，因此医师与病人在主观上没有倾向性，盲法虽未专门设置，实际上具有更好的真实性。总之，基于诊疗大数据的研究虽然缺少了随机和盲法两大原则，但这两大科学性原则所要实现的目标（随机实现组间均衡、盲法消除主观因素），都在一定程度上可以达到，因此科学性是可接受的。

2. 研究设计方案辨析 基于诊疗大数据的研究，多数是以数据分析方法作为研究的关键特征。但是在循证医学证据等级的识别体系中，必须落实到具体的研究设计方案上来。基于诊疗大数据的研究资料来源于已经发生的诊疗数据，关联规则分析的是两个并列变量同时出现的情况，因此本质上是属于横断面研究设计；决策树、判别分析是建立多个决策变量与决策分类之间的量化关系，所以本质上还是横断面研究，如果有时间的先后，则可能是病例对照研究；聚类分析、因子分析等也是一样。总之，单纯以现有的资料，利用数据挖掘分析的方法建立决策模型，这一研究过程，可以被确立为横断面研究或者病例对照研究，显然证据等级并不高。由数据挖掘分析方法建立的决策模型是否可靠、是否具有较好的外推性，需要进一步研究，可以通过验证来实现。模型验证包括内部验证和外部验证两种。内部验证是指验证数据与模型建立数据采用同一批数据，数据的一部分用于构建决策模型，预留出的另一部分数据用于代入决

策模型进行预测，将预测结果与实际结果进行比对，分析其一致性，从而评价模型的可靠性。外部验证是指验证数据来源于与构建模型不同的数据，以前瞻性继续收集数据为主。我们可以发现，实际上内部验证可以确认为是历史性队列研究、外部验证是前瞻性队列研究。由此，基于诊疗大数据的研究如果能在数据挖掘分析的同时再能增加模型的验证工作，就有可能将研究的证据提升到队列研究水平。

四、真实世界研究循证医学证据等级提升策略思考

在全世界范围内，使用最多的循证医学证据等级评价体系是 GRADE 证据质量分级体系。GRADE 分级既关注研究的设计方案（RCT 高于观察性研究设计），又关注研究本身的质量。质量不高的 RCT 可以降级为中级证据，甚至低级证据。良好质量的观察性研究也可以升级为高级证据。这个规则给基于诊疗大数据的研究带来了成为高质量证据的机会。在 GRADE 中，可能增加证据质量的因素有三项：效应值很大、可能的混杂因素会降低疗效、剂量 - 效应关系。在没有降低证据质量因素的前提下，假如能满足两个增加质量的因素，则可能成为高质量的证据。效应值很大是指研究获得的 RR 值或 OR 值很大，不可能由随机误差造成；可能的混杂因素会降低疗效是指研究设计中考虑了很多混杂因素，并通过多元统计方法进行了校正，使结果的偏倚更小了；剂量 - 效应关系则是要求在研究的具体数据中能反映出消长规律。由于诊疗大数据的资源丰富，样本量大、可利用的变量多，因此后两项的要求是可以在研究设计时充分考虑进去的，第一项则跟实际的真实效应有关，可以通过优选效应值大的指标作为主要指标来增大获得大效应值的机会。综上所述，基于诊疗大数据的研究，完全有机会成为高质量的循证医学证据。

诊疗大数据是临床真实诊治过程的完整体现，具有较好的外部真实性，但因存在缺少随机、盲法等科学性原则，使其内部真实性相对较低。提高基于诊疗大数据研究的内部真实性是研究设计的关键点。医院诊疗大数据正以前所未有的速度被加快开发利用，尤其是中医药领域被认为是更适合基于诊疗大数据开展研究的领域。我们一方面不能盲目夸大诊疗大数据的作用，以严谨的科学作风，采用正确的研究设计和数据分析方法，谨慎地用于临床研究；另一方面更要以提高循证医学证据水平的思维去强化研究设计，提升研究方案，在 GRADE 证据体系下进一步强化质量提升因素的设计和分析，有效提高证据质量水平，真正实现既有研究的大量产出，又有产出质量的保证。相信在循证医学证据意识思维下，基于诊疗大数据的研究一定能缓解目前中医药临床实践中高质量证据不足的困境，推出更多与世界接轨，被世界认可的研究成果。

☆ ☆ ☆ ☆

本章案例思考题

案例 10-1

【案例描述】 静脉血栓栓塞（VTE）是全髋关节置换术（THA）后常见并发症，严重时危及生命。根据外科疗效改进计划（SCIP）指南，低分子肝素（LMWH）、华法林、磺达肝癸钠和利伐沙班等均被批准用于 THA 术后预防。理想情况下，最好的预防剂不仅能有效预防 VTE 事件，还能限制出血和感染等术后并发症的发生。为此，Agaba P 教授等进行了一项研究，比较接受不同药物进行预防 VTE 的 THA 病人术后并发症情况。具体研究方法如下：根据国际疾病分类手术码（ICD-9-CM）标准确定 2007 年 1 月—2016 年 4 月医保数据库中行 THA 的病人，并排除具有 VTE 病史的病人，共计 72760 例。其中有25966 例病人在术后 30d 内接受了 VTE 预防用药，根据使用预防药物的不同进一步分为 6 个组：阿司匹林组、依诺肝素组、华法林组、阿哌沙班组、磺达肝癸钠组和利伐沙班组。统计术后 30d 和 90d 并发症发生情况（包括：血肿、出血、肺栓塞、VTE、假体感染等）。

【案例分析】 该研究案例最有可能采用的研究设计是什么？请结合案例情况，具体描述该研究设计的三大基本要素。

案例 10-2

【案例描述】 健康生活方式对结直肠癌（CRC）发生风险的影响尚不清楚。因此，研究人员旨在开发健康的生活方式评分，以评估健康生活方式是否可以降低 CRC 发生的风险。研究人员从德国健康数据库中收集所需数据，检验健康生活方式评分与 CRC 发生风险的关联（5 种生活方式因素：吸烟，饮酒，饮食，身体活动和身体肥胖）。在本项研究中，研究人员调查了 4092 名CRC 病人和 3032 名没有 CRC 的病人。在调整后的模型中，与只拥有 0 或 1 个健康生活方式因素的参与者相比，拥有 2 个健康生活方式因素的参与者 CRC发生风险降低（OR=0.85；95%CI 0.67 ～ 1.06），拥有 3 个健康生活方式因素的参与者（OR=0.62；95%CI 0.50 ～ 0.77），拥有 4 个健康生活方式因素的参与者（OR=0.53；95%CI 0.42 ～ 0.66）或拥有 5 个健康生活方式因素的参与者（OR=0.33；95%CI 0.26 ～ 0.43）。健康生活方式因素越多使 CRC 的风险越来越低。

【案例分析】 该研究所采用的研究设计方法是什么？请结合案例具体描述该研究设计方法的三大基本要素。该研究遵循的科学性原则有哪些？

☆ ☆ ☆ ☆

案例 10-3

【案例描述】 糖化血红蛋白(HbA1c)一直以来被认为是糖尿病病人近 2～3 个月血糖水平控制好坏的判断指标，高 HbA1c 往往提示病人血糖控制不佳，极有可能发生糖尿病并发症。然而，来自西班牙圣地亚哥大学医院临床生化实验室的 Segade 教授等进行了一项大规模的回顾性研究，提示 HbA1c 与血红蛋白、平均红细胞血红蛋白含量 MCH、平均红细胞体积 MCV 之间存在负相关关系，结果发表在检验领域的顶级杂志 Clinical Chemistry 上。该研究纳入了圣地亚哥大学综合医院 2008—2013 年 21844 名病人。研究发现，HbA1c 水平受 MCH 和 MCV 的影响最大，由于 MCH 和 MCV 的极度差异会导致 HbA1c0.7%～0.8% 的差别。相比于 MCH ≥ 28pg 的病人，MCH ＜ 28pg 的病人 HbA1c 水平显著增高；而 MCH ＞ 32pg 的病人则比 MCH ≤ 32pg 病人的 HbA1c 明显降低。研究提示，今后在解释 HbA1c 结果时，不管是出于诊断或者健康管理的目的，可能都需要结合 MCH 的结果来评价，不能够忽视 MCH 对 HbA1c 的影响，或许可以根据不同的 MCH 范围制定相应的 HbA1c 阈值。

【案例分析】 请设计一个"根据不同的 MCH 范围制定相应的 HbA1c 阈值"的研究包括研究设计的基本原理、基本流程和关键的统计方法。

第 11 章
系统评价与 Meta 分析

第一节 系统评价与 Meta 分析的概念

一、系统评价的概念

1. 系统评价的定义 系统评价（Systematic Review）是一种严格的评价文献的方法，它针对某一个具体的临床问题，采用临床流行病学减少偏倚和随机误差的原则和方法，系统、全面地收集全世界所有已发表或未发表的临床研究结果，筛选出符合质量标准的文献，进行定量合成，获得较为可靠的结论。

2. 系统评价的特征

（1）清楚地表明题目和目的；

（2）采用综合检索策略；

（3）明确的研究入选和排除标准；

（4）列出所有入选的研究；

（5）清楚地表达每个入选研究的特点并对它们的方法学质量进行分析；

（6）阐明所有排除的研究的原因；

（7）使用 Meta 分析合并合格的研究的结果；

（8）对合并的结果进行敏感性分析；

（9）采用统一的格式报告研究结果。

3. 传统综述和系统评价的区别 见表 11-1。

表 11-1 传统综述和系统评价的区别

特征	传统综述	系统评价
研究问题	涉及范围广泛	常集中于某一问题
文献来源	不全面	明确，常为多渠道
检索方法	常未说明	有明确检索策略
文献选择	有潜在偏倚	有明确入选/排除标准

续表

特征	传统综述	系统评价
文献评价	方法不统一	有严格评价方法
结果合成	定性	定量 / 定性
结论推断	有时遵循研究依据	大多遵循研究依据
结果更新	不定期更新	依据新试验定期更新

二、Meta 分析的概念

1. Meta 分析的定义　Meta 分析是对相同主题的一组同质性符合要求的文章量化分析，是对以往的研究结果进行系统定量的综合的统计学方法，是以同一主题的多项独立研究的结果为研究对象，在严格设计的基础上，运用适当的统计学方法对多个研究结果进行系统、客观、定量的综合分析。中文译名：荟萃分析，汇总分析、元分析、集成分析、二次分析、衍生分析等。

随着循证医学的兴起和发展，越来越多的临床流行病学家和统计学家不再将 Meta 分析简单地局限为一种统计学方法，而是将其定义为汇总多个同类研究结果，并对研究效应进行定量合并的分析研究过程，是一种定量的系统评价。

2. Meta 分析的起源　Meta 分析是 1976 年由心理学家 Glass 首次提出的统计学方法，并首次将其运用于教育学研究领域中对多个研究结果的综合定量。后来，这一研究方法被应用于医学领域，并日益受到重视。Meta 分析的基础是建立在全面、系统的对文献研究质量评价上，因此，学术界也把对于医学文献全面系统的评价称之为"系统分析"，当应用特定的统计方法定量地进行系统分析时称之为 Meta 分析。20 世纪 80 年代之后，Meta 分析逐步被引入临床随机对照试验，Meta 分析取得一大批成果并作为可靠的证据，使循证医学有证可循。

3. Meta 分析的目的

（1）增加统计学检验效能：通过综合同类主题中多个小样本研究结果，能达到增大样本量和提高检验效能的目的。

（2）定量估计研究效应的平均水平：当多个同类研究结果在程度和方向上不一致时，通过 Meta 分析可得到研究效应的平均水平，对有争议甚至相互矛盾的研究结果得出一个较明确的结论，而且使效应估计的有效范围更精确。

（3）评价研究结果的不一致性：由于纳入研究的水平、对象、试验条件和样本含量等不同，多个同类研究的结果可能存在差异。通过 Meta 分析可以发现单个研究中存在的不确定性，考察研究间异质性的来源，估计可能存在的偏倚。

（4）探索新的假说和研究思路：通过 Meta 分析可以探讨单个研究未阐明的某些问题，发现以往研究的不足之处，从而提出新的研究假说和研究方向。

三、Meta 分析的常见类型

根据研究的设计类型及研究数据的类型，系统评价（SR）可以分为：定量 SR/ 定性 SR、累积性 SR、IPD/APD、Methodology review、Overview of reviews、干预研究 SR、诊断试验准确性 SR、Network Meta 分析、频率 Meta 分析、生存资料 Meta 分析等。

1. 常规 Meta 分析　主要基于有对照组的直接比较的研究，最常见的是基于 RCT 的干预性 Meta 分析、基于队列研究和病例对照研究的病因和预后研究的 Meta 分析。这种类型是 Meta 分析最主要的类型，其基于的原始研究是有对照的临床研究，效应指标可以是率指标，也可以是计量资料指标。

2. 单组率的 Meta 分析　是一种只提供了一组人群的总人数和事件发生人数的分析，多为患病率、检出率、知晓率、病死率、感染率等的调查，其基于的原始研究为横断面研究。

3. 累积 Meta 分析　是指将研究资料作为一个连续的统一体，按研究开展的时间顺序及时将新出现的研究纳入原有 Meta 分析的一种方法。因此，Meta 分析每次研究加入后均重复一次 Meta 分析，可以反映研究结果的动态变化趋势及各研究对结果的影响，有助于尽早发现有统计学意义的干预措施。

4. 间接比较的 Meta 分析　在临床实践中，经常会碰到没有直接比较的证据或者需要从众多干预措施中选择对病人最佳的措施。此时，研究者往往会从 RCT 中寻找间接证据，这就形成了间接比较的 Meta 分析。

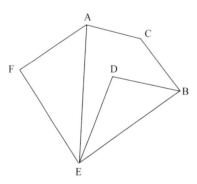

图 11-1　网状 Meta 分析

5. 网状 Meta 分析　由多种干预措施进行比较，综合直接和间接比较的 Meta 分析，为网状 Meta 分析（图 11-1）。

6. 诊断性 Meta 分析　因地区、个体、诊断方法及条件的差异，使得发表的关于同一诊断方法的研究结果存在着不同甚至是矛盾的结果。同时，随着新技术的不断走向临床，选择也愈来愈多。诊断性 Meta 分析是近年来出现的，由诊断试验准确性研究的报告规范（STARD）指导小组和 Cochrane 协作网推荐的一类热门的 Meta 分析方法。

7. 个体数据 Meta 分析　个体数据（individual patient data，IPD）Meta 分析是近年来发展起来的一种特殊类型，不是直接利用已经发表的研究结果总结数据进行 Meta 分析，而是通过从原始研究作者那里获取每个参与者的原始数据，并对这些数据进行 Meta 分析。个体数据 Meta 分析能够最大限度地纳入未发表的试验或灰色数据，能够进行时间 - 事件分析，能够更新长期随访的数据，能够进行更复杂的多变量统计分析。

8. Meta 回归分析　在 Meta 分析时，需分析各研究间的异质性，并对异质性的来源进行探讨，Meta 回归分析可评价研究间异质性的大小及来源。Meta 回归分析是亚组分析的一种扩大，主要通过对多因素的效应量进行联合分析实现，仅当 Meta 分析纳入的研究数量在 10 个以上时才行此分析。

9. 其他类型 Meta 分析　近年来，随着方法学的研究进展及循证实践的实际需求，出现了许多上述未涉及的 Meta 分析，主要有：不良反应的 Meta 分析，卫生经济评价的 Meta 分析，病人报告结局的 Meta 分析，全基因组关联研究的 Meta 分析，Meta 分析的汇总分析等。

第二节　系统评价的一般步骤

开展一个规范的系统评价，一般步骤包括：建立一个规范化的问题、制定纳入研究的标准、检索研究、筛选研究和收集数据、研究质量的严格评阅、分析数据并在可能的情况下进行 Meta 分析、解决报告的偏倚、陈述结果并制作结果摘要表格和解释结果、得出结论九个步骤。

一、建立一个规范化的问题

规范化的临床问题遵循"PICO"原则，具体包括：

P——population/patients（人群 / 病人群）

研究所关心的是哪一类病人群或对象。

I——intervention/exposure（干预 / 暴露）

我们所感兴趣的治疗策略，诊断试验或暴露是什么？如一种药物、食物，外科手术方式，诊断试验或暴露于一种化学物质？

C——comparison or control（比较物或对照）

我们感兴趣的干预措施相比较的对照物、处理策略、试验或暴露是什么？

O——outcome（结果）

病人经干预处理后得到的结果是什么？

二、制定纳入研究的标准

按照 PICO_S 原则制定研究的纳入标准和排除标准，包括：

1. 受试者是什么人？ Participants
2. 干预措施是什么？ Interventions
3. 与干预措施相比较的是什么？ Comparison
4. 临床结局评价指标是什么？ Outcomes

☆ ☆ ☆ ☆

5.研究设计类型是什么？ Setting

三、检索研究

根据纳入排除标准制定相应的检索词和检索策略，利用 Pubmed、Cochrane、EBMbase、OVID、Google、国内全文数据库、报告、会议、摘要等所有可用资源进行全面检索资料。

为便于对所检索研究文献的管理，可借助文献管理软件（如 NoteExpress、EndNote）的功能，实现快速的原文下载和筛选。

四、筛选研究和研究质量的严格评阅

对检索到的研究进行筛选，由两位以上的研究者独立提取相关评价数据，评价研究的合格性，排除不合格的文献。从研究结果的真实性、临床重要性和适用性 3 个方面进行评价。

1.评价病因学／不良反应研究证据的基本原则

（1）研究结果的真实性：研究对象是否明确？除暴露的危险因素或干预措施外，其他重要特征在组间是否可比？测量各组暴露因素／干预措施和临床结局的方法是否一致（结果测量是否客观或采用盲法）？研究对象是否完成了随访期限，随访时间是否足够长？研究结果是否符合病因的条件（结果时相关系是否明确、剂量 - 效应关系是否存在、危险因素的消长与疾病或不良反应的消长是否一致、不同研究的结果是否一致、危险因素与疾病或不良反应的关系是否符合生物学规律)？

（2）研究结果的临床重要性：暴露因素与结果之间的联系强度如何？危险度的精确度如何？

（3）研究结果的适用性：你的病人与研究中的研究对象是否存在较大的差异，导致研究结果不能应用？你的病人发生不良反应的危险性如何？从治疗中获得的利益如何？你的病人对治疗措施的期望和选择如何？价值观如何？是否有备选的治疗措施？

2.评价诊断试验研究证据的基本原则

（1）研究结果的真实性：是否将诊断试验与金标准进行独立、盲法比较？研究对象是否包括了各种类型病例？诊断试验的结果是否影响金标准的应用？诊断试验的真实性是否在另一组独立的研究对象中得到证实？

（2）研究结果的重要性：是否计算了似然比或提供了相关数据？

（3）研究结果的适用性：该诊断试验在你的医院是否可用？病人是否能支付？准确度和精确度如何？根据个人经验、患病率、临床实践的数据资料或其他临床研究，是否能判断你的验前概率？研究证据中的研究对象是否与你的病人情况类似？此研究证据是否可能改变你的病人患某种疾病的可能性？根据研究证据提供的试验结果所计算的验后概率是否能够改变你的治疗方案并对病人有益？根据试验结果是否能有助于判断下一步的诊断、治疗决策？你的病人是否愿意进行诊断试验检查？

3. 评价治疗性研究证据的基本原则

（1）研究结果的真实性：研究对象是否随机分配？是否隐藏了随机分配方案？研究对象随访时间是否足够长？所有纳入的研究对象是否均进行了随访？是否根据随机分组的情况对所有病人进行结果分析（是否采用意向分析法分析结果）？是否对病人和医师采用盲法？除试验方案不同外，各组病人接受的其他治疗是否相同？组间基线是否可比？

（2）研究结果的重要性：干预措施的效应如何？效应值的精确性如何？

（3）研究结果的适用性：你的病人是否与研究证据中的研究对象差异较大，导致结果不能应用于你的病人？该治疗方案在你的医院能否实施？你的病人从治疗中获得的利弊如何？你的病人对治疗结果和提供的治疗方案的价值观？

4. 评价预后研究证据的基本原则

（1）研究结果的真实性：研究对象的代表性如何？是否为疾病的早期或同一时期？研究对象的随访时间是否足够长？是否随访了所有纳入的研究对象？是否采用客观的标准和盲法判断结果？如果发现亚组间的预后不同，是否校正了重要的预后因素？

（2）研究结果的重要性：研究结果是否随时间改变？对预后估计的精确性如何？

（3）研究结果的适用性：研究证据中的研究对象是否与你的病人相似？研究结果是否能改变对病人的治疗决策？

五、收集数据

设计数据收集表进行 Meta 分析数据的收集。数据收集表的设计要符合研究目标，兼顾到尽可能多的内容，在正式应用前需要在小范围内试用。不同文献报道的数据格式可能有所不同，需要转换成适合 Meta 分析的格式。

六、分析数据并在可能的情况下进行 Meta 分析

对于不同特征的效应指标，Meta 分析的方法有所不同。

1. 二分类效应指标　从各原始研究中提取出四格表，将四格表数据输入 Meta 分析软件（如 ReMan 软件），对 OR、RR 值进行 Meta 分析，生成同时报告每个研究效应值、效应合并值、效应值可信区间、异质性检验等信息的"森林图"（图 11-2）。

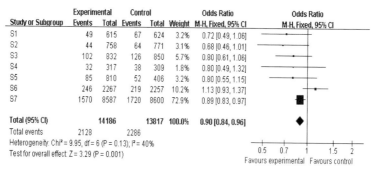

图 11-2　森林图

森林图可直观地显示 Meta 分析的结果。图中水平线代表每个研究的结果，线中间的方块代表研究结果的点估计值，方块的大小代表该研究在 Meta 分析中的权重，方块两边延伸出的直线线宽代表研究结果的可信区间，线段越长可信区间越大，反之亦然；菱形块代表各个研究合并后的效应估计值，菱形的重心是合并效应量的点估计值，宽则为合并效应量的可信区间；垂直线代表"无效应线"，如果一个研究水平线穿过垂直线，表示该研究结果的可信区间包含 0（均数之差）或 1（OR 或 RR），表示该研究的效应量无统计学意义。

2. 连续型变量　从各研究中提取出各组的研究例数、平均值和标准差；正态分布数据进行 Meta 分析是安全的，偏态分布数据需特殊处理；若各研究使用统一的单位或量表，则对平均值差进行 Meta 分析；若各研究的单位或量表不同，则对标准平均值差进行 Meta 分析。通过软件生成同时报告每个研究效应值、效应合并值、效应值可信区间、异质性检验等信息的"森林图"（图 11-3）。

Study	Salt reduction		Control		Weighted mean difference (95% CI random)	Weighted mean difference (95% CI random)
	No	Mean (SD)	No	Mean (SD)		
At 6 to 12 months						
Hypertension prevention trial 1990[12]	165	-35.70 (63.50)	185	-14.80 (67.20)		-20.90 (-34.60 to -7.20)
Sliman 1983[17]	7	-26.40 (30.20)	11	26.40 (39.80)		-52.80 (-85.26 to -20.34)
Trials of hypertension (TOHP) I 1992[10]	228	-55.70 (76.10)	323	2.80 (80.30)		-58.50 (-71.70 to -45.30)
Trials of hypertension (TOHP) II 1997[11]	99	-78.00 (86.20)	101	-27.60 (108.00)		-50.40 (-77.46 to -23.34)
TONE 1996[20]	487	-45.20 (132.00)	488	1.40 (132.00)		-46.60 (-63.17 to -30.03)
Thaler (men) 1982[16]	19	-64.90 (97.90)	17	49.30 (67.70)		-114.20 (-168.73 to -59.67)
Thaler (women) 1982[16]	31	-31.60 (55.10)	18	8.40 (63.00)		-40.00 (-78.67 to -1.33)
Subtotal (95% CI)	1023		1143			-48.94 (-65.42 to -32.46)
Test for heterogeneity χ^2=22.55, df=6, P=0.001						
Test for overall effect z=5.82, P=0.00001						
At 13 to 60 months						
Hypertension prevention trial 1990[12]	143	-16.00 (68.00)	155	0.00 (71.10)		-16.00 (-31.80 to -0.20)
Trials of hypertension (TOHP) I 1992[10]	232	-55.20 (76.90)	330	-11.30 (77.70)		-43.90 (-56.87 to -30.93)
Trials of hypertension (TOHP) II 1997[11]	470	-50.90 (86.30)	482	-10.50 (88.50)		-40.40 (-51.50 to -29.30)
TONE 1996[20]	487	-39.80 (143.00)	488	-0.30 (132.00)		-39.50 (-56.78 to -22.22)
Subtotal (95% CI)	1332		1455			-35.53 (-47.22 to -23.85)
Test for heterogeneity χ^2=8.31, df=3, P=0.04						
Test for overall effect z=5.96, P=0.00001						
Over 60 months						
Trials of hypertension (TOHP) I 1992[10]	54	10.80(61.00)	66	0.30(75.00)		10.50 (-13.83 to 34.83)
Subtotal (95% CI)	54		66			10.50 (-13.83 to 34.83)
Test for heterogeneity χ^2=0, df=0						
Test for overall effect z=0.85, P=0.4						

图 11-3　通过软件生成的森林图

七、解决报告的偏倚

1. 异质性检验 目的是检查各个独立研究的结果是否具有可合并性，包括三个方面：临床异质性，统计学异质性和方法学异质性。Meta 分析首先应当保证临床同质性和方法学同质性。前者指对象特征、诊断、干预、评价结局等，后者指研究设计类型与质量。临床异质性或方法学异质性较大时不能行 Meta 分析，只能进行描述性系统评价或分成亚组消除异质性。解决临床异质性或方法学异质性后再考虑统计学异质性的问题，见图 11-4。

统计学上异质性的检验常采用 Q 检验法，检验结果 $P > 0.1$ 表示为同质性，选用固定效应模型；如果不符合同质性要求，即异质性检验有显著性意义（$P < 0.1$），这时候则需看 I^2 指数。I^2 指数指的是异质性在总体变异中所占的比重。$I^2 < 50\%$ 说明不存在比较明显的异质性，选用随机效应模型。$I^2 > 50\%$ 说明存在比较明显的异质性，建议不要进行 Meta 分析，而是根据试验特征如性别、年龄、病情程度等进行亚组分析、敏感性分析、Meta 回归分析以解释异质性的来源。

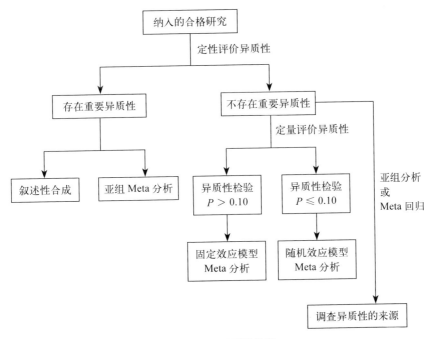

图 11-4 异质性检验

2. 发表偏倚 是指"统计学上有意义"的阳性研究结果较"统计学上没有意义"的阴性研究结果或无效的研究结果更容易被发表。发表偏倚对 Meta 分析结果的真实性和可靠性有很大的影响，特别是当入选 Meta 分析的研究主要是以

☆☆☆☆

小样本研究为主时，发表偏倚常使 Meta 分析的效应合并值被高估，甚至使结论逆转，产生误导，即本来没有统计学意义的 Meta 分析结果变为有统计学意义的结果。发表偏倚可通过漏斗图来进行评价。

　　判断发表偏倚的具体方法是做漏斗图。一项有争议的研究得出来的应是一个倒置的漏斗图（A）；如果有发表偏倚，则图形不对称（B），见图 11-5。RevMan 软件对于发表偏倚的测量只提供定性的绘制漏斗图的功能，通过查看各点是否为分布对称的漏斗来进行判断，往往主观性较强。

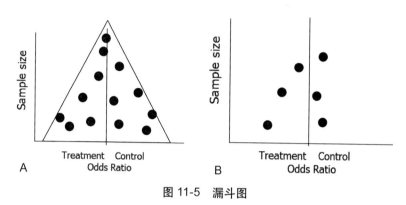

图 11-5　漏斗图

　　3. 敏感性分析　是检查一定假设条件下所获结果的稳定性的方法，其目的是发现影响 Meta 分析研究结果的主要因素，解决不同研究结果的矛盾性，发现不同结论的原因。最常用的方法是分层分析，按 Mental-Haenszel 法进行合并分析，再比较各组及其与合并效应间有无显著性差异。

　　4. Meta 回归　是 Meta 分析中，以研究水平上的协变量解释研究间差异提高估计精度的一种回归模型。Meta 回归模型旨在：找出可以解释研究间异质性的一个或多个基于研究水平的协变量，在调整协变量影响后估计合并效应。Meta 回归充分利用了信息，解释研究间方差，提高可信区间的精度，增大检验效能。

　　Meta 回归的优点：

　　（1）可以估计控制协变量影响后的合并效应尺度，并且找出可以解释研究间异质性的协变量。与单纯的随机效应模型相比，不但充分利用了信息，而且改善了对效应尺度的估计精度，提高了检验效能。

　　（2）线性的、广义线性的、非线性的 Meta 回归模型，几乎涵盖了所有情况。非线性 Meta 回归扩大了传统 Meta 分析及线性 Meta 回归的应用范围。

　　（3）可以建立效应尺度与影响因素间的剂量-反应关系模型。

　　Meta 回归的缺点：

　　（1）Meta 回归只针对研究水平协变量进行分析，未考虑潜在的个体水平变异，容易导致生态学偏倚；如果有原始资料，则分析更细致了。

（2）有些研究中未报道协变量的取值情况，使研究难以开展。

（3）协变量间可能存在高度共线性。

（4）纳入分析的文献数较少或影响因素较多时，可能出现过度拟合现象。

八、陈述结果并制作结果摘要表格

森林图、结果总结表、证据概要表和评价概观表是系统评价的结果报告方式。

Cochrane 协作网提供的 RevMan 软件可以将各个结局的 Meta 分析结果以森林图的形式直观展现，我们可以从中看出某个健康问题的干预措施对某个结局指标是否有效。但评价某个干预措施对某项健康问题是否有效，通常会采用多个不同的结局指标。此时，我们需要将不同结局指标的 Meta 分析结果进行综合，形成一个结果总结报告。

GRADEpro 除了可以生成结果总结报告，还可以生成证据概要表和评价概观表。证据概要表和结果总结表分别服务于不同的目的并为不同使用对象而设。证据概要表提供了系统评价或指南作者所作判断的每个记录。它为系统评价作者、结果总结表制作者及那些质疑评价质量的人而准备，有助于结果总结表制作者确保其所作出的判断系统透明，同时允许其他人来检查那些判断。指南制定委员会成员应使用证据概要表来确保他们对那些作为质量评价基础的判断达成一致意见，并建立起记录于结果总结表中的相关判断。

结果总结表针对的对象更广，包括系统评价及指南的终端用户。它为决策者提供了其所需关键信据概要表和结果总结表的制作过程更容易息的简明总结，对指南而言，则提供了推荐意见所基于关键信息的总结。

九、解释结果，得出结论

1. 结果解释主要考虑的六个方面

（1）考虑研究的局限性：如文献检索的局限性、文献的发表偏倚等。

（2）考虑证据强度：根据研究结果效应值的情况评价效应的大小；根据可信区间评价结果的稳定性；同时还可以比较其它综述的情况。

（3）考虑可应用性：考虑系统评价结果的外延性，即研究结果还适合于哪些病人；对治疗的具体描述，因需考虑应用这个治疗以服务临床。

（4）利弊权衡：同时对有效性和安全性两个方面进行权衡。

（5）考虑经济学评价：考虑不同方案的经济性，临床应用的可支付性，相对于其它治疗来说，经济学上的优势。

（6）考虑进一步研究：目前的研究是否解决了所有的问题？是否还需要进一步研究来明确答案？

2. Meta 分析后证据等级判断的 GRADE 标准 2000 年，针对现存证据分级与推荐意见标准的不足，包括 WHO 在内 19 个国家和国际组织共同成立"推荐分级的评估、制定与评价"（Grades of Recommendations Assessment, Development and Evaluation，简称 GRADE）工作组。该工作组由 67 名临床指南专家、循证医学专家、各权威标准的主要制定者及证据研究者通力协作，制定出国际统一的证据质量分级和推荐强度标准，并于 2004 年正式推出。GRADE 代表了当前对研究证据进行分类分级的国际最高水平，成为证据发展史上的里程碑。WHO、Cochrane 协作网和 NICE 等全世界 60 多个重要组织采纳了 GRADE 方法。

（1）GRADE 标准的优势：①由一个具有广泛代表性的国际指南制定小组制定；②明确界定了证据质量和推荐强度；③清楚评价了不同治疗方案的重要结局；④对不同级别证据的升级与降级有明确、综合的标准；⑤从证据到推荐全过程透明；⑥明确承认价值观和意愿；⑦就推荐意见的强弱，分别从临床医师、病人、政策制定者角度做了明确实用的诠释；⑧适用于制作系统评价、卫生技术评估及指南。

（2）GRADE 标准的应用领域：最成熟的应用领域是干预性研究系统评价和治疗性临床实践指南，其升降级因素也主要围绕该领域展开，GRADEpro 软件也是针对干预性研究而开发的；目前正在完善其在诊断性研究系统评价和诊断性临床实践指南中的应用；与此同时，在病因研究、预后研究和成本 - 效果研究领域的应用也展开了积极的探索。

（3）GRADE 标准的推荐强度：GRADE 系统将推荐意见分为"强""弱"两级（虽然指南小组更倾向用"条件性"或"酌情处理"代替弱推荐）。当明确显示干预措施利大于弊或弊大于利时，指南小组将其列为强推荐。当利弊不确定或无论质量高低的证据均显示利弊相当时，则视为弱推荐。

决定推荐强度的四个关键因素是：①决定推荐强度的第一个关键因素是在充分权衡不同治疗方案利弊基础上的利弊平衡，对利弊相当的方案，应为弱推荐。②决定推荐强度的第二个关键因素是证据质量。当一项干预措施的利弊大小不确定时，作为强推荐去支持或反对某个方案会出问题，这时候就需要看证据质量。③决定推荐强度的第三个关键因素是病人价值观和意愿的不确定或多变性。④决定推荐强度的最后一个关键因素是费用。尽管一个很好的治疗方案可能因其高成本而使其成为强推荐的可能性降低，但决定性的因素是推荐方案的实际使用条件。

（4）GRADE 标准的证据等级：为达到透明和简化的目标，GRADE 系统将证据质量分为高、中、低、极低 4 级（表 11-2）。一些使用 GRADE 系统的组织甚至把低和极低归为一级。

表 11-2 GRADE 证据等级的判断

证据级别	具体描述	研究类型	总分	表达符合 / 字母
高级证据	我们非常确信真实的效应值接近效应估计值	● RCT ● 质量升高二级的观察性研究	≥ 0 分	⊕⊕⊕⊕ /A
中级证据	对效应估计值我们有中等程度的信心：真实值有可能接近估计值，但仍存在二者大小不同的可能性	● 质量降低一级的RCT ● 质量升高二级的观察性研究	-1 分	⊕⊕⊕○ /B
低级证据	我们对效应估计值的确信程度有限：真实值可能与估计值大小不同	● 质量降低二级的RCT ● 观察性研究	-2 分	⊕⊕○○ /C
极低级证据	我们对效应估计值几乎没有信心：真实值很可能与估计值大不相同	● 质量降低三级的RCT ● 质量降低一级的观察性研究 ● 系列病例观察 ● 个案报道	≤ -3 分	⊕○○○ /D

并非所有分级系统都能从推荐强度中鉴别出证据的级别，不能达此目的的分级系统不仅不能实现分级推荐的目的，反而可能引起混淆。高质量证据不一定意味着强推荐，低质量证据反倒可以是强推荐。

（5）GRADE 降低证据级别的情况

● 偏倚风险：

① RCT：无隐蔽分组：招募受试者的人知道下一位受试者将被分到哪一组（按星期几、出生日期或图表编号等来分配的"假"或"半"随机试验）；未设盲：病人、照护者、记录结果者、裁定结果或数据分析者，知道病人分配到哪一组（特别是结局指标为主观性指标且对其的评估极易受偏倚影响时）；不完整报告病人和结局事件：未报告失访情况，失访过多和未遵从意向性治疗原则；选择性结果报告偏倚：观察到疗效就过早终止试验，或未报道结果（通常是未观察到疗效的一些研究）；使用未经检验的结果测量方法：如病人报告的结果。

②观察性研究：未能制定和使用合理的入选标准（对照人群的纳入）：病例对照研究中匹配不足或匹配过度；队列研究中从不同的人群中选择暴露组和非暴露组；暴露和结局测量存在缺陷；未能充分控制混杂因素；随访不完整。

● 不一致性：在做系统评价时发现不同研究间干预效应的大小不同，对其

☆ ☆ ☆ ☆

可能的解释是：

①人群（如药物对重症人群疗效可能相对显著）。

②干预措施（如较高药物剂量会使疗效更显著）。

③结局指标（如随访时间推移疗效降低）。

如果这三类中任意一项提供解释，则需要提供不同病人人群、干预措施和结局指标的不同效应估计。临床指南小组专家则可能对不同病人人群和干预措施提出不同的推荐意见。如果效应尺度变异（异质性）很大且无法解释，应降低证据质量级别！

● 间接性：

① Population/patients：病人可能与我们关注的病人不同。

② Interventions：所检验的干预措施可能与我们关注的干预措施不同。

③ Outcome：结果可能有别于最初设定的结局指标。

④ Indirect comparisons。通常，基于替代结果的证据应降低证据级别，而其他类型的间接性将需要进行更仔细的判断。

● 不精确性：当研究纳入的病人和观察事件相对较少而致可信区间较宽时，指南小组将降低该研究的证据质量。

● 发表偏倚：发表偏倚可能较常见，尤其是厂商资助的研究。提示要审慎看待早期结果，对样本量小而发生事件数少的研究时当慎之又慎。GRADE 建议，如怀疑有发表偏倚，最多将证据质量降低 1 级（而非 2 级）。

（6）GRADE 升高证据级别的情况（表 11-3）

①存在很大的效应量：危险度 RR=2 ～ 5 或者 0.2 ～ 0.5 时且无合理的混杂，效应量大；RR > 5 或 < 0.2 时，且无偏倚风险或精确性（足够窄的可信区间）相关严重问题，效应量非常大。

②有剂量 - 反应关系：药物剂量及其效应大小有明显关联。

③可能的混杂因素会降低疗效。

GRADE 认为升高证据质量不常发生，主要与观察性研究（包括队列、病例对照、前后对照和时间序列研究）及非随机试验或非随机干预性研究有关。

表 11-3　GRADE 升级降级得分表

降级 / 升级因素	表示方法
可能降低证据质量等级的因素	
1. 研究的局限性	
● 严重	减 1 分
● 极其严重	减 2 分

续表

降级 / 升级因素	表示方法
2. 研究结果的不一致	
● 严重	减 1 分
● 极其严重	减 2 分
3. 不能确定是否为直接证据	
● 严重	减 1 分
● 极其严重	减 2 分
4. 精确度不够或可信区间较宽	
● 严重	减 1 分
● 极其严重	减 2 分
5. 存在发表偏倚	
● 严重	减 1 分
● 极其严重	减 2 分
可能增加证据质量等级的因素	
1. 效应值大：2 个或 2 个以上研究的证据一致显示 $RR > 2$ 或 $RR < 0.5$，且几乎无混杂因素	加 1 分
2. 效应值很大：直接证据显示 $RR > 5$ 或 $RR < 0.2$，且不影响其真实性	加 2 分
3. 可能的混杂因素会降低疗效	加 1 分
4. 剂量 - 效应关系：药物剂量及其效应大小有明显关联	加 1 分

第三节　文献检索

一、检索途径

系统评价检索的目的是收集所有发表的和未发表的研究，因此有以下几种方式进行文献的收集：

1. 检索电子数据库：是目前较快、较全和最主要的检索途径。可用于检索的电子文献资源包括文摘数据库、杂志和其他非文摘数据资源、未发表的和正在进行的研究。CENTRAL，MEDLINE， EMBASE 是三个被视为收录临床试验资源最丰富的电子数据库。

（1）文摘数据库：包括考科蓝临床对照试验资料库（CENTRAL）、MEDLINE 和 EMBASE、国家和地区的数据库（CBM）、特定专题数据库（International Pharmaceutical Abstracts）、引文索引数据库（Science Citation Index）、学位论文数据库（Index to Theses in Great Britain and Ireland）、灰色文献数据库（System for Information on Grey Literature）等。

（2）杂志和其他非文摘数据资源：包括全文数据库（ScienceDirect Online；Springer link）、期刊全文电子数据库（Public Library of Science：PLoS）、期刊目录数据库（British Library Direct）、会议摘要（American Society of Clinical Oncology：ASCO）、其他相关研究的综述，指南和参考文献（NICE Clinical Guidelines）、网络搜索（Google Scholar）等。

（3）未发表的和正在进行的研究：包括国家和国际临床试验注册中心（Chinese Clinical Trial Register）、特定专题的临床试验注册中心（Cancer）、制药公司临床试验注册中心（AstraZeneca Clinical Trials web site）、临床试验结果注册中心（Roche Clinical Trials Results Database）等。

2. 查阅相关临床指南、系统评价与原始研究的参考文献。

3. 查阅近期相关会议的文摘：研究表明会议摘要和其他灰色文献占Cochrane 系统评价入选文献的 10%（Mallett，2002）。MEDLINE 不收录所有会议记录的摘要。会议文摘和最终正式发表的文献之间存在差异。相关领域的会议探讨的课题比较相近。

4. 咨询相关领域的专家：通过同行推荐或信访的方式进行咨询。比如给入选研究报告的第一作者或通信作者发信或者 email，给相关领域的专家和临床指南制订委员发函咨询，给相关组织发信求助，如 Cochrane Review Groups 等。

5. 问询医药公司开展的相关研究。

6. 手工检索主要的、相关的专业期刊：手工检索电子数据库没有收录所有的研究报告。即使存在电子数据库中，也可能因没被标注索引而不易检出（尤其是 1991 年以前发表的）。有一些杂志的某些部分（如增刊和通信），没有被MEDLINE 收录，因此手工检索和电子检索相结合是很有必要的。

7. 电子数据库的印刷版本：检索早期印刷版本的索引也许是值得的，尤其是当有早期干预研究被引用时。比如，MEDLINE 和 EMBASE 分别收录了1966 年和 1974 年至今的题录，但是他们的印刷版本 Index Medicus 和 Excerpta Medica 则分别从 1897 年和 1948 年开始。

二、利用 PICO_S 制定检索策略

根据研究目的，利用 PICO_S 制定检索策略，力求做到不漏检，收集到所有相关的发表和未发表的研究。增加检索的查全率必然导致精确度的降低从而检索到更多无关文献，所以制定检索策略时应尽量在查全和查准之间达到平衡。在制定检索策略时，常用到如下检索符：

1. 无限截词符　$，用于词尾。例：Disease$，可查到的资料是：disease，diseases, diseased 等，需注意的是，有些时候会找到不是自己想要的资料。例如：rat$，或许您想找的是：rat 和 rats，不过也会出现 rate、rationalize、ratify……。

2. 有限截词符　$n，用于词尾，替代 n 个字符。例：dog$1 那么会找到 dog 和 dogs，但不会找到 dogm。

3. 强制通配符　#，可以放在查询字词的中间或是后面，例如：wom#n，可查到 woman，women。若将符号 "＃" 用在查询字的后面，如：dog#，则会有 dogs，但是不会查到 dog，有一特别需要注意的地方是在使用 "＃" 时，前面至少要有二个字符才可以查询。

4. 可选通配符　?，用于词中或词尾，替代一个字符，此位置可不出现字符。例：colo?r；就可以查到 color，colour，这个字符对于查询欧美拼写的不同有很大的帮助使用时有一特别需要注意的地方是在使用 "?" 时，前面不能只有一个字符，否则会查询不到的数据。

5. 布林运算符　"or" 指前后两个检索词分别或同时出现于文献中；"and" 指前后两个检索词同时出现于文献中；"not" 指文献中含有前一个检索词，但不含有后一个检索词；AdjN，检索词之间最多允许插入 n-1 个单词，词序可互换；检索词 . 字段名缩写 ./freq=n，限定检索词在指定字段中的出现的次数。例：blood.ti./freq=3。

三、保存题录和筛选文献

将检索到的文献确定输出内容和保存格式，然后输出到文献管理软件（如 Endnote、NoteExpress、Reference Manager 等）。两名以上评价员同时按照研究的纳入和排除标准评价纳入何种设计类型的研究；记录选择研究的过程。利用文献管理软件进行保存题录和筛选文献的过程如下所示：

1. 从 Ovid-MEDLINE 导出题录（图 11-6）

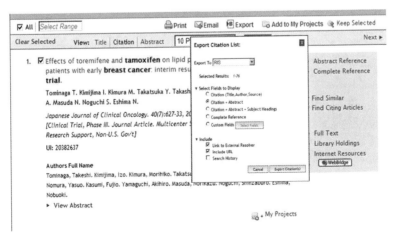

图 11-6　从 Ovid-MEDLINE 导出题录

2. 将题录导入 EndNote（图 11-7）

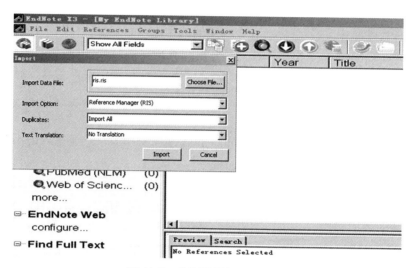

图 11-7　将题录导入 EndNote

3. 在 EndNote 中筛选文献（图 11-8）

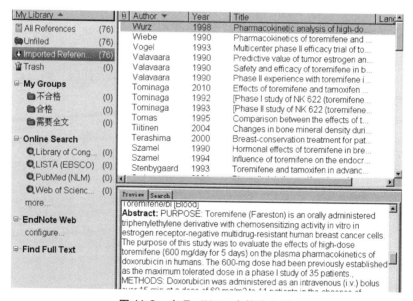

图 11-8　在 EndNote 中筛选文献

四、记录和报告检索过程和结果

1. 需要记录的检索内容包括

（1）被检索数据库的名称（如 MEDLINE）；

（2）所用的检索平台（如 OVID）；

（3）实施检索的时间（月，日，年）；

（4）检索时间范围（何年何月发表的研究）；

（5）所用的检索策略，包括所有的检索词（所有的检索命令行）；

（6）检索策略简单注解（指明哪些命令行是用于查找疾病及干预措施，哪些是用于限定查找研究类型）；

（7）未限定文献语种等。

2. 文献筛选流程图　以流程图的形式记录了从检出的总文献中，因各种原因不断排除文献的过程，见图 11-9。

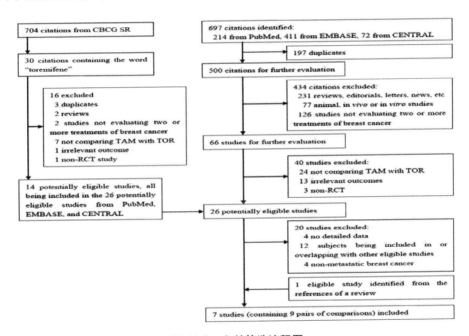

图 11-9　文献筛选流程图

第四节　RevMan 软件使用方法

RevMan 软件是 Cochrane 国际协作网制作和保存 Cochrane 系统评价的一个程序，由北欧 Cochrane 中心制作和更新，是 Cochrane 系统评价的一体化、标准化软件。该软件的主要特点为可制作和保存 Cochrane 系统评价的计划书和全文；可对录入的数据进行 Meta 分析并将森林图的分析结果以图表形式展示；可对 Cochrane 系统评价进行更新。

软件下载地址：http：//ims.cochrane.org/revman/download

☆ ☆ ☆ ☆

一、进入 RevMan

1. 安装完成后，双击可执行文件图标，即进入界面。

2. 新建一个研究，选择研究的类型。研究的类型包括：干预性研究评价、诊断试验评价、方法学评价和同类系统评价 4 大类。

3. 按照"下一步"引导，可按照规范撰写标题和选择"计划书"还是"全文"。

选择"全文"后，进入编辑全文界面。在 RevMan 软件中，提供了系统评价撰写的文章结构规范，可以在软件中完成整篇系统评价的全部内容撰写过程。

二、导入文献

1. 通过文献管理软件整体导入　将经过筛选的需要纳入分析的文献导入软件。事先由 NoteExpress 软件将需要分析的文献形成打包文件。选择菜单："导入"→"参考文献"，自动打开选择 NoteExpress 文献包对话框，找到指定的文件，打开，即导入所要分析的文献。

2. 手动输入方式　点击左栏的"studies and reference"，然后点击右栏的"included studies"下的"Add Study"，出现"新研究向导"对话框，在"Study ID"后面输入文献主要信息：作者和文章发表年度，中间空一格。点击完成后，即出现在"包含的研究"下方。

三、进行 Meta 分析

1. 点击左栏的"数据和分析"，在右栏的"数据和分析"下点击"增加比较"。

2. 按照"新的比较向导"的提示，定义一个名称，然后选择数据的类型。数据类型包括二分类和连续型数值等。

3. 给两个组分别定义组名。

4. 选择输出结果是 OR 值、RR 值，还是 RD 值。

5. 在数据表格处导入待分析的研究。

点击数据表上方的"+"，出现"新研究数据向导"对话框。

选定相关研究，点击完成，即将研究的 ID 导入数据表。

6. 摘取研究中的数据，逐篇填入，系统将自动计算相应的 OR 值、RR 值等，在数据表的右方自动显示"森林图"。

点击数据表上方的森林图图表，则将"森林图"生成到新的窗口，可以后续继续加到文章内，或者复制到其它的文件中。

7. 点击数据表上方的"漏斗图"标记，则自动生成"漏斗图"。

8. 软件还可直接切换 OR 值或者 RR 值，固定效应模型或者随机效应模型，相应的"森林图"也会随之变化。

☆ ☆ ☆ ☆

本章案例思考题

案例 11-1

【案例描述】 胰十二指肠切除术（PD）是治疗胰头部 / 壶腹部肿瘤及癌前病变的首选治疗方法。随着外科学技术的不断提高，手术死亡率已经低于 3%，但并发症发生率达 45%，其中有一个比较特殊的并发症，即新发糖尿病（NODM）。来自荷兰阿姆斯特丹癌症医学中心的 Besse link 教授，针对 PD 术后 NODM 这个问题进行了 Meta 分析，结果发表于近期的 Surgery 上。Meta 分析结果表明，PD 术后 NODM 平均发病率为 16%，其中胰岛素依赖 NODM 为 6%。原发疾病为恶性肿瘤行 PD 术后 NODM 发生率为 22%，而原发疾病为良性病变行 PD 后 NODM 发生率为 9%。

【案例分析】 该 Meta 分析是一项什么类型的 Meta 分析？该 Meta 分析基于的原始研究是什么研究设计类型？

案例 11-2

【案例描述】 慢性肾脏病（CKD）是一项全球公共卫生问题。生活方式改变和药物使用是目前主要的预防和治疗 CKD 的手段。充足的睡眠对于调节身体代谢和不同的生理功能至关重要。许多研究证实睡眠时间过短（< 7h/d）与诸如糖尿病、肥胖、高血压和心血管疾病等多种合并症有关，与死亡率增加有关。然而关于睡眠时间过短是否与蛋白尿（尿蛋白 ≥ 1+ 者被定义为蛋白尿）和 CKD 的风险较高这一点还存在争议。来自美国梅奥诊所肾脏与高血压科的 Wisit 教授等进行了一项 Meta 分析，旨在评估睡眠时间较短对蛋白尿和 CKD 的影响，文章发表于近期的 NDT 杂志上。研究者检索了 MEDLINE，EMBASE 和 Cochrane 数据库，搜索从数据库建立开始直到 2015 年 11 月之间的相关文献。在睡眠时间过短的病人中报道了相对危险度（OR 或 RR）的研究被纳入到 Meta 分析中。所有纳入的研究都是中等到较高质量的研究，NOS 质量评分中位分值 7 分，共纳入了 9 项观察性研究，352 075 名研究对象。研究发现：睡眠时间过短者 CKD 的合并 RR 值是 1.51，睡眠时间过短者蛋白尿的合并 RR 值是 1.47。

【案例分析】 请结合案例具体内容，写出该 Meta 分析的"PICO"。请给本文的 Meta 分析一个合适的标题。

案例 11-3

【案例描述】 阿司匹林最早用于解热镇痛，随后发现可以降低心肌梗死的风险，并对冠心病、脑卒中、结直肠癌有一定预防作用。阿司匹林最常见的副

☆★☆☆

作用包括胃肠道反应、出血，严重的并发症包括胃肠道大出血、脑出血。因此应用阿司匹林的治疗中，对于剂量的把握格外重要。剂量太大，不良反应的发生率会明显增加；而剂量太小，又不能起到足够的预防作用。目前最常用的治疗剂量为 75 ～ 100mg/d。近日美国宾州大学的皮特罗斯威尔教授发布在《柳叶刀》上的一篇 Meta 分析的论文，可能会改变对于阿司匹林的使用习惯。他纳入了 10 项有关阿司匹林治疗组和对照组的大型临床试验，这些试验一共纳入了117 279 名服用阿司匹林的病人及对照者，他同时获取到了所有病人的体重信息及原始数据。研究发现只有在病人体重较轻时（< 70kg）时，低剂量阿司匹林（< 100mg/d）的心血管保护作用才有意义；当病人体重较重（> 90kg）时，高剂量的阿司匹林剂量（> 300mg/d）才能起到保护作用。同样的体重分界线在其他预防治疗中也存在。而对于阿司匹林导致严重大出血来说，这一阈值是90kg，90kg 以上病人严重大出血发生概率减少。

【案例分析】　该 Meta 分析是一项什么类型的 Meta 分析？请结合案例的实际情况，简述该研究的 PICO。

案例 11-4

【案例描述】　慢性肾脏病（CKD）是全球性的公共卫生难题，发病率居高不下，缺乏有效的治疗手段来阻止 CKD 进展到终末期肾脏病（ESRD）。近年来研究发现：年龄、血压、糖尿病、蛋白尿、血脂异常如高载脂蛋白 B 或高密度脂蛋白、吸烟等因素与 CKD 病人肾小球滤过率（GFR）下降有关。然而，即使干预了这些危险因素，进展到 ESRD 的病人数量仍持续增加，因此需要评估新的危险因素。研究发现，CKD 病人尤其是肾衰竭病人大多有高同型半胱氨酸血症（HHcy）的倾向，但目前原因尚不明确，Meta 分析显示中国 HHcy 的整体患病率为 27.5%，在北方地区患病率更高，原因可能是北方地区的饮食摄入叶酸明显低于南方地区。一项纳入了 7 个随机对照试验（共计 3886 个 ESRD 或CKD 病人）的 Meta 分析显示：在常规治疗基础上增加叶酸治疗能使同型半胱氨酸（Hcy）水平下降更多。

慢性肾脏疾病（CKD）常以不成熟血管疾病为特征，部分归因于血管钙化程度增加。由于 CKD 时肾脏排泄功能受损，磷的蓄积导致血管平滑肌细胞转化为成骨细胞。有指南推荐 CKD 病人优先使用非钙磷结合剂治疗，以维持血清磷水平在正常范围内。新西兰奥塔哥大学的 Suetonia C.Palmer 教授等利用 Meta分析，比较了 CKD 病人磷结合剂的使用策略，结果发表在最近的 AJKD 杂志上。本 Meta 分析中纳入了 77 个临床试验（共计 12 562 名病人，均为透析人群），涉及钙结合剂、司维拉姆、镧结合剂、铁结合剂、安慰剂等多种方法之间的相互比较。

【案例分析】　该研究中涉及的三项 Meta 分析分别是什么类型的 Meta 分析?

案例 11-5

【案例描述】　在目前可用的骨质疏松症治疗剂中,医务人员广泛使用了双膦酸盐和地舒单抗。然而,仍然不确定哪种药物治疗更有效。近日,内分泌和代谢性疾病领域权威杂志 *Journal of Clinical Endocrinology & Metabolism* 上发表了一篇研究文章,在低骨密度(BMD)或骨质疏松症病人中,研究人员旨在明确相比于双膦酸盐,使用地舒单抗是否会增加 BMD,并降低骨折风险。研究人员检索了 PubMed、Embase 和 Cochrane 图书馆,截至 2018 年 11 月,并选择了在低 BMD 或骨质疏松症的成年病人中比较地舒单抗与双膦酸盐疗效的随机对照试验。研究人员使用随机效应模型进行分析,确定了 10 个符合条件的试验,共计 5361 名参与者。

【案例分析】　该 Meta 分析是一项什么类型的 Meta 分析? 为什么要使用随机效应模型?

参 考 文 献

[1] 熊宁宁，李昱，王思成，等．伦理委员会制度与操作规范 [M]．北京：科学出版社，2013．

[2] 黄悦勤．临床流行病学 [M]．北京：人民卫生出版社，2008．

[3] 孙振球．医学统计学 [M]．北京：人民卫生出版社，2012．

[4] 刘民．医学科研方法学 [M]．北京：人民卫生出版社，2014．

[5] 刘萍，谢雁鸣．中西医结合临床研究方法学 [M]．北京：人民卫生出版社，2016．

[6] 曹毅，季聪华．临床科研设计与分析 [M]．杭州：浙江科学技术出版社，2015．

[7] 孙塑伦．中医临床研究实施方案设计与优化 [M]．北京：中国中医药出版社，2008．

[8] 夏愔愔，詹思延．如何撰写高质量的流行病学研究论文第七讲随机对照试验 Meta 分析的报告规范——QUOROM 介绍 [J]．中华流行病学杂志，2007, 28(6):618-620．

[9] 余灿清，詹思延．如何撰写高质量的流行病学研究论文第二讲遗传关联性研究及其 Meta 分析的报告规范 [J]．中华流行病学杂志，2006, 27(8):728-730．

[10] 朱成斌，詹思延．如何撰写高质量的流行病学研究论文 第八讲 非劣效性和等效性随机对照试验的报告规范——CONSORT 声明的扩展 [J]．中华流行病学杂志，2007, 28(8):821-825．

[11] 王波，詹思延．如何撰写高质量的流行病学研究论文第四讲随机平行对照试验报告规范——CONSORT 介绍 [J]．中华流行病学杂志，2006, 27(12):1086-1088．

[12] 王波，詹思延．如何撰写高质量的流行病学研究论文第一讲观察性流行病学研究报告规范 --STROBE 介绍 [J]．中华流行病学杂志，2006, 27(6):547-549．

[13] 王波，詹思延．如何撰写高质量的流行病学研究论文第三讲诊断试验准确性研究的报告规范——STARD 介绍 [J]．中华流行病学杂志，2006, 27(10):909-912．

[14] 王波，詹思延．如何撰写高质量的流行病学研究论文第五讲 整群随机对照试验的报告规范——CONSORT 扩展声明 [J]．中华流行病学杂志，2007, 28(2):199-202．

[15] 罗晓敏，詹思延．如何撰写高质量的流行病学研究论文第六讲 非随机对照试验研究报告规范——TREND 介绍 [J]．中华流行病学杂志，2007, 28(4):408-410．

[16] 季聪华，毛威，卢汉体，等．中西医结合治疗 COVID-19 临床研究的统计学策略 [J]．中国中西医结合杂志，2021, 41(11):1383-1386．

[17] 季聪华，刘姗，张颖，等．基于诊疗大数据研究的循证医学证据等级思考 [J]．中华中医药杂志，2019, 34(12):5540-5542．

[18] 李秋爽，曹毅，季聪华，等．中药安慰剂质量评价思考 [J]．中华中医药杂志，2017, 32(06):2365-2368．

[19] 季聪华，曹毅，李秋爽，等．中医临床诊疗指南制修订过程中数据平台的应用 [J]．中华中医药杂志，2016, 31(10):4023-4025．

[20] 季聪华，曹毅，陈健，等．证型变化随机对照试验的盲法技术 [J]．中国中西医结合杂志，2014, 34(07):869-872．

[21] 季聪华，曹毅，陈健．单组试验目标值法在中医临床研究中的应用 [J]．中国中西医结合杂志，2012, 32(12):1589-1591．

[22] 颜崇超．医药临床研究中的数据管理 [M]．北京：科学出版社，2011．